Thieme

Operationsatlas Orthopädische Rheumatologie

Stefan Sell
Stefan Rehart

Unter Mitarbeit von
Heinrich Böhm
Christof Chan
Vladimir Crnic
Martina Henniger
Boris Kurosch
Angela Lehr
Axel Lust
Jörg Richard
Alexandra Sachs
Alexander Schöniger

533 Abbildungen

Georg Thieme Verlag
Stuttgart · New York

Impressum

Bibliografische Information
der Deutschen Nationalbibliothek

Die Deutsche Nationalbibliothek verzeichnet diese Publikation in der Deutschen Nationalbibliografie; detaillierte bibliografische Daten sind im Internet über http://dnb.d-nb.de abrufbar.

Wichtiger Hinweis: Wie jede Wissenschaft ist die Medizin ständigen Entwicklungen unterworfen. Forschung und klinische Erfahrung erweitern unsere Erkenntnisse, insbesondere was Behandlung und medikamentöse Therapie anbelangt. Soweit in diesem Werk eine Dosierung oder eine Applikation erwähnt wird, darf der Leser zwar darauf vertrauen, dass Autoren, Herausgeber und Verlag große Sorgfalt darauf verwandt haben, dass diese Angabe **dem Wissensstand bei Fertigstellung des Werkes** entspricht.
Für Angaben über Dosierungsanweisungen und Applikationsformen kann vom Verlag jedoch keine Gewähr übernommen werden. **Jeder Benutzer ist angehalten**, durch sorgfältige Prüfung der Beipackzettel der verwendeten Präparate und gegebenenfalls nach Konsultation eines Spezialisten festzustellen, ob die dort gegebene Empfehlung für Dosierungen oder die Beachtung von Kontraindikationen gegenüber der Angabe in diesem Buch abweicht. Eine solche Prüfung ist besonders wichtig bei selten verwendeten Präparaten oder solchen, die neu auf den Markt gebracht worden sind. **Jede Dosierung oder Applikation erfolgt auf eigene Gefahr des Benutzers.** Autoren und Verlag appellieren an jeden Benutzer, ihm etwa auffallende Ungenauigkeiten dem Verlag mitzuteilen.

Rüdigerstraße 14
70469 Stuttgart
Deutschland
Telefon: +49/(0)711/89 31-0
Unsere Homepage: www.thieme.de

Printed in Germany

Zeichnungen: Malgorzata & Piotr Gusta, Paris
Umschlaggestaltung: Thieme Verlagsgruppe
Satz: Druckhaus Götz GmbH, 71636 Ludwigsburg
gesetzt in 3B2, Version 9.1, Unicode
Druck: Offizin Andersen Nexö, Leipzig

ISBN 978-3-13-164001-7 1 2 3 4 5 6

Auch erhältlich als E-Book:
eISBN (PDF) 978-3-13-164011-6

Vorwort

Was macht das Operieren bei rheumatisch erkrankten Patienten anders?

Unser Ziel war es, dem Orthopäden und Unfallchirurgen auf dem Weg zum Orthopädischen Rheumatologen, aber auch dem bereits erfahrenen Operateur mit Interesse an der Rheumaorthopädie unsere Sicht des operativen Umgangs mit rheumatischen Patienten, die wir in jetzt 25 Jahren Beschäftigung mit diesem Spezialgebiet gewonnen haben, näher zu bringen. Es war nicht Ziel, alle Möglichkeiten der Rheumaorthopädie abzubilden, sondern einen Überblick über die Standardeingriffe zu geben.

Dabei ging es uns wie vielen anderen chirurgisch tätigen Kollegen. Nach einem intensiven OP-Tag, gefolgt von einer Flut von Verwaltungsaufgaben, ist es uns abends immer schwerer gefallen, große Texte zu lesen, um uns auf die Besonderheiten einer Operation am nächsten Tag vorzubereiten. Meist haben wir das Ende dieser Kapitel der OP-Lehre nicht mehr im wachen Zustand erlebt. Wir haben es uns deshalb zum Ziel gesetzt, unsere Vorstellungen der Vorbereitung auf eine Operation vor allem visuell zu vermitteln, der Text spielt dabei nur noch eine sehr untergeordnete Rolle. Dies kommt vielen chirurgisch orientierten Kollegen sehr entgegen, die ja ganz häufig sehr visuell orientierte Menschen sind und so auch das Erfahrene operativ besser umsetzen können. So hat ein solches Bilder-Operationskapitel viel bessere Chancen, noch abends von einem arbeitsmüden Orthopäden und Unfallchirurgen wach gelesen zu werden.

Gleichzeitig hoffen wir, dass wir hiermit unseren jungen Kollegen ein bisschen unsere Begeisterung für die Rheumaorthopädie näher bringen können.

Bad Wildbad, Frankfurt,
Juli 2013

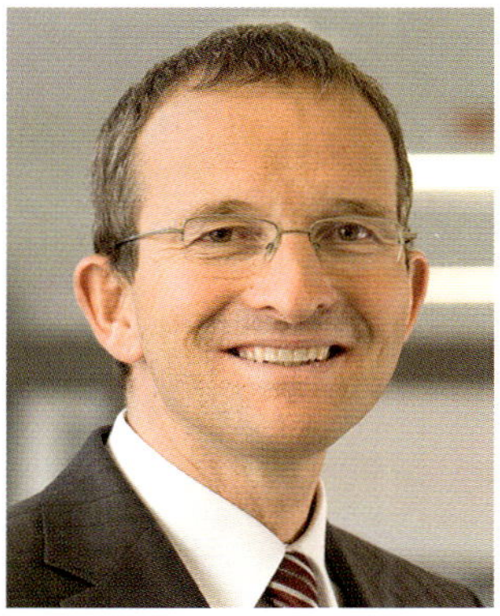

Prof. Dr. Stefan Sell

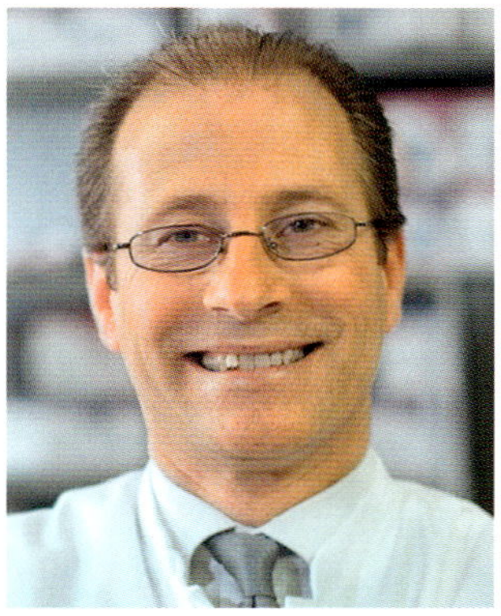

Prof. Dr. Stefan Rehart

Anschriften

Herausgeber

Sell, Stefan, Prof. Dr. med.
Sana Gelenk- und Rheumazentrum
Klinik für Endoprothetik und Gelenkchirurgie
König-Karl-Str. 5
75323 Bad Wildbad

Rehart, Stefan, Prof. Dr. med.
Agaplesion Frankfurter Diakonie Kliniken gGmbH
Agaplesion Markus Krankenhaus
Klinik für Orthopädie und Unfallchirurgie
Wilhelm-Epstein-Str. 4
60431 Frankfurt

Mitarbeiter

Böhm, Heinrich, Dr. med
Zentralklinik Bad Berka
Klinik für Wirbelsäulenchirurgie und Querschnittgelähmte
Robert-Koch-Allee 9
99438 Bad Berka

Chan, Christof, Dr. med.
Sana Gelenk- und Rheumazentrum
Klinik für Endoprothetik und Gelenkchirurgie
König-Karl-Str. 5
75323 Bad Wildbad

Crnic, Vladimir, Dr. med.
Sana Gelenk- und Rheumazentrum
Klinik für Endoprothetik und Gelenkchirurgie
König-Karl-Str. 5
75323 Bad Wildbad

Henniger, Martina, Dr. med.
Agaplesion Frankfurter Diakonie Kliniken gGmbH
Agaplesion Markus Krankenhaus
Klinik für Orthopädie und Unfallchirurgie
Wilhelm-Epstein-Str. 4
60431 Frankfurt

Kurosch, Boris, Dr. med.
Sana Gelenk- und Rheumazentrum
Klinik für Endoprothetik und Gelenkchirurgie
König-Karl-Str. 5
75323 Bad Wildbad

Lehr, Angela
Agaplesion Frankfurter Diakonie Kliniken gGmbH
Agaplesion Markus Krankenhaus
Klinik für Orthopädie und Unfallchirurgie
Wilhelm-Epstein-Str. 4
60431 Frankfurt

Lust, Axel
Agaplesion Frankfurter Diakonie Kliniken gGmbH
Agaplesion Markus Krankenhaus
Klinik für Orthopädie und Unfallchirurgie
Wilhelm-Epstein-Str. 4
60431 Frankfurt

Richard, Jörg, Dr. med.
Sana Gelenk- und Rheumazentrum
Klinik für Endoprothetik und Gelenkchirurgie
König-Karl-Str. 5
75323 Bad Wildbad

Sachs, Alexandra
Agaplesion Frankfurter Diakonie Kliniken gGmbH
Agaplesion Markus Krankenhaus
Klinik für Orthopädie und Unfallchirurgie
Wilhelm-Epstein-Str. 4
60431 Frankfurt

Schöniger, Alexander
Agaplesion Frankfurter Diakonie Kliniken gGmbH
Agaplesion Markus Krankenhaus
Klinik für Orthopädie und Unfallchirurgie
Wilhelm-Epstein-Str. 4
60431 Frankfurt

Inhaltsverzeichnis

Kapitel 1

Prinzipien der Orthopädischen Rheumatologie

1 Prinzipien der Orthopädischen Rheumatologie

S. Sell, S. Rehart

Die rheumatoide Arthritis gehört zu den chronisch-progressiven entzündlichen Systemerkrankungen. Es handelt sich um immunologische Erkrankungen der Bindegewebe. Im Verlauf können alle Synovialgewebe (auch an allen inneren Organen!) befallen werden. Die Entzündungsreaktion der Gelenke, welche im Verlauf zunehmend destruiert werden, steht am Beginn. In der Behandlung der Patienten mit Erkrankungen des rheumatischen Formenkreises haben der internistische und der orthopädische Rheumatologe je nach Akuität der Situation jeweils die Führung in der Supervision des Verlaufs. Interdisziplinär wird zudem mit der Physiotherapie, der Ergotherapie, dem sozialmedizinischen Dienst, der Orthopädietechnik, der Psychologie, den Patientenverbänden (z. B. der Rheuma-Liga) und anderen Fachgebieten gearbeitet.

Im Anfangsstadium kommt es zur Schwellung mit Ergüssen und Rötung eines oder mehrerer Gelenke. Bleibt diese über einen Zeitraum von mehr als 6 Wochen unbehandelt, führt es zu Destruktionen, Deformitäten mit Fehlstellung. Ähnliches gilt für die Tenosynovialitis sowie für den Befall der Viszeralorgane. Die frühe Diagnose wird klinisch und laborchemisch gestellt (EULAR-Kriterien).

Die medikamentöse Therapie ist unumgänglich und die Behandlung bei einem internistischen Rheumatologen zur initialen Diagnostik, Differenzialdiagnostik und im Verlauf Einleitung einer adäquaten Basismedikation ist üblich. Eine rasche Beschwerdelinderung erfolgt zumeist durch die orale Gabe eines Glukokortikoids. Um jedoch langfristige Linderungen oder gar Remissionen zu erreichen, ist die Gabe von DMARD's (disease modifying antirheumatic drugs) angezeigt. Goldstandard dabei ist das Methotrexat. Die modernen Biologika kommen als Immunmodulatoren vielfach sukzessive, in Kombination oder als Alternative, zum Einsatz.

Perioperativ sollte ein besonderes Augenmerk auf die allein schon durch die Grunderkrankung bedingten erhöhten Risiken für Wundheilungsstörungen, Infektionen, Thrombosen gelegt werden, welche sich durch medikamentöse Therapie noch potenzieren können. In Abhängigkeit von der Größe des operativen Eingriffs, des Alters des Patienten, der Krankheitsaktivität sowie von den Komorbiditäten sollte die perioperative Handhabung der speziellen Medikation (in Kooperation mit den behandelnden internistischen Rheumatologen) mit dem Patienten besprochen werden. Die Deutsche Gesellschaft für Rheumatologie (DGRh) gibt dazu Empfehlungen heraus.

Biologika werden von uns perioperativ abgesetzt. Dabei konkurriert einerseits das erhöhte Infektionsrisiko mit der Möglichkeit, durch die pausierte Basistherapie einen erneuten schweren Schub der Grunderkrankung auszulösen. Das Vorgehen ist zum Teil noch nicht einheitlich, Grundlagenstudien liegen noch nicht abschließend vor. Beim Pausieren der biologischen Basismedikation ist darauf zu achten, dass diese mindestens 2 Halbwertszeiten betragen. Bei dem Entscheid, Leflunomid auszusetzen, ist aufgrund der hohen Gewebebindung im Körper zum Teil ein Auswaschen mit Cholestyramin anzuraten.

Bei Einnahme von Glukokortikoiden oberhalb der Cushing-Dosis ist eine perioperative Kortisonstoßtherapie zur Prophylaxe einer Addison-Krise zu empfehlen – diese richtet sich nach der Größe des operativen Eingriffs.

Nach sicher abgeschlossener Wundheilung kann mit der Gabe der üblichen Basismedikation wieder begonnen werden.

Prinzipiell erfolgt eine operative Intervention stadienadaptiert. Dabei steht zu Beginn bei persistierender Gelenkschwellung und nach erfolgter oraler medikamentöser Optimierung sowie intraartikulärer Infiltration mit Kortison die Arthroskopie und Synovialektomie im Vordergrund. Synovialektomien werden meistens zur Rezidivprophylaxe 6 Wochen postoperativ mit einer Radiosynoviorthese kombiniert.

Bei schon weiter fortgeschrittenem Befund mit knöchernen und chondralen Destruktionen (LDE > 3) können auch Prothesenimplantation, Arthroplastiken sowie Arthrodesen erforderlich werden.

Wichtig ist es uns, den richtigen Zeitpunkt für rekonstruktive Eingriffe nicht zu verpassen. Insbesondere an Hand und Fuß können die destruktiven Prozesse verlangsamt werden. So bietet es sich zum Beispiel an, bei einem destabilisierten Handgelenktyp (Schulthess-Klassifikation) dem Gleitprozess durch eine radiolunäre Arthrodese entgegenzutreten. Gleiches gilt für den Fuß: Sind die Gelenke noch nicht zerstört und die Weichteile rekonstruierbar, bieten Osteotomien eine gute Option.

Aufgrund der Vielzahl der operativ notwendigen Eingriffe sowie stationärer Aufenthalte bei diesen „rheumatischen" Patienten sollte auf ein patientengerechtes Therapiekonzept Rücksicht genommen werden. Es empfiehlt sich, mit einer „Winner-Operation" zu starten, bei der der Patient eine schnelle und anhaltende Beschwerdebesserung erfährt. Wichtig ist es, dem Patienten eine zeitliche Perspektive zu geben: Wann kann ich wieder gehen? Bis zu welchem Zeitpunkt kann ich meine Arbeit wieder aufnehmen?

Zum Erhalt der Mobilität eines Patienten, bei gleich schwerem Befall der oberen und unteren Extremität, sollte vordringlich die untere Extremität operativ versorgt werden. Es sind auch kombinierte Operationen mehrerer kleiner Gelenke/Sehnen an einer Extremität oder komplexe Hand-und Fußoperationen in einer Sitzung sinnvoll. In Einzelfällen können an der unteren Extremität auch beidseitige Operationen in einer Sitzung erfolgen, z. B.: Hüft-TEP, Knie-TEP, komplexe Vorfußeingriffe.

Zudem gilt die Regel: „proximal vor distal".

Zur direkten OP-Vorbereitung gehören beim „Rheumatiker" neben der allgemeinen körperlichen Untersuchung, Blutentnahme, dem ausführlichen Operationsgespräch durch den Operateur, die anästhesiologische Begutachtung unter besonderer Berücksichtigung der Kiefergelenkfunktion und der Beweglichkeit der Halswirbelsäule auch die spezifische radiologische Kontrolle des zu operierenden Gelenks sowie Funktionsaufnahmen der HWS (HWS seitlich in Inklination des Kaputs, zentriert auf C1, mit hartem Gaumen) zum Ausschluss einer möglichen C1/2-Instabilität.

Postoperativ: Bei Patienten mit chronisch-entzündlichen Gelenkerkrankungen ist die frühzeitige physiotherapeutische Mobilisation besonders wichtig. Diese erfordert häufig speziell an den Patienten angepasste Hilfsmittel (z. B. spezielle Unterarmgehstützen mit ergonomischen Handgriffen, Unterarmauflage oder Achselstützen). Um eine optimale postoperative Hilfsmittelversorgung zur gewährleisten, ist eine zeitnahe Einbindung von Ergotherapie und Orthopädietechnik sinnvoll.

Kapitel 2

Hand

2

2 Hand

S. Rehart, S. Sell, B. Kurosch, J. Richard

2.1 Allgemeines

Die Indikationsstellung an der rheumatischen Hand ist sicher eines der schwierigsten Kapitel der Orthopädischen Rheumatologie.

Sie verlangt die gleichzeitige Beachtung sehr vieler Faktoren, um das optimale Vorgehen für den Patienten zu ermitteln. Dabei spielt neben dem aktuellen krankheitsbedingten Befall und der Zerstörung von Handstrukturen samt aktueller funktioneller Einschränkung der Hand auch die Gesamteinschränkung des Patienten durch die Erkrankung eine wesentliche Rolle. Es sind fundierte Kenntnisse über die verschiedenen Verlaufsformen der jeweiligen rheumatischen Erkrankung notwendig, um eine Indikation sicher stellen zu können. Liegt eine Psoriasisarthritis vor, die eher zu einer Ankylose führt oder handelt es sich um eine destabilisierende Form, die zu einer Instabilität führt?

Das Ausmaß der Zerstörung bestimmt nur bedingt die Größe des operativen Eingriffs. So kommt es vor, dass die Arthrodese des Grundgelenks des Daumens funktionell die größte Verbesserung schafft, gleichzeitig bereitet ein solcher Eingriff weitere und vielleicht auch größere Eingriffe vor und schafft das dazu notwendige Vertrauen. Vielfach ist auch ein Therapieplan der Hand notwendig, um dem Patienten einen Zeitplan für die operative Verbesserung der Hand zu geben:

- Stabilisierung des Handgelenks,
- Swanson-Prothesen der MCP-Gelenke,
- Arthrodese der PIP-Gelenke.

Von Anfang an muss die Wichtigkeit der funktionellen Nachbehandlung mit dem Patienten besprochen werden, da sie einer der Schlüssel zum Erfolg ist.

Am einfachsten gelingt die Indikationsstellung bei den dringlichen oder notfallmäßigen Indikationen der Hand.

An erster Stelle sind hier sicherlich die Sehnenrupturen der Hand zu nennen, aber auch diese werden von bestimmten Patienten über Wochen und Monate toleriert.

Ziel ist es, Strecksehnen- oder Beugesehnenrupturen möglichst rasch zu versorgen. Technisch und auch funktionell werden diese Rupturen immer schwieriger, je länger die Distanz zum primären Ereignis ist.

Eine End-zu-End-Naht ist nur in seltenen Ausnahmefällen möglich, meist ist das Gewebe zu stark geschädigt und die Sehnen zu weit retrahiert. Bei ausgedehnten Rupturen ist eine Seit-zu-Seit-Koppelung möglich, bei ausgedehnten Defekten ist auch ein freies Transplantat, z. B. mit der Sehne des M. palmaris longus, möglich. Die funktionelle Nachbehandlung, aber auch die Endergebnisse gestalten sich in diesen Fällen deutlich schwieriger.

Eine Besonderheit stellt die Ruptur des M. extensor pollicis longus dar, welche die häufigste Sehnenruptur an der Hand ist. Operativ wird meist eine Transposition des M. extensor indicis proprius vorgenommen, dies bedingt allerdings eine längere Nachbehandlung. Eine Alternative stellt die Arthrodese des Daumenendgelenks dar, dies gilt es, im Gesamtbild der Erkrankung und der Hand im speziellen zu analysieren und auch funktionell mit dem Patienten zu besprechen.

Einfacher zu indizieren ist die akute Kompression des N. medianus mit begleitender, hoch entzündlicher Symptomatik. Hier sucht der Patient häufig selbst den Arzt auf, getrieben durch die Schmerzsymptomatik. Unbedingt notwendig ist hier neben der Dekompression des N. medianus auch eine ausgiebige Synovialektomie der Beugesehnen.

Häufig schwieriger einzusehen und für den Patienten nicht leicht nachvollziehbar sind dagegen die Indikationen bei Synovitiden der Sehnen. Diese Schwellungen an der Hand sind schmerzlos und beeinträchtigen den Patienten nicht, solange es nicht zur Sehnenruptur gekommen ist.

Prinzipiell gilt bei der operativen Korrektur der Hand: Start proximal, move distal!

So erscheint z. B. eine weichteilige Korrektur der Ulnardeviation der MCP-Gelenke sinnlos, wenn weiter proximal eine starke Achsabweichung des Handgelenks vorliegt. Dies führt unweigerlich zum Rezidiv.

Das rheumatische Handgelenk kennt nach der Schulthess-Klassifikation 3 verschiedene Verlaufsformen:

- Arthrotisch,
- ankylotisch,
- destabilisierend.

Die destabilisierende Verlaufsform, die zu einem ulnaren Abrutschen des Handgelenks führt, nimmt häufig ihren Ursprung in einer Dissoziation des SL-Bandes. Dies gilt es, rechtzeitig zu erkennen, um eine radiolunäre Arthrodese durchzuführen. Dafür ist allerdings eine intakte distale Gelenkreihe Voraussetzung.

Schwierig ist die Indikationsstellung für weichteilkorrigierende Eingriffe an den MCP-Gelenken oder bei Schwanenhals-/Knopflochdeformitäten. Einerseits darf die knöcherne Destruktion nicht zu weit fortgeschritten sein und die Weichteile müssen durch ein Release noch korrigierbar sein, andererseits müssen die Weichteile, die gerafft oder transponiert werden, noch ausreichend Dauerstabilität aufweisen. Diese Einschätzung erfordert eine lange klinische Erfahrung mit der rheumatischen Hand.

Insbesondere hier zeigt sich, dass die gute Indikationsstellung häufig schwieriger ist, als der operative Eingriff an sich.

2.2 Handgelenk

2.2.1 Arthroskopische Synovialektomie des Handgelenks

▸ **Indikation.** Therapieresistente Synovialitis Larsen 0 – II/III nach Optimierung der medikamentösen Basistherapie sowie Infiltration mit Kortison.

Eine sehr häufige begleitende Synovialitis der Strecksehnen erfordert ein offenes Vorgehen.

▸ **Spezielle Aufklärung.** Rezidiv. Infektion. 6 Wochen postoperativ ggf. Radiosynoviorthese bzw. Chemosynoviorthese.

▸ **Instrumente.** Standardarthroskopie kleiner Gelenke. Spezielle Kamera. Shaversysteme. Elektrokauter.

▸ **Lagerung.** Rückenlagerung. Blutsperre am proximalen Oberarm. Aufhängen mit spezieller Armaufhängevorrichtung in 90°-Beugung des Ellenbogengelenks. Sterile Abdeckung der Aufhängevorrichtung (▸ Abb. 2.2). Gewichte auf beiden Seiten ca. 3 kg.

▸ **Zugang.** Siehe ▸ Abb. 2.1.

▸ **Besonderheiten.** Siehe ▸ Abb. 2.3, ▸ Abb. 2.4, ▸ Abb. 2.5, ▸ Abb. 2.6. Mit einer Spritze Auffüllen des Radiokarpalgelenks über den 3/4er-Zugang vor dem Einbringen des Trokars. Einbringen von Tasthaken und Shaver über den 4/5er-Zugang, später Umsetzen der Instrumente. Zuletzt auch Zugang zu dem mediokarpalen Gelenk über den MCR und den MCU-Zugang.

▸ **Entscheidende Schritte.** Vorsichtige Arthroskopie bei kleinen Verhältnissen, iatrogene Läsionen der Knorpeloberflächen vermeiden.

▸ **OP-Technik.** Siehe ▸ Abb. 2.7, ▸ Abb. 2.8

▸ **Spezifische Komplikationen.** Rezidiv. Fortschreiten der Destruktionen. Entwicklung einer Supinationsdeformität.

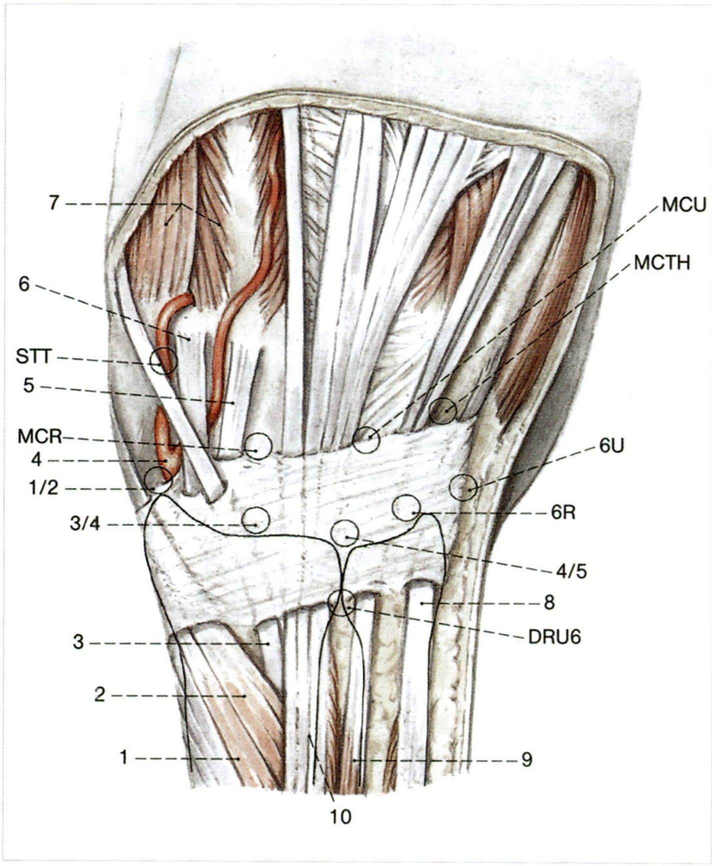

Abb. 2.1 Anatomisches Bild der Arthroskopiezugänge.
1 M. abductor pollicis longus
2 M. extensor pollicis brevis
3 M. extensor pollicis longus
4 A. radialis in der Fovea radialis (Tabatière)
5 M. extensor carpi radialis longus
6 M. extensor carpi radialis brevis
7 M. interosseus dorsalis I
8 M. extensor carpi ulnaris
9 M. extensor digiti minimi
10 M. extensor digitorum
Aus Kremer K, Lierse W, Platzer W, Schreiber HW, Weller S. Chirurgische Operationslehre. Arthroskopie – obere und untere Extremität. Stuttgart: Thieme; 1997

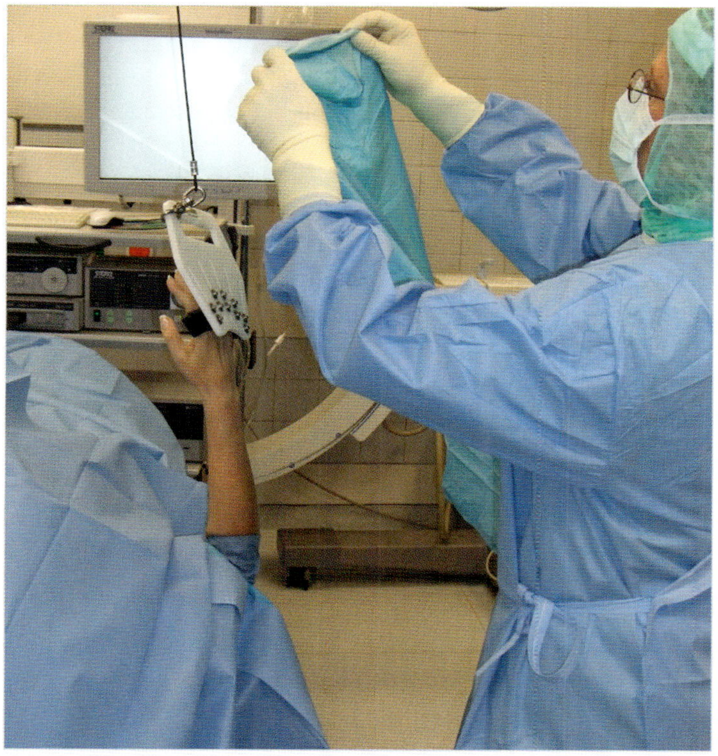

Abb. 2.2 Aufwendiges, steriles Abdecken der Armaufhängevorrichtung.

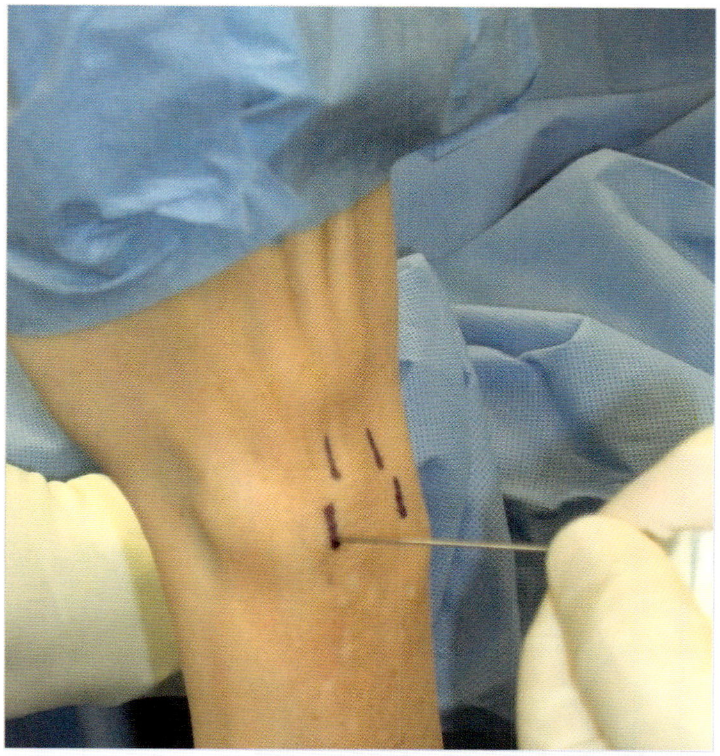

Abb. 2.3 Anzeichnen der Zugänge radiokarpal (3/4 und 4/5) sowie mediokarpal (MCR und MCU) nach Palpation. Punktion (ggf. Synoviaanalyse) und Auffüllen des Gelenks mit der Spritze.

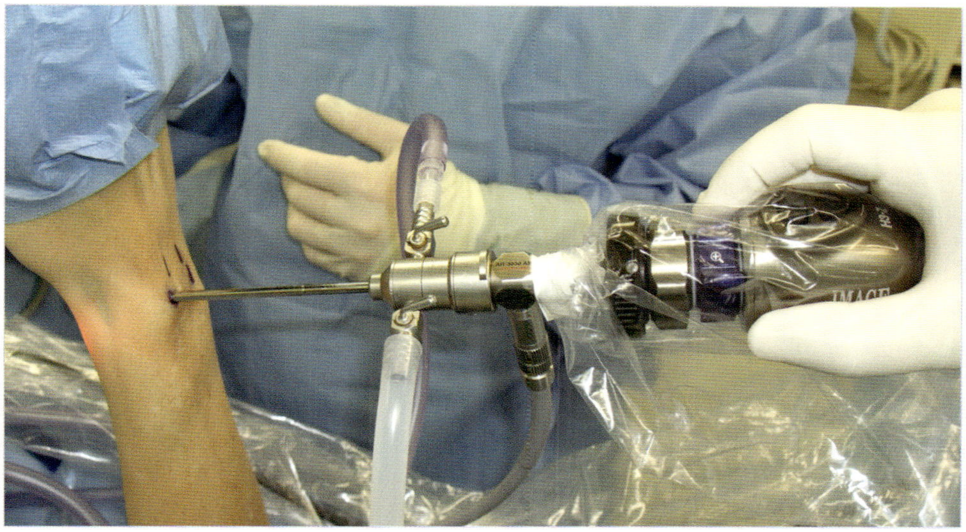

Abb. 2.4 Eingebrachte Kamera (Minikamera) im radialen 3/4er-Zugang

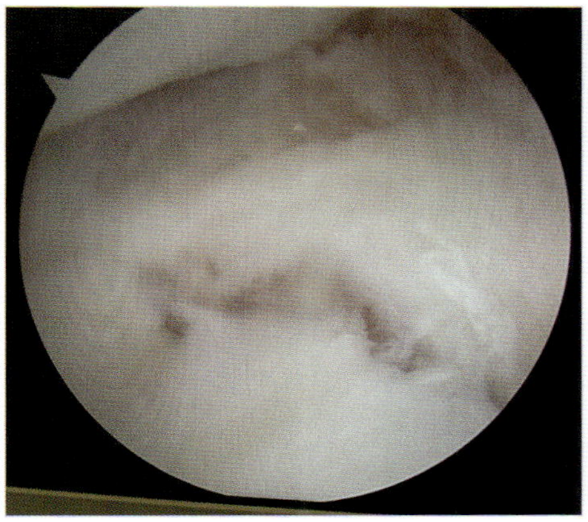

Abb. 2.5 In der Sicht nach ulnar TFCC-Läsion mit starker Synovialitis.

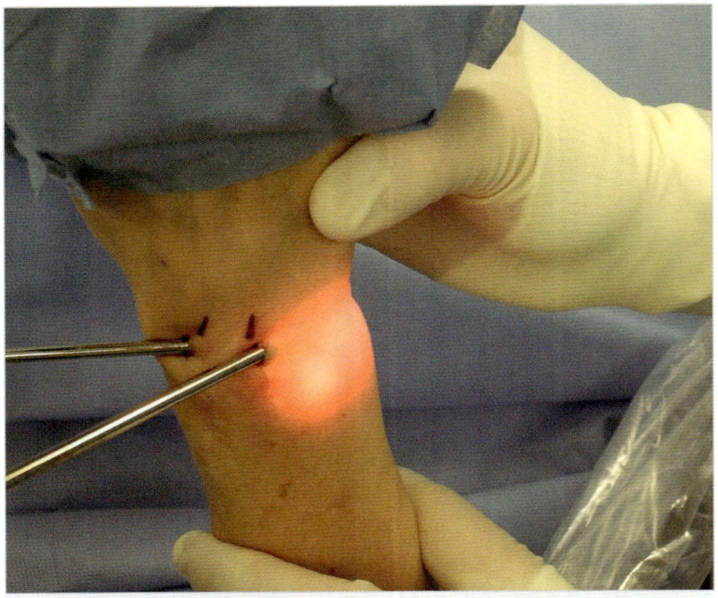

Abb. 2.6 Anlage des zweiten Zugangs (4/5) unter Sicht und Einbringen der Instrumente (hier: Shaver).

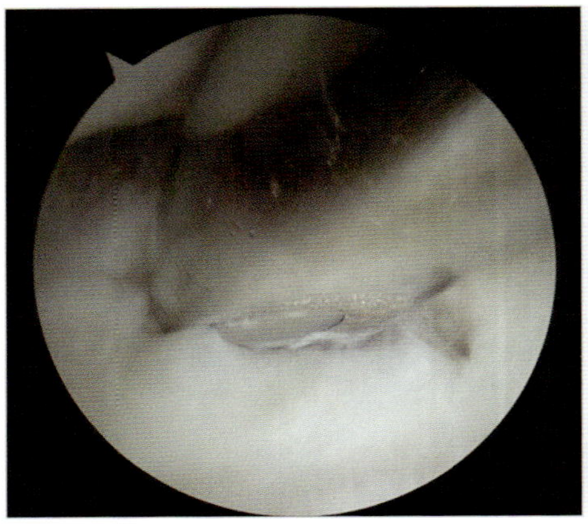

Abb. 2.7 Shaving des zerfaserten TFCC und Synovialektomie.

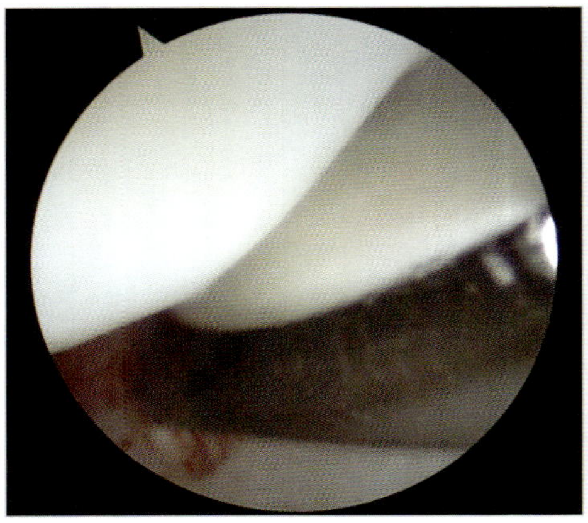

Abb. 2.8 Synovialitis mediokarpal, auch hier palmare Synovialektomie mit dem Shaver (Aufsicht auf das Gelenk zwischen Os capitatum und Os hamatum).

2.2.2 Radiolunäre Arthrodese

▶ **Indikation.** Destruktion Larsen III – IV mit erheblicher klinischer Symptomatik. Supinationsfehlstellung des Radiokarpalgelenks mit Ulnadrift und Palmarsubluxation. Radiologisch destabilisierende Verlaufsform. Drohende Strecksehnenruptur.

Allenfalls mäßige Destruktion mediokarpal!

Bei ausgeprägter Destruktion des Gelenks zwischen Radius und Skaphoid radioskapholunäre Arthrodese erwägen. Bei mediokarpaler Destruktion sind eine Mannerfelt-Arthrodese oder eine Prothese angezeigt.

▶ **Spezielle Aufklärung.** Lockerung, Bruch oder Dislokation der Staples. Sehnenruptur (auch sekundär). Perioperative Affektion der Beugesehnen bzw. des N. medianus. Funktionsdefizit des Handgelenks. Pseudarthrose. Knochenfraktur/-perforation. Läsion der sensiblen Hautäste. Meist ist die Resektion des ipsilateralen Ulnaköpfchens erforderlich, dann Gewinn von Spongiosa für die Anlagerung an die RL-Arthrodese.

▶ **Instrumente.** Stapler mit 10/15er- oder 16/15er-Staples. Standardhandsieb.

▶ **Lagerung.** Rückenlagerung. Handtisch. Mobiles Röntgen perioperativ vorzusehen.

▶ **Zugang.** Siehe ▶ Abb. 2.9.

▶ **Besonderheiten.** Präoperativ: palmare Gipsschiene für die direkte postoperative Anlage anpassen.

Postoperativ ist mit einer Restbewegung von E/F 30° – 0° – 30° mediokarpal zu rechnen.

▶ **Entscheidende Schritte.** Exaktes Anpassen der Resektionsflächen der Fossa lunata am distalen Radius und der entknorpelten proximalen Lunatumfläche. Solide Reposition und Halten während des Einbringens der Staples. Resektion des N. interosseus des N. radialis am Boden des 4. Strecksehnenfachs.

▶ **OP-Technik.** Siehe ▶ Abb. 2.10, ▶ Abb. 2.11, ▶ Abb. 2.12, ▶ Abb. 2.13.

▶ **Spezifische Komplikationen.** Bruch bzw. Dislokation der Staples. Pseudarthrose (oft symptomarm).

▶ **Postoperative Nachbehandlung.** Postoperative Röntgenkontrollen nach 2 und nach 6 Wochen.

Ruhigstellung in der Gipsschiene (palmare Gipsschiene, Finger in den MCP-Gelenken beweglich) bis zum Fadenzug 14 Tage postoperativ. Dann für weitere 2 – 4 Wochen Ruhigstellung im zirkulären UA-Gips. Befundabhängige Freigabe aus dem Gips nach Röntgenkontrolle. 8-Jahres-Verlauf siehe ▶ Abb. 2.20.

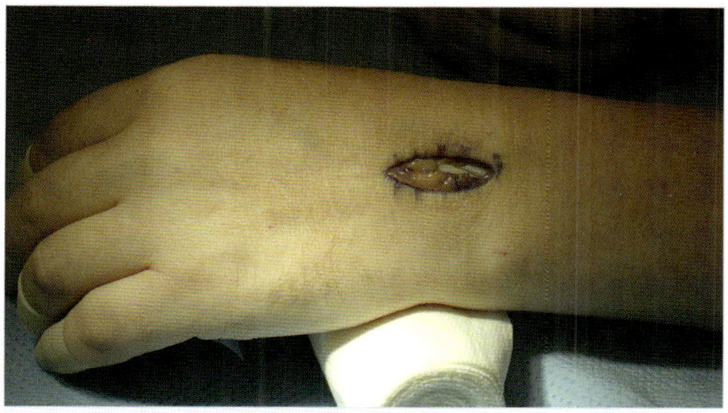

Abb. 2.9 Längsgestellter zentraler Zugang dorsal des 4. Strecksehnenfachs, ca. 4 cm lang. Alternativ auch schräger Zugang möglich.

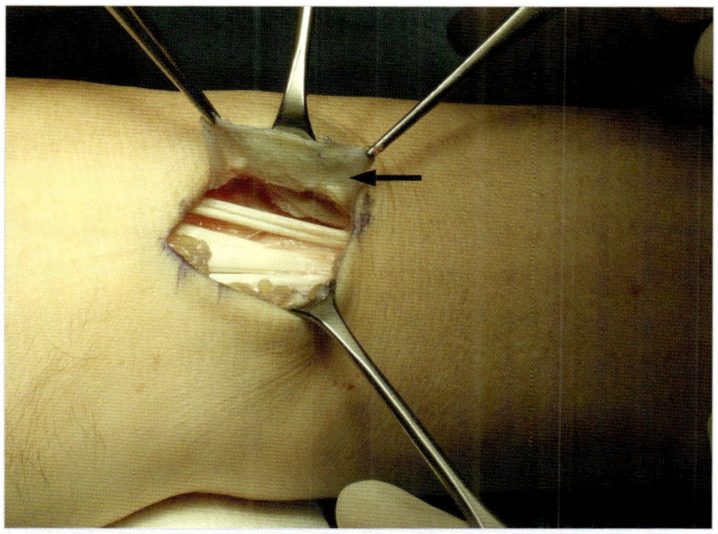

Abb. 2.10 Aufsicht auf das 4. Strecksehnenfach nach Spalten des Retinaculum extensorum.

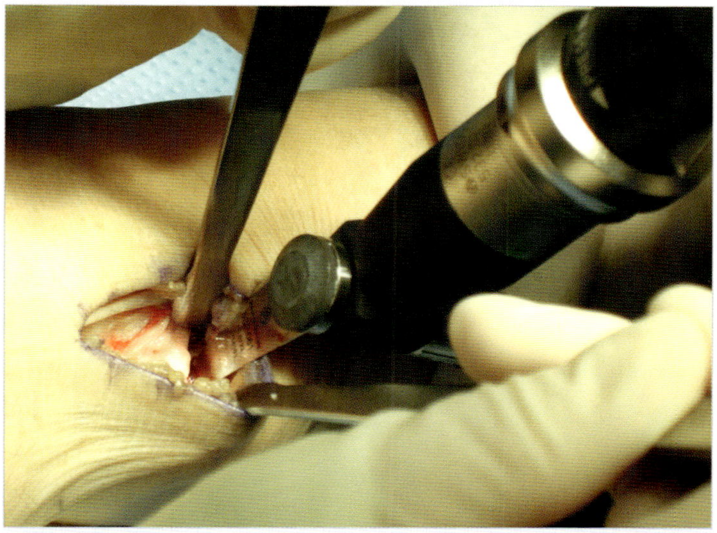

Abb. 2.11 Longitudinale Eröffnung der Kapsel am Ulnaköpfchen. Es erfolgt die Synovialektomie unter Pro-/Supination. Bei destruiertem Ulnaköpfchen sparsame Resektion des Ulnaköpfchens mit der oszillierenden Säge (s. a. Kap. 2.2.3).

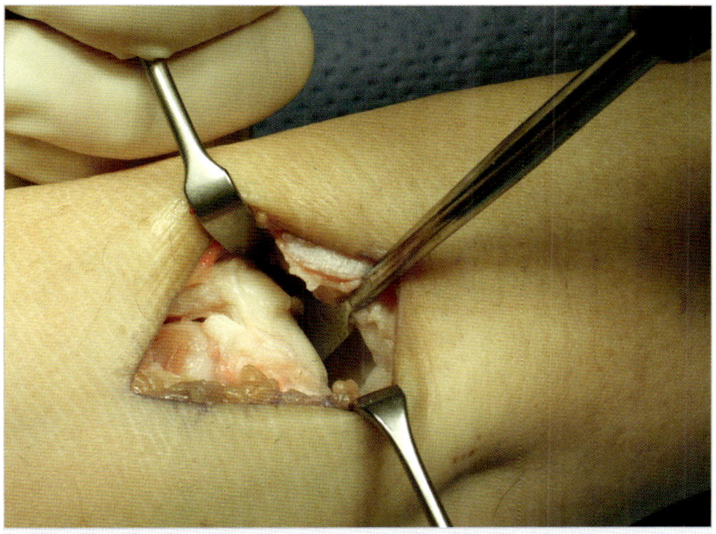

Abb. 2.12 Die Handgelenkkapsel wird V-förmig eröffnet. Mobilisation des radiolunären Gelenks und Inspektion der Knorpelverhältnisse.

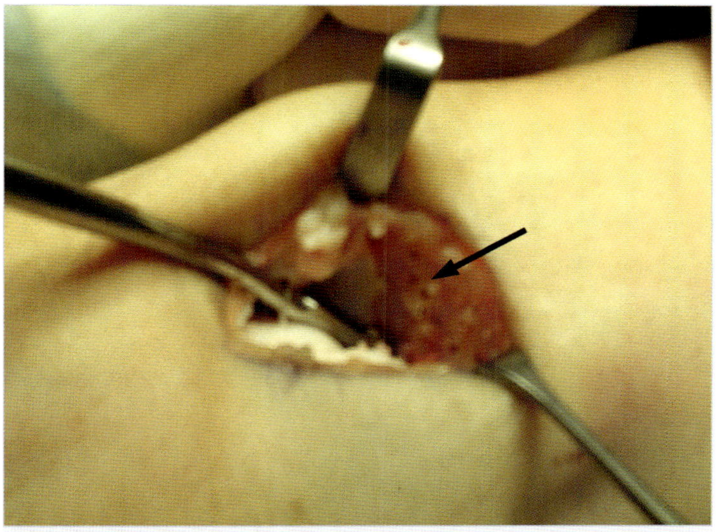

Abb. 2.13 Anfrischen der Resektionsflächen mit Luer und Lexer-Meißel (zusätzlich mit Pfriem oder K-Draht).
Entknorpelte Radiusgelenkfläche (Pfeil).

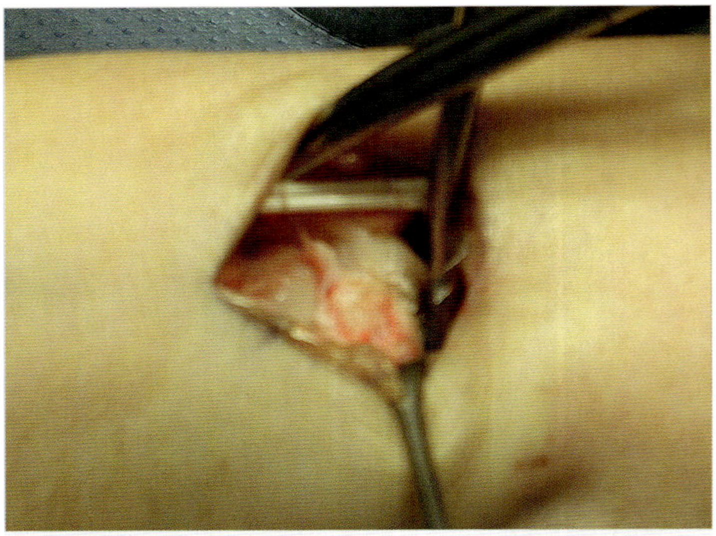

Abb. 2.14 Reposition des Os lunatum nach dorsal und radial gegenüber dem Radius. Gegebenenfalls temporäre Fixation mit einem K-Draht.

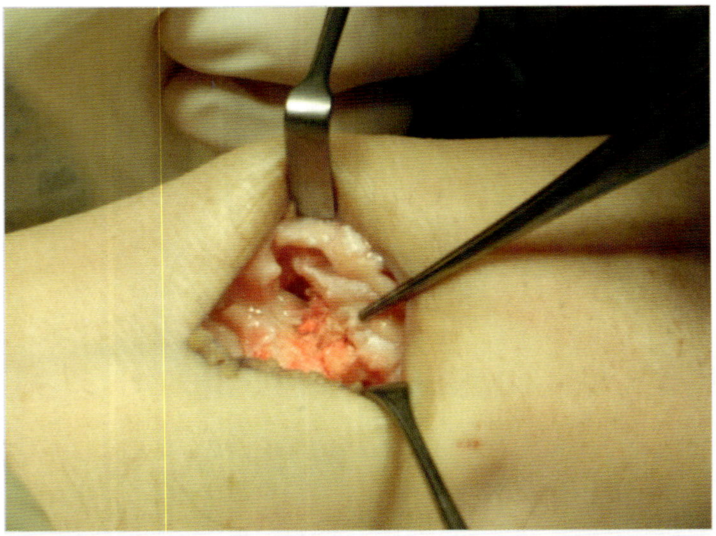

Abb. 2.15 Anlagerung von Spongiosa – meist aus dem resezierten Ulnaköpfchen – nach Reposition des Os lunatum.

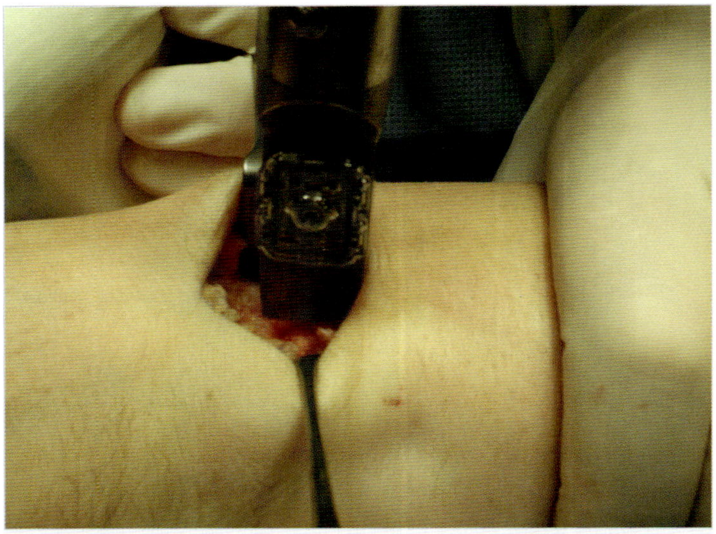

Abb. 2.16 Ansetzen des Staplers an Os lunatum und distalen Radius und Einbringen der Staples.

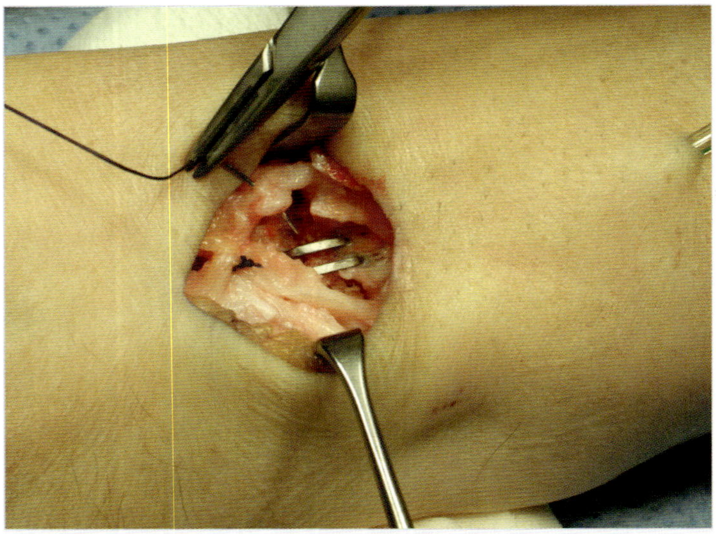

Abb. 2.17 OP-Situs nach Platzieren der Staples.

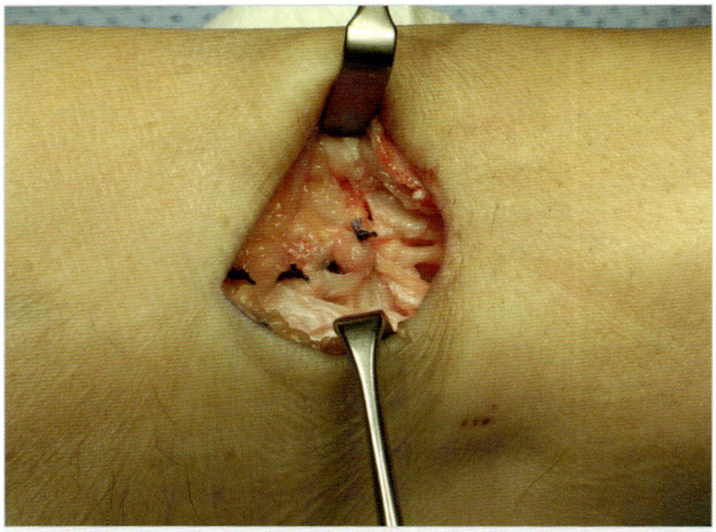

Abb. 2.18 Sorgfältiger Verschluss der Gelenkkapsel. Bei rheumatisch ausgedünnter Gelenkkapsel wird das Retinaculum extensorum quer hälftig gespalten und die eine Hälfte zur Verstärkung der Kapsel vernäht.

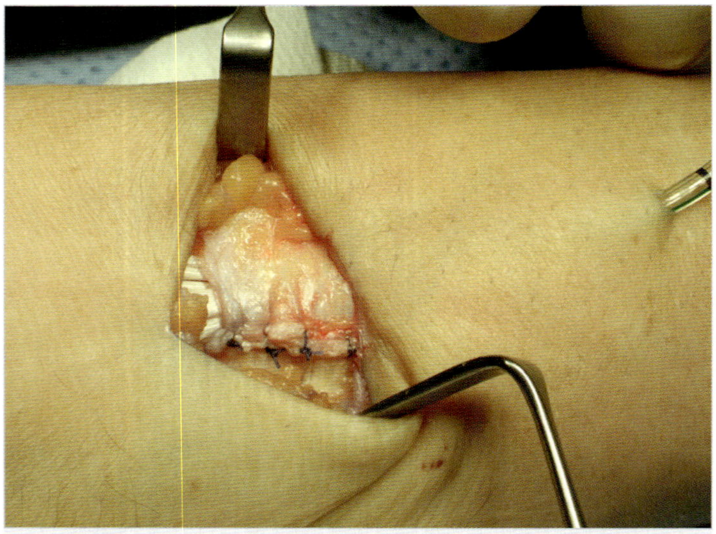

Abb. 2.19 Im Anschluss Reposition der Sehnen und Rekonstruktion des Retinaculum extensorum.

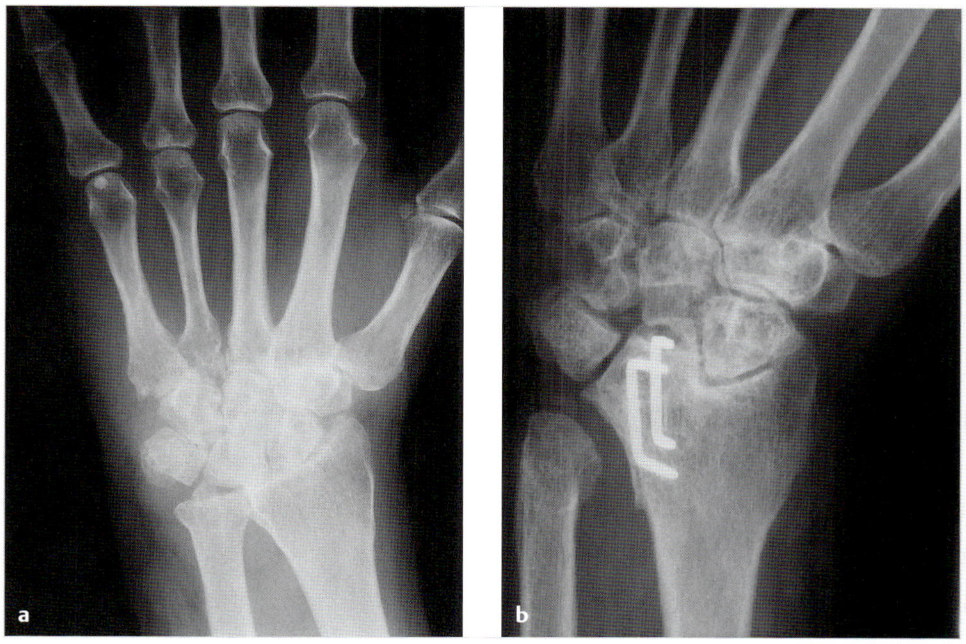

Abb. 2.20 a u. b 8-Jahres-Verlauf nach radiolunärer Arthrodese. Die Destabilisierung des Handgelenks ist nicht fortgeschritten.

2.2.3 Ulnaköpfchenresektion

► **Indikation.** Destruktion des Radioulnargelenks Larsen II – III mit Instabilität und schmerzhaft eingeschränkter Unterarmdrehbewegung. Synovialitis. (Pseudo-)Prominenz des Ulnaköpfchens mit drohender Hautmazeration oder drohenden Sehnenrupturen (Extensorensehnen D 4/5).

► **Spezielle Aufklärung.** Bewegungseinschränkung des Handgelenks für Extension/Flexion bis zu 30 %. Einschränkung der Pro- und Supination bedingt durch das distale Radioulnargelenk.

► **Instrumente.** Standardhandsieb. Oszillierende Säge.

► **Lagerung.** Rückenlagerung. Handtisch.

► **Besonderheiten.** Zusätzlich erfolgt üblicherweise die Artikulotenosynovialektomie des gesamten Handgelenks und der Strecksehnen. Aufgrund der zu erwartenden Instabilität wird die Ulnaköpfchenresektion häufig mit einer partiellen radiokarpalen Arthrodese (radiolunär oder radioskapholunär) kombiniert. Alternativ mit einem Sehnentransfer der hälftigen ECRB-Sehne oder der Sauvé-Kapandji-Operation (Ulnasegmentresektion und distale radioulnare Fusion).

► **Zugang.** Dorsal längsgestellt über dem Handgelenk und von dort aus Adressierung des distalen Radioulnargelenks. Nur bei isolierter Ulnaköpfchenresektion lateral über dem distalen Ulnaende. Siehe ► Abb. 2.21, ► Abb. 2.22, ► Abb. 2.23.

► **Entscheidende Schritte.** Sorgfältige Artikulotenosynovialektomie, Kapselrekonstruktion und Rezentrierung der Sehne des M. extensor carpi ulnaris über dem Ulnaköpfchen.

► **OP-Technik.** Siehe ► Abb. 2.24, ► Abb. 2.25, ► Abb. 2.26, ► Abb. 2.27, ► Abb. 2.28.

► **Spezifische Komplikationen.** Zunehmende ulnare Instabilität des Karpus bei isoliertem Vorgehen ohne Fixierung des Karpus.

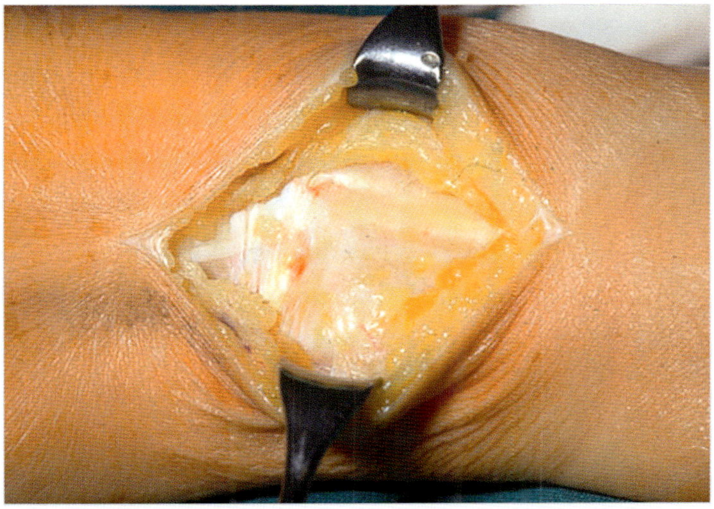

Abb. 2.21 Dorsal längsgestellter Hautschnitt über dem distalen Radioulnargelenk und Darstellung des Retinaculum extensorum.

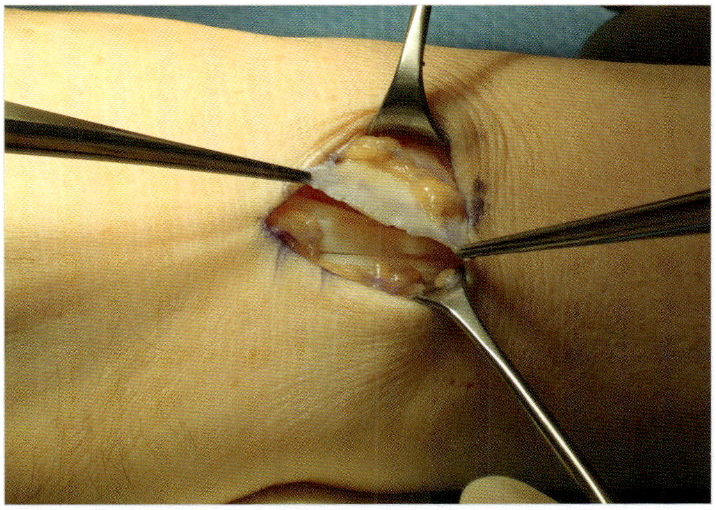

Abb. 2.22 Proximale und distale Definition des Retinaculum extensorum und Längsinzision desselben parallel zum Extensor carpi ulnaris.

▸ **Postoperative Nachbehandlung.** Postoperative Röntgenkontrolle.

Ruhigstellung in einer palmaren Unterarmgipsschiene bis zum Abschluss der Wundheilung. Aktive und passive krankengymnastische Übungsbehandlung.

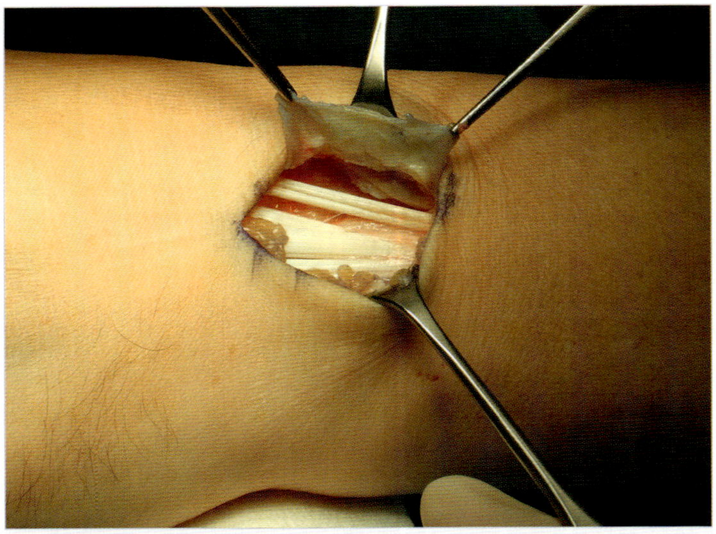

Abb. 2.23 Sorgfältige Tenosynovialektomie. Eröffnung der Gelenkkapsel und Artikulosynovialektomie so weit wie möglich.

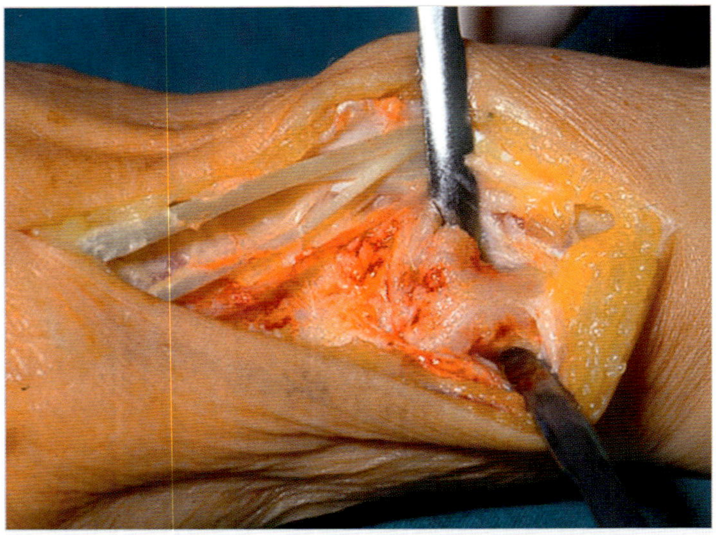

Abb. 2.24 Die Kapsel wird über dem Ulnaköpfchen longitudinal eröffnet, ausgiebige Synovialektomie. Darstellen des destruierten Ulnaköpfchens mit 2 Hohmann-Hebeln.

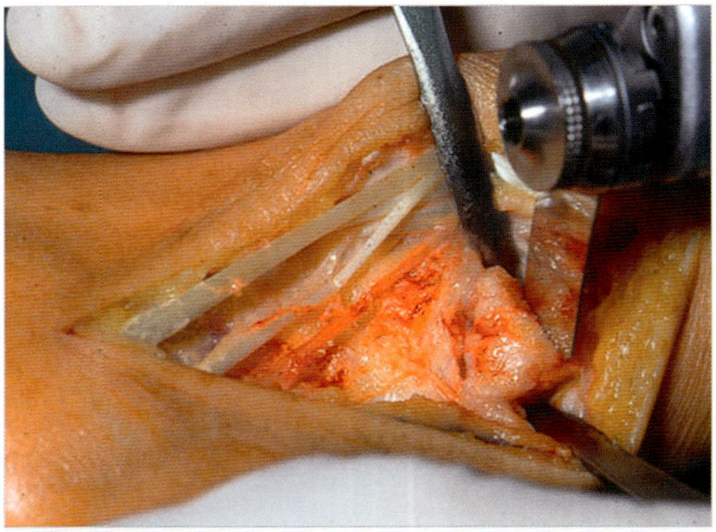

Abb. 2.25 Subkapitale Resektion des Ulnaköpfchens mittels oszillierender Säge. Danach Vervollständigen der Synovialektomie auch im unteren Gelenkanteil.

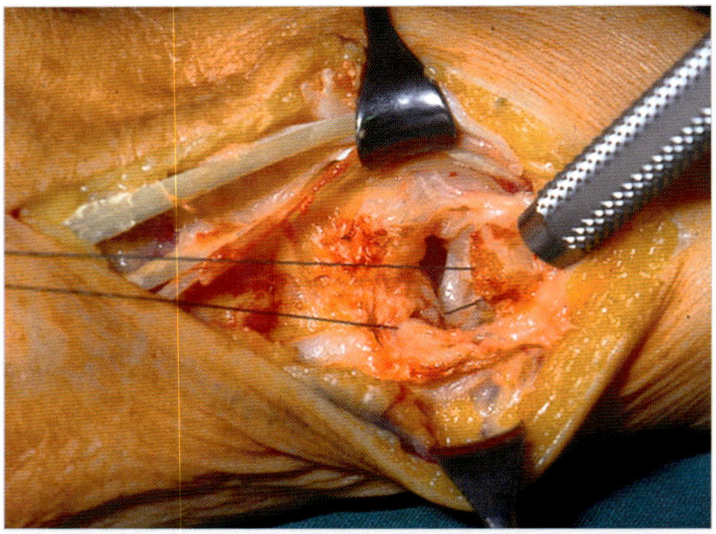

Abb. 2.26 Reposition des Ulnastumpfs mit einem Stößel und Kapselrekonstruktion.

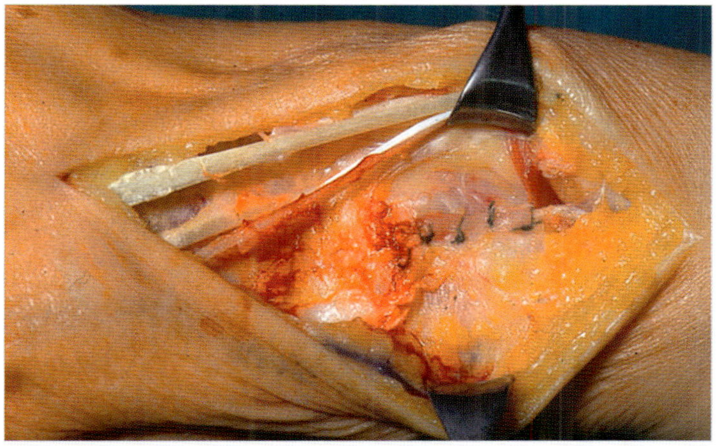

Abb. 2.27 Rezentrierung der nach palmar luxierten Sehne des M. extensor carpi ulnaris.

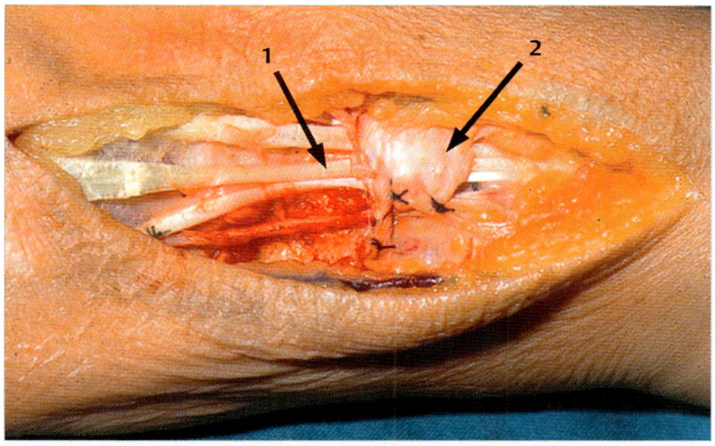

Abb. 2.28 Verschluss des Retinaculum extensorum. Schichtweiser Wundverschluss.
1 Rezentrierung der Sehnen
2 Retinaculum extensorum

2.2.4 Handgelenkprothese

► **Indikation.** Destruktion Larsen III – V mit erheblicher klinischer Symptomatik. Keine schweren Achsdeformitäten. Keine Instabilität des Handgelenks (funktionserhaltende Eingriffe nicht mehr möglich, z. B. RL-Arthrodese usw.).

► **Besondere Aufklärung.** Prothesenlockerung. Sehnenruptur (auch sekundär). Funktionsverlust Handgelenk. Prothesenluxation. Knochenfraktur/-perforation. Sensible Hautäste.

► **Instrumente.** Prothesenset Hersteller. Standardhandsieb.

► **Lagerung.** Rückenlagerung. Handtisch. Hand möglichst weit auf dem Handtisch. Röntgen möglich!

► **Zugang.** Siehe ► Abb. 2.29, ► Abb. 2.30.

► **Handgelenkprothese (Maestro, Biomet).**
• 8 karpale Basisgrößen, 3 verschiedene Längen der Kapitatumschäfte, 3 karpale Kopfhöhen ermöglichen eine Balancierung des Handgelenks,
• Skaphoidaugmente in verschiedenen Höhen,
• 2 radiale Basisgrößen, anatomisch geformt, 4 verschiedene Schaftdurchmesser.

► **OP-Technik.** Siehe ► Abb. 2.29, ► Abb. 2.30, ► Abb. 2.31, ► Abb. 2.32, ► Abb. 2.33, ► Abb. 2.34, ► Abb. 2.35, ► Abb. 2.36, ► Abb. 2.37, ► Abb. 2.38, ► Abb. 2.39, ► Abb. 2.40, ► Abb. 2.41, ► Abb. 2.42, ► Abb. 2.43, ► Abb. 2.44, ► Abb. 2.45, ► Abb. 2.46.

► **Postoperative Nachbehandlung.** Siehe ► Abb. 2.48, ► Abb. 2.49. Sofortige allgemeine Mobilisation (cave: Schulter, keine Ruhigstellung!). Frühes Beüben der Finger. Schiene palmar für 1 – 3 Wochen.

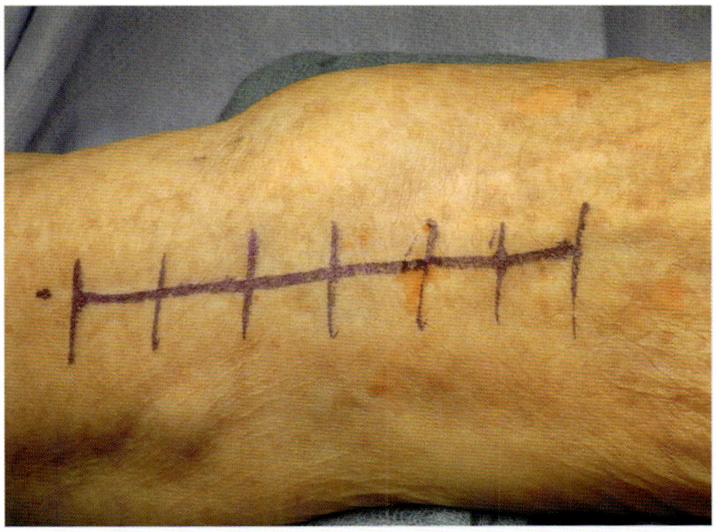

Abb. 2.29 Longitudinaler Hautschnitt, beginnend 2.–3. Interdigitalraum, verlaufend bis zum ulnaren Handgelenkdrittel (zentraler Schnitt vermeidet die Läsion der sensiblen Hautäste radial und ulnar).

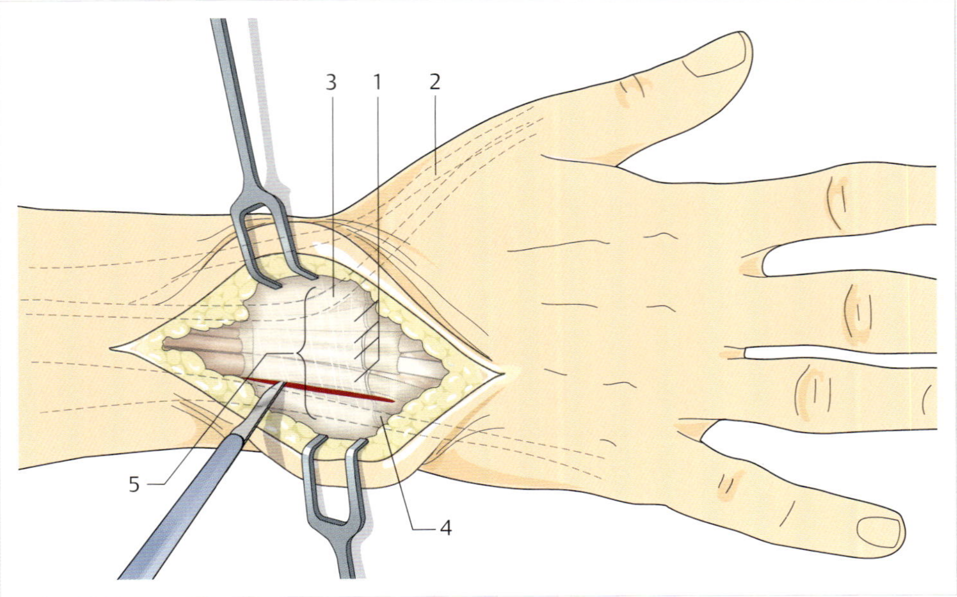

Abb. 2.30 Spaltung des Retinaculum extensorum in Höhe des 4. Strecksehnenfachs.
1 M. extensor digitorum
2 M. extensor pollicis brevis
3 M. extensor pollicis longus
4 M. extensor digiti V
5 Retinaculum extensorum

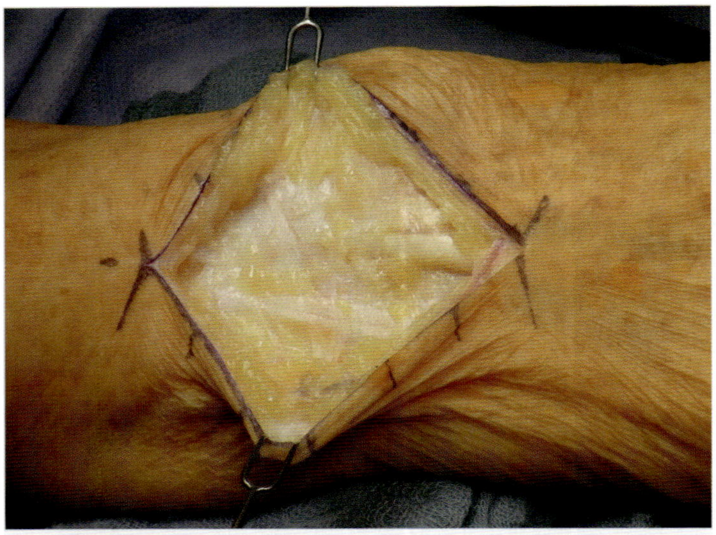

Abb. 2.31 Darstellen des Retinaculum extensorum. Das 4. Strecksehnenfach wird freipräpariert. Die sensiblen Hautäste werden gemieden (nicht obligatorisch dargestellt).

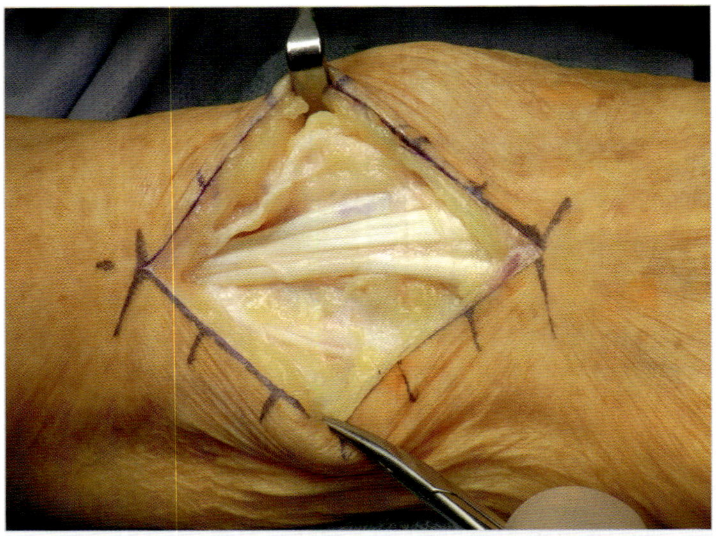

Abb. 2.32 Spaltung des Retinaculum extensorum über dem 4. Strecksehnenfach, sodass ein ulnarer Streifen verbleibt. Hierüber kann bei Bedarf dann später eine Rezentrierung des ECU bei Luxation der Sehne erfolgen.

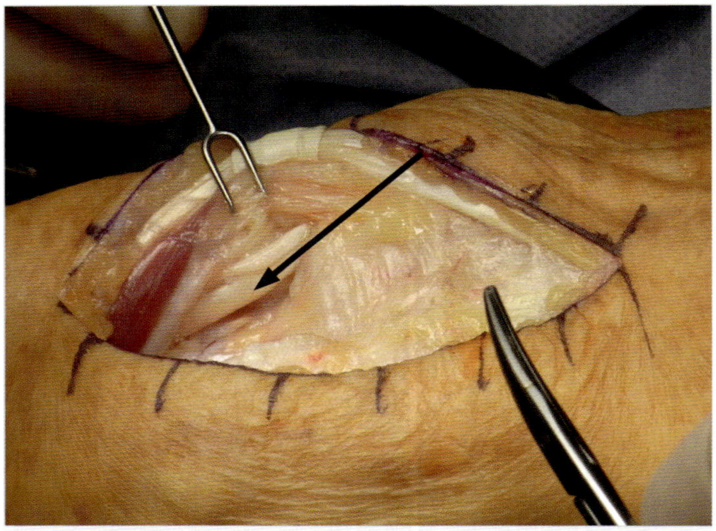

Abb. 2.33 Beginn der Synovialektomie der Strecksehnen. Durchführung vor allem mit Luer und Stellbrink. Darstellung der weiteren Sehnenfächer I–III sowie V.
Extensor pollicis longus am Tuberculum radii distale (Lister) (Pfeil).

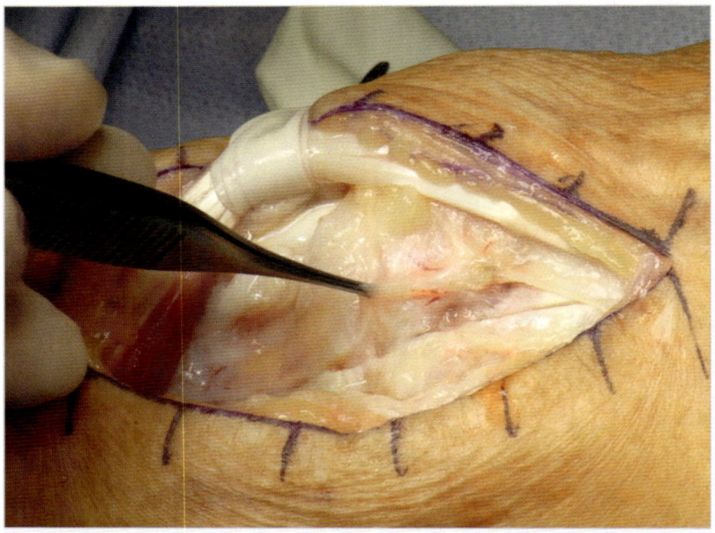

Abb. 2.34 Die Strecksehnen werden mit einem Finger eines Handschuhs und einer Klemme fixiert und so kontinuierlich zur Seite gehalten (Haltesystem). Darstellung des N. interosseus des N. radialis (Pinzette). Denervierung des Handgelenks. Exzision ca. 1 cm des Nervs und zusätzliche Koagulation des Nervenstumpfs.

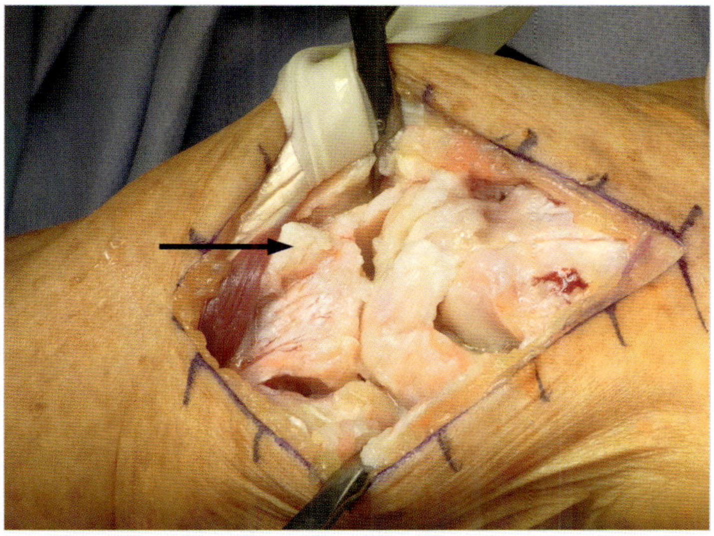

Abb. 2.35 Die Kapsel wird T-förmig gespalten und vom Radius gelöst. Darstellung des kompletten Handgelenks. Die Kapsel ist gelöst, das destruierte Handgelenk ist in toto dargestellt. Das Tuberculum Listeri (Pfeil) wird geglättet. Sehr häufig hat es sehr scharfe Ränder und kann eine Ruptur des EPL mit verursachen.

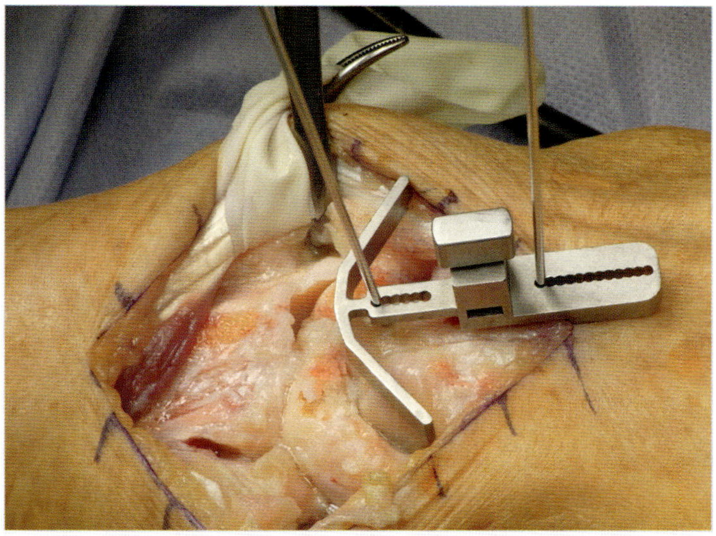

Abb. 2.36 Der Resektionsblock für den Karpus wird aufgesetzt. Die Ausrichtung erfolgt parallel zur Richtung der Längsachse des Metacarpale III. Wichtig ist eine sparsame Resektion. Die Orientierung erfolgt entlang des Gelenks Triquetrum/Hamatum, radial teilt die Resektionslehre das Skaphoid im distalen Drittel.

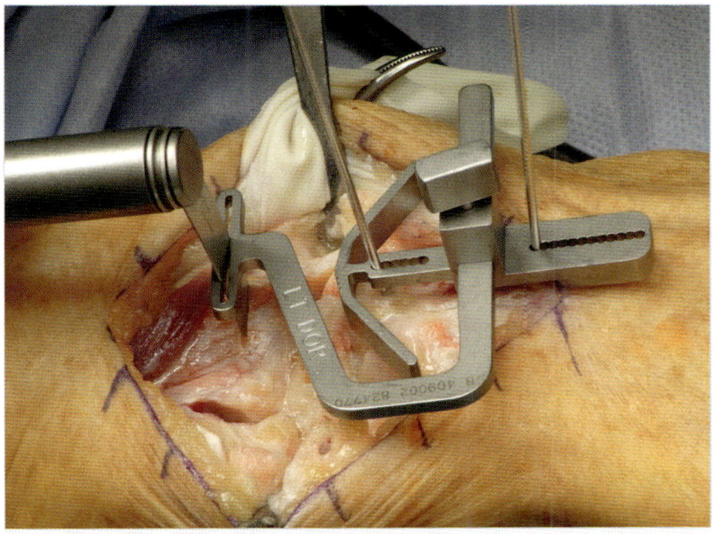

Abb. 2.37 Die radiale Referenzlinie wird mit dem Handgelenk in Neutralposition gesägt. Sie dient zur Markierung und späteren Auffinden der radialen Resektionsebene.

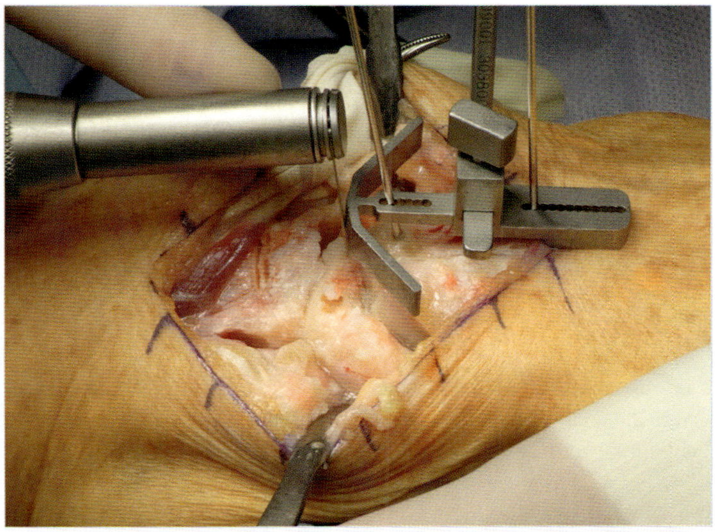

Abb. 2.38 Resektion des Karpus mit Resektionslehre durch das Skaphoid, den Kopf des Kapitatums entlang dem Rand des Triquetrums.

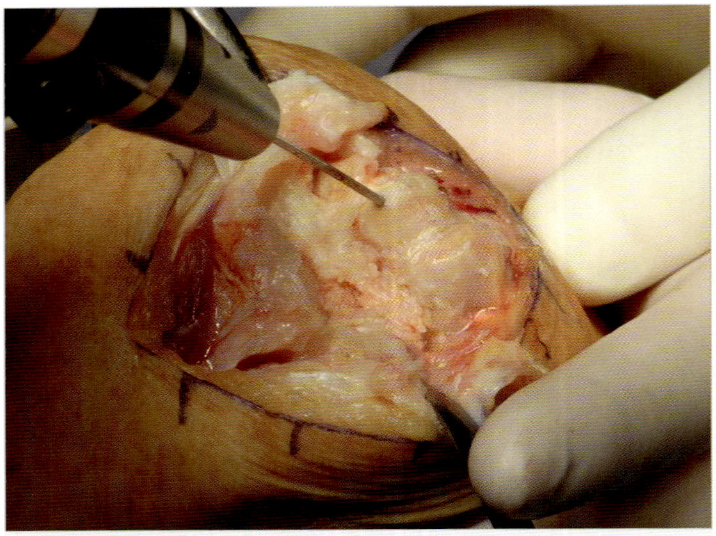

Abb. 2.39 Das Handgelenk wird aufgeklappt. Mit einem K-Draht wird der Eintrittspunkt markiert. Im Zweifel ist jetzt eine BV-Kontrolle sinnvoll.

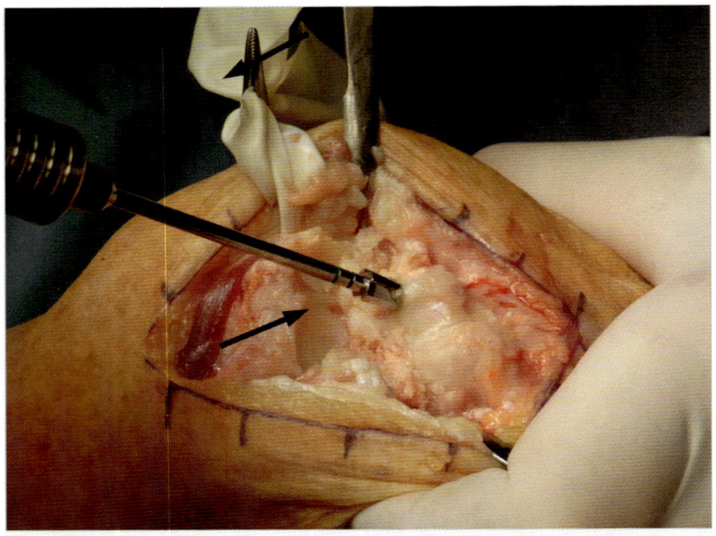

Abb. 2.40 Über den K-Draht wird die zentrale Eröffnung gebohrt. Radius (Pfeil)

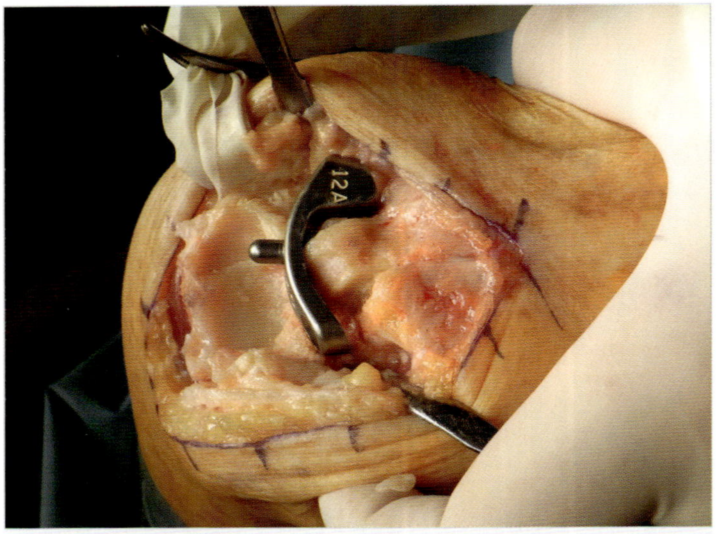

Abb. 2.41 Die Probeprothese wird getestet, die Höhe der Skaphoidaugmente wird bestimmt.

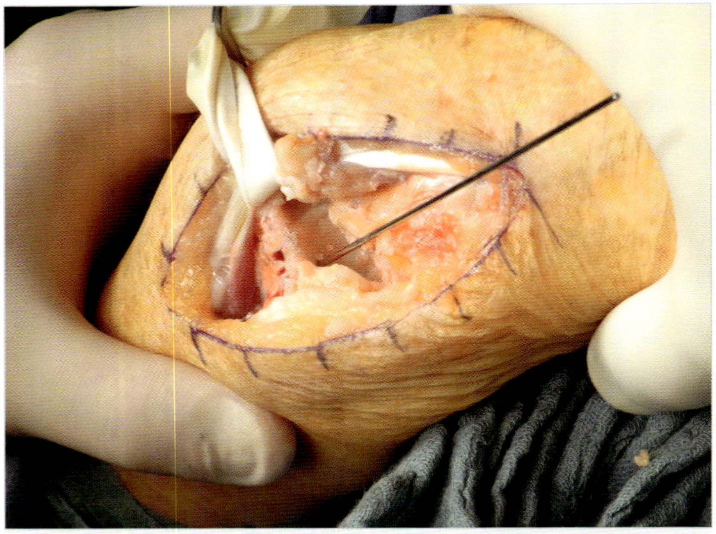

Abb. 2.42 Bei gebeugtem Handgelenk Festlegen des radialen Eintrittspunkts mit einem K-Draht (bei Unsicherheit BV zur Hilfe nehmen) nahe dem Zentrum in unmittelbarer Nähe des Tuberculum Listeri. Über den Draht wird aufgebohrt und anschließend mit der Radiusfräse erweitert.

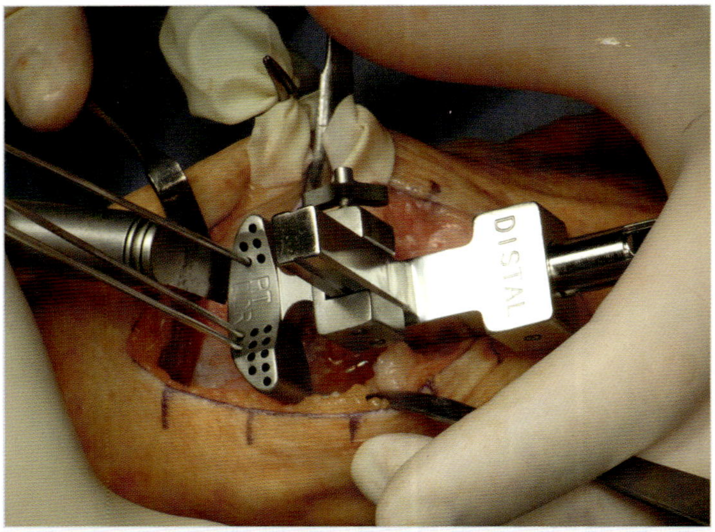

Abb. 2.43 Die Fräse verbleibt und die Resektionslehre wird über den Ausleger geschoben.

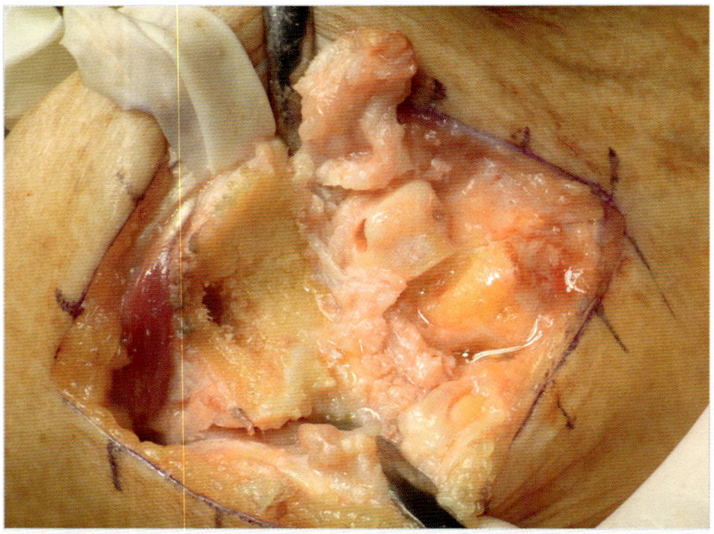

Abb. 2.44 Anschließend wird der Radius mit der Reibahle fertig präpariert.

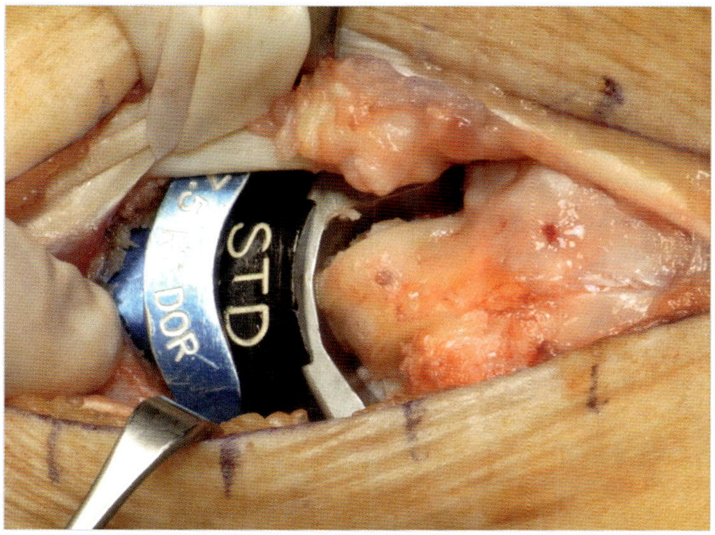

Abb. 2.45 Probeimplantation. Zunächst Standardkarpalkopf. Überprüfen der Balancierung. Gegebenenfalls höherer Karpalkopf (+2,+4). Intraoperative BV-Kontrolle. Bei zu starker Spannung der Weichteile Radiusnachresektion.

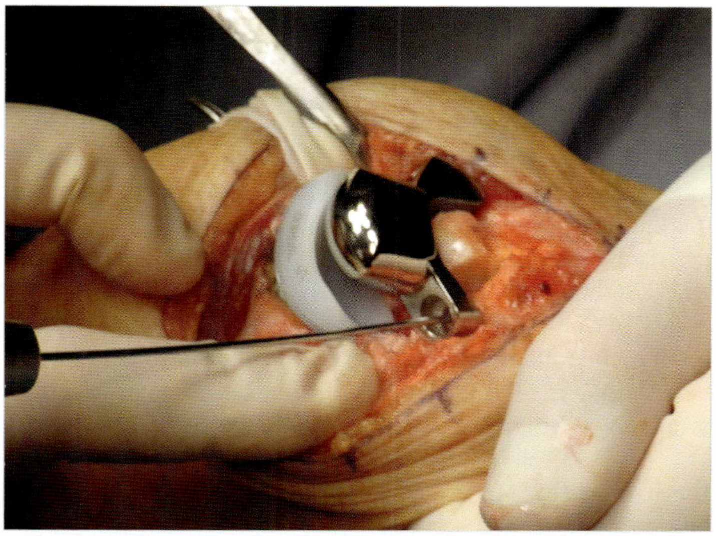

Abb. 2.46 Bohren der Verankerungsschrauben des Originalimplantats.

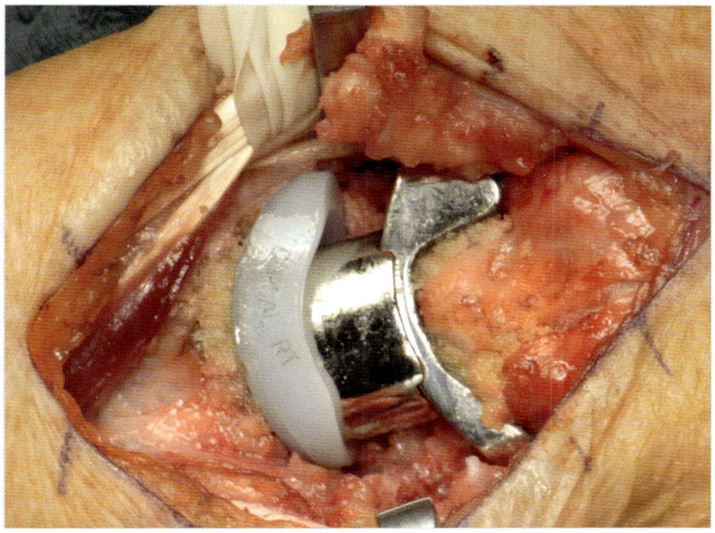

Abb. 2.47 Implantierte Prothese. Aus den Resektaten wird Spongiosa entnommen und an den rheumatisch bedingten Knochenverlusten unter Kompression eingebracht.

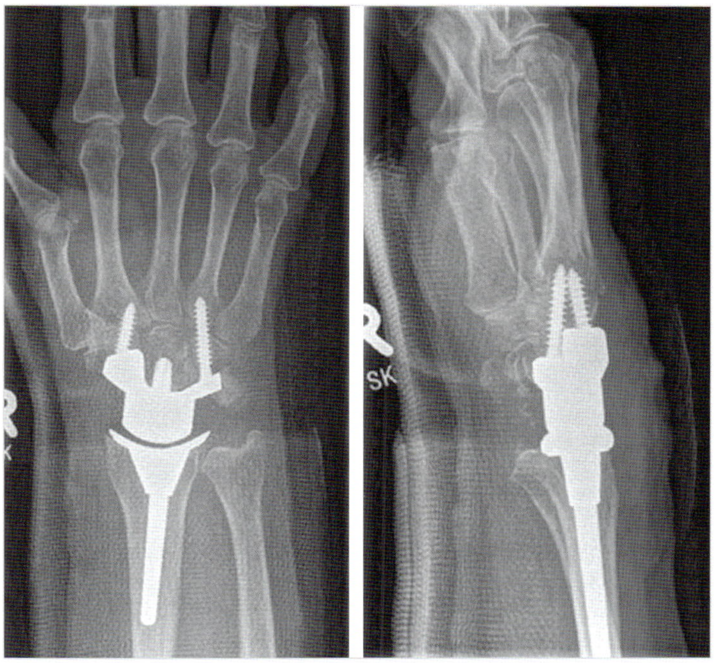

Abb. 2.48 Postoperative Röntgenkontrolle.

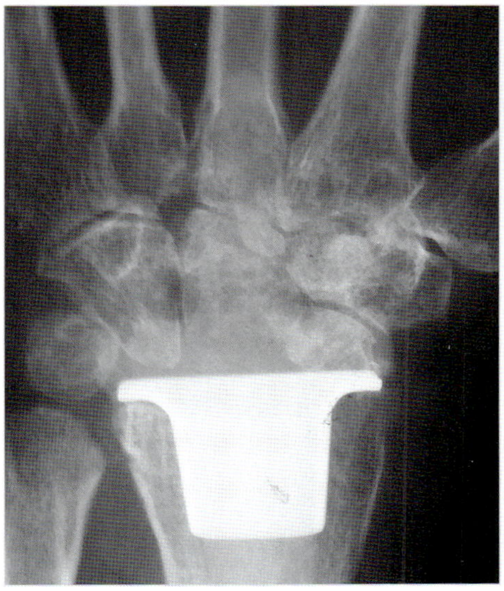

Abb. 2.49 Alternative und potenzielle Rückzugsmöglichkeit nach Handgelenkprothese: Swanson-Prothese.

2.2.5 Handgelenkarthrodese nach Mannerfelt

▶ **Indikation.** Fortgeschrittene Destruktion Larsen IV–V radio- und mediokarpal. Fortgeschrittene Instabilität Typ Simmen III mit Ulnardrift und palmarer Subluxation. Besonders geeignet für die dominante Hand in 10°–20° Extension (ggf. dann an der kontralateralen Hand in Neutralstellung oder Vorsehen einer Prothesenversorgung).

▶ **Spezielle Aufklärung.** Postoperative Stellung des Handgelenks. Verzögerte/ausbleibende Knochenheilung. Materialdislokation/-bruch. Fraktur. Sensible Hautäste. Sehnenruptur (auch sekundär).

▶ **Instrumente.** Standardhandsieb,. Hakenmarknagel (Rush-Pin). Alternative: Plattenarthrodese. BV.

▶ **Lagerung.** Rückenlagerung. Handtisch. Hand möglichst weit auf dem Handtisch. Röntgen möglich!

▶ **Besonderheiten.** Häufig sehr osteoporotischer Knochen.

▶ **Zugang.** Dorsal längs gestellt, beginnend über dem Metakarpale III bis zum Handgelenk auf das ulnare Drittel ziehend.

▶ **Entscheidende Schritte.** Reposition des Handgelenks. Komplettes Entknorpeln der Gelenkflächen. Vorbiegen des Hakenmarknagels auf Höhe des Handgelenks in ca. 50° (davon bleiben klinisch noch 20° Extension postoperativ übrig). Einbringen an der Basis des Metakarpale III ulnarseitig über ein Knochenfenster.

▶ **OP-Technik.** Siehe ▶ Abb. 2.50, ▶ Abb. 2.51, ▶ Abb. 2.52, ▶ Abb. 2.53, ▶ Abb. 2.54, ▶ Abb. 2.55 ▶ Abb. 2.56, ▶ Abb. 2.57, ▶ Abb. 2.58, ▶ Abb. 2.59, ▶ Abb. 2.60, ▶ Abb. 2.61.

▶ **Postoperative Nachbehandlung.** Postoperative Röntgenkontrolle. Palmare Unterarmgipsschiene bis zum Abschluss der Wundheilung, dann weitere 4 Wochen zirkulärer Unterarmcast.

▶ **Alternative.** Plattenarthrodese (▶ Abb. 2.62, ▶ Abb. 2.63).

▶ **Spezielle Aufklärung.** Strecksehnen beim Rheumatiker!

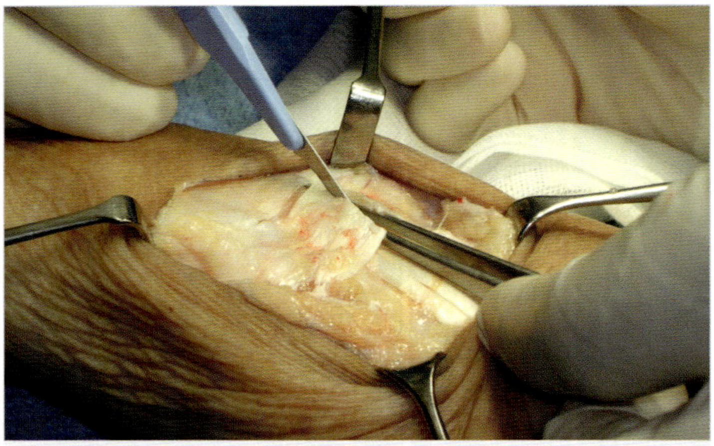

Abb. 2.50 Distales und proximales Definieren des Retinaculum extensorum und Eröffnen in Längsrichtung über dem 4. Strecksehnenfach. Schonen der sensiblen Nervenäste.

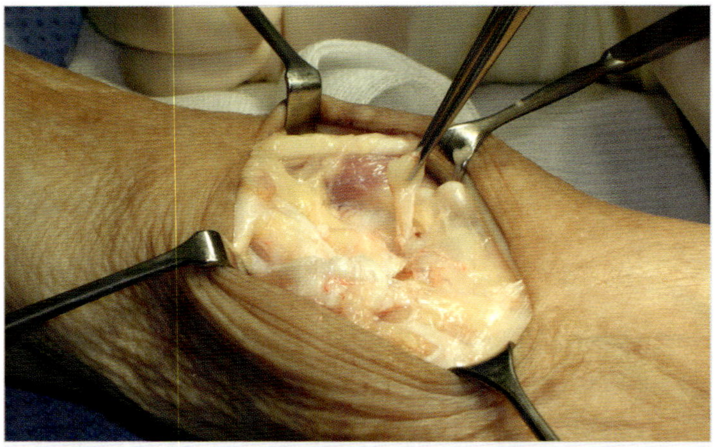

Abb. 2.51 Eröffnen der Kapsel des distalen Radioulnargelenks mit longitudinaler Schnittführung, Synovialektomie.

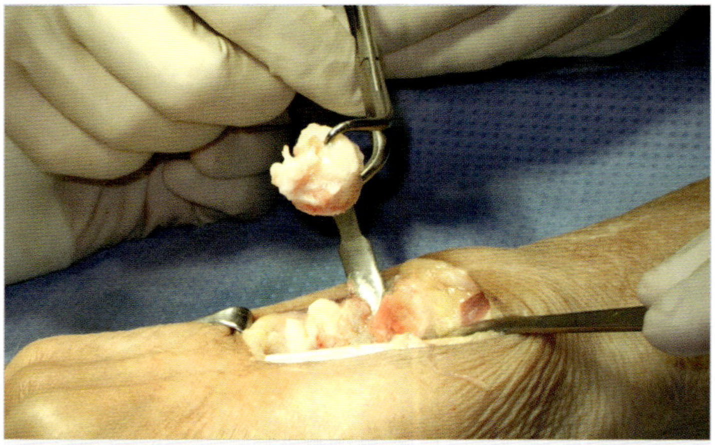

Abb. 2.52 Resektion des Ulnaköpfchens.

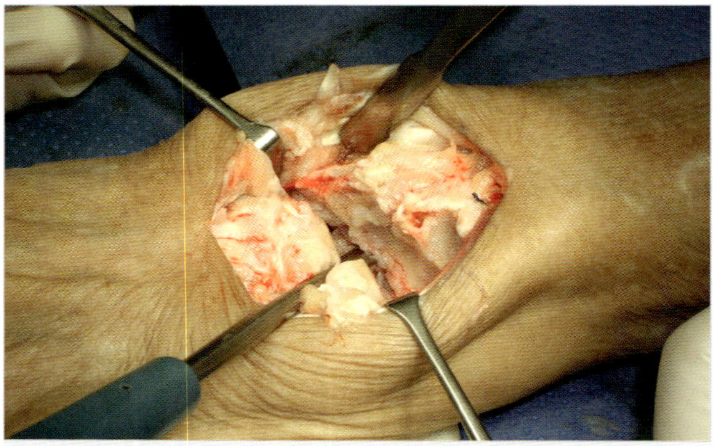

Abb. 2.53 Nach türflügelartiger Eröffnung der Gelenkkapsel des Handgelenks und Synovialektomie erfolgt die vollständige Entknorpelung der Gelenkflächen. Längszug am Handgelenk und ggf. Plantarflexion erleichtern die Darstellung der Gelenkflächen. Denervierung des N. interosseus des N. radialis (s. a. Kap. 2.2.4).

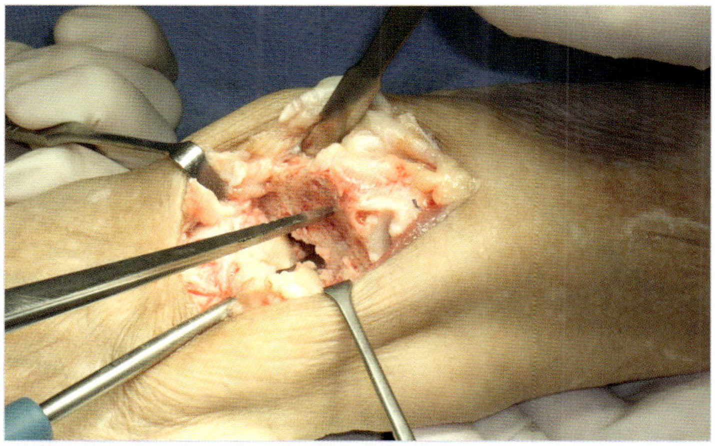

Abb. 2.54 Mit einer Ahle wird der Weg, den der Hakenmarknagel in den Radius nehmen soll, präformiert.

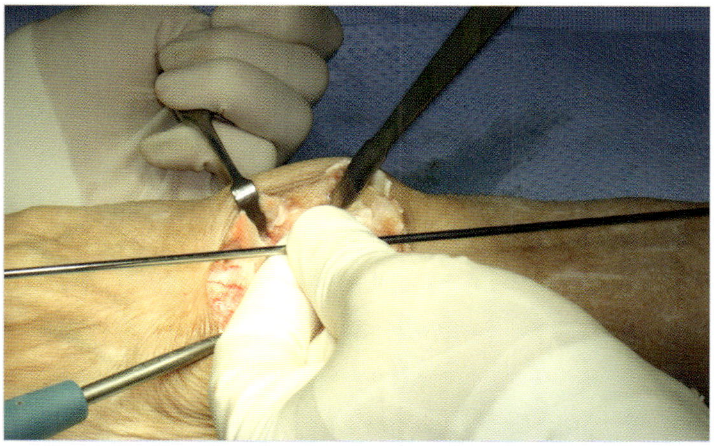

Abb. 2.55 Längen- und Stärkenbestimmung des Hakenmarknagels.

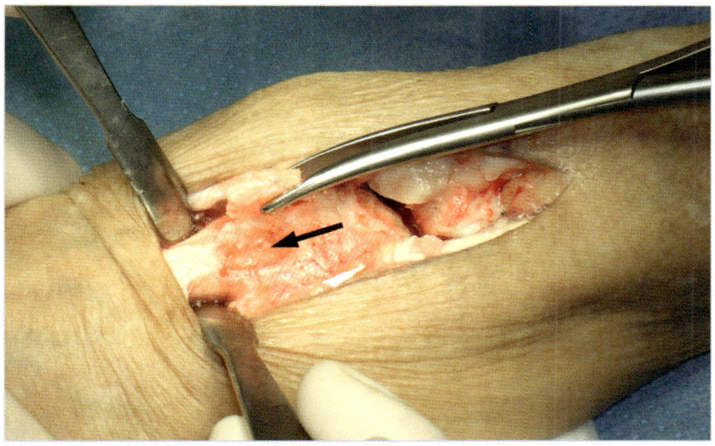

Abb. 2.56 Darstellen des Metakarpale III (Pfeil), Umfahren mit 2 Hohmann-Hebeln und Eröffnen eines Knochenfensters im dritten distalen Viertel zum Einbringen des Hakenmarknagels.

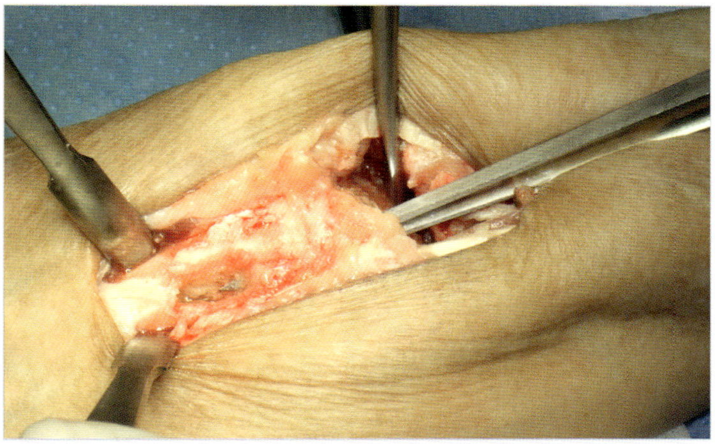

Abb. 2.57 Weitere Präparation des Lagers im Os metacarpale III für den Rush-Pin mit der Ahle.

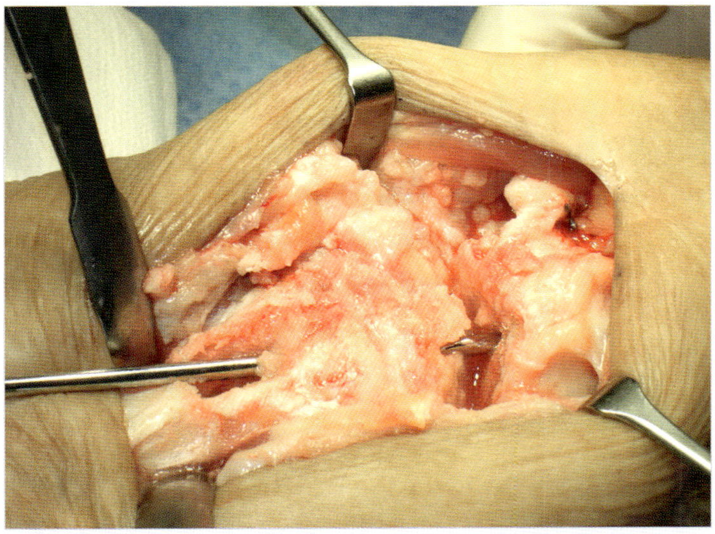

Abb. 2.58 Einbringen des Hakenmarknagels von distal nach entsprechendem Vorbiegen je nach gewünschter Handgelenkstellung.

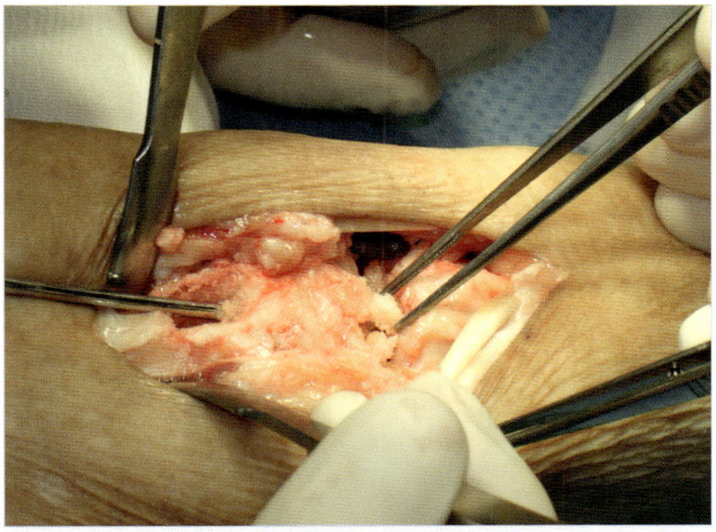

Abb. 2.59 Anlagern von Spongiosa, die aus dem resezierten Ulnaköpfchen gewonnen wird.

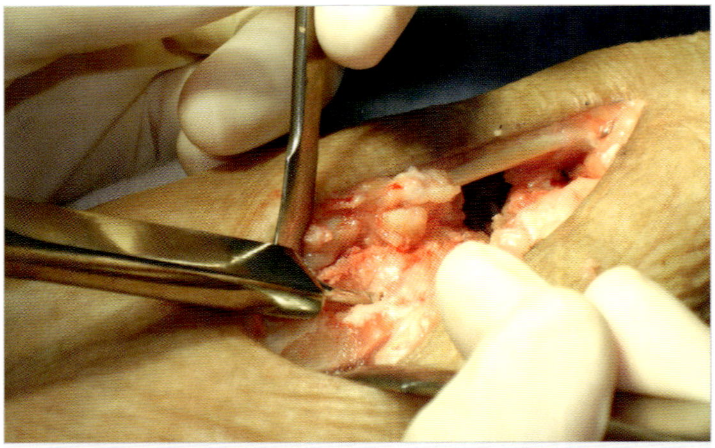

Abb. 2.60 Vollständiges Einschlagen des Hakenmarknagels. Gegebenenfalls können zusätzlich zur Stabilisierung (Rotation) Staples eingebracht werden.

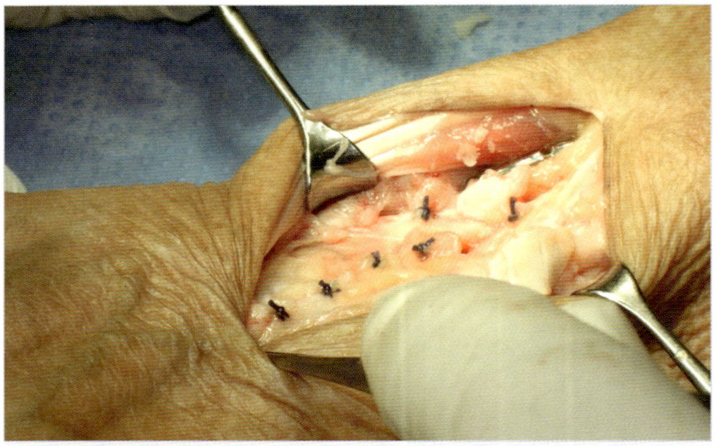

Abb. 2.61 Naht der Handgelenkkapsel. Schichtweiser Wundverschluss.

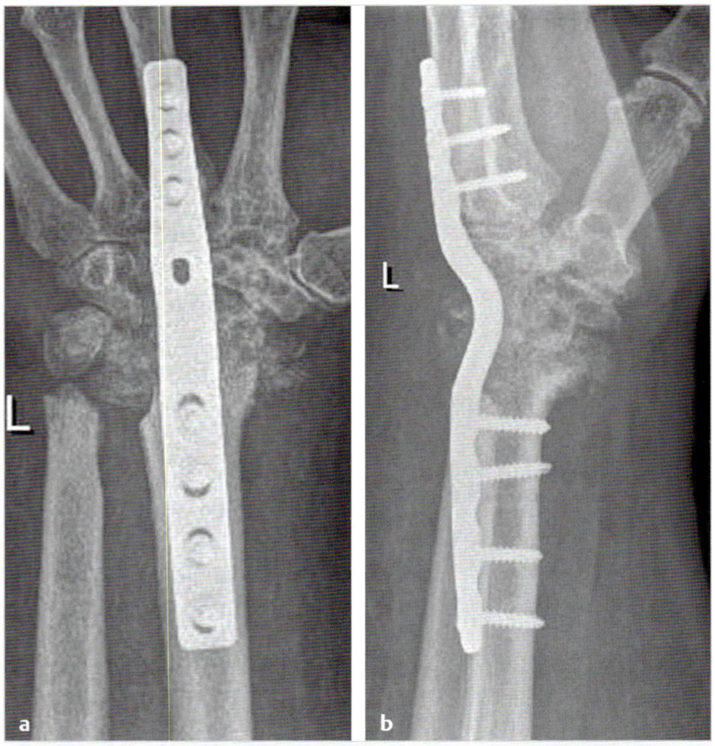

Abb. 2.62 a u. b Plattenarthrodese distal 2,7-mm-Schrauben, proximal 3,5-mm-Schrauben.

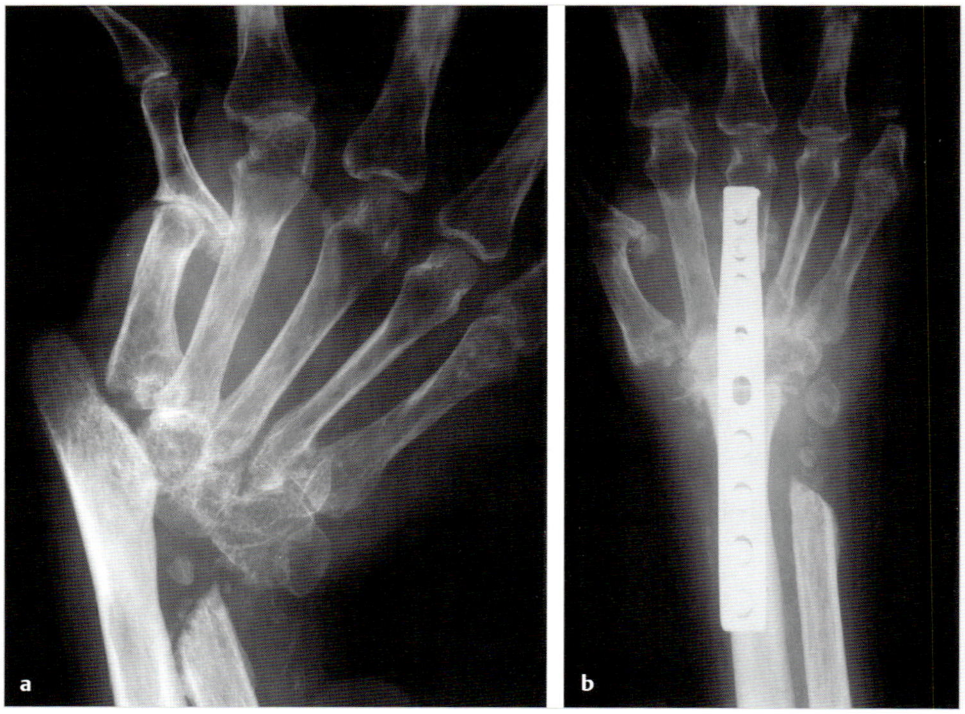

Abb. 2.63 a u. b Luxation des Handgelenks. Die Haut am Ulnaköpfchen droht zu perforieren. Arthrodese mit Plattenosteosynthese und gleichzeitiger Verkürzungsosteotomie des Radius. Nach ulnar abfallende Osteotomie der Ulna.

2.3 Sehnen

2.3.1 Synovialitis der Beugesehnen im Karpaltunnel

► **Indikation.** Tenosynovialitis im Beugesehnenkanal, ggf. mit N.-medianus-Engpasssyndrom. Persistenz der Schwellungen peritendineal länger als 8 – 12 Wochen trotz Adaptation der medikamentösen Therapie, ggf. nach lokaler Kortisoninstillation in den Karpaltunnel. Gegebenenfalls neurologische Zusatzuntersuchung

► **Spezielle Aufklärung.** N.-medianus-Läsion. Sehnenruptur (auch sekundär). Sensible Hautäste.

► **Instrumente.** Standardhandsieb.

► **Lagerung.** Rückenlagerung. Handtisch.

► **Besonderheiten.** Identifikation und Anschlingen des N. medianus samt Thenarast. Subtile Tenosynovialektomie **aller** Sehnen im Karpaltunnel.

► **Zugang.** Palmar geschwungener, längs gestellter Hautschnitt über dem Handgelenk, bis in den Unterarm hineingeführt (► Abb. 2.64).

► **Entscheidende Schritte.** Schichtweise Präparation in die Tiefe auf die Palmaraponeurose und das Retinaculum flexorum. Eröffnung des Retinakulums. Darstellung des N. medianus. Freipräparation der Sehnen und Entfernen der Synovialitis.

► **OP-Technik.** Siehe ► Abb. 2.65, ► Abb. 2.66, ► Abb. 2.67, ► Abb. 2.68.

► **Spezifische Komplikationen.** Nervenläsion. Rezidiv. Sehnenruptur.

► **Postoperative Nachbehandlung.** Sofortige allgemeine Mobilisation. Frühes Beüben der Finger und des Handgelenks.

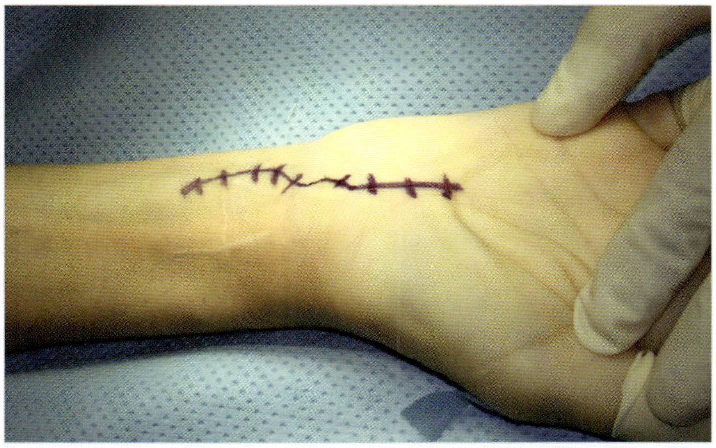

Abb. 2.64 Palmar längs gestellter Hautschnitt, geschwungen über das Handgelenk geführt bis in den Unterarm hinein. Über den Handgelenkbeugefalten S-förmig geschwungen. Die Schnittlänge hängt vom Ausmaß des Befunds ab.

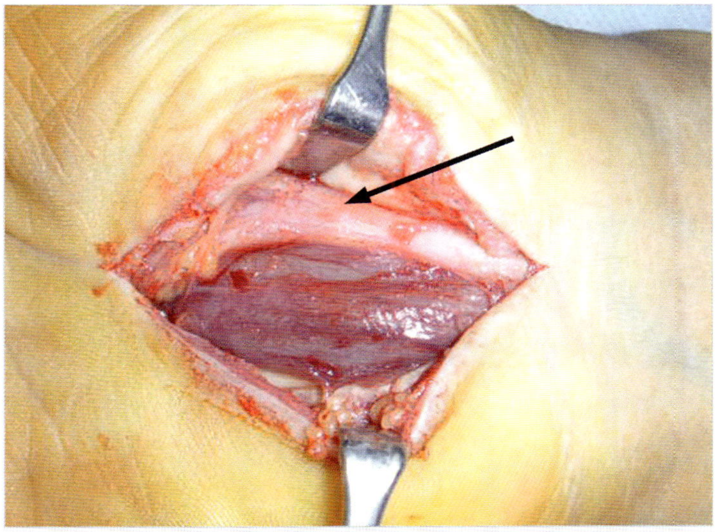

Abb. 2.65 Distal wird die Palmarfaszie dargestellt und durchtrennt. Darstellung des Retinaculum extensorum und Durchtrennung. Darstellung des N. medianus und Anschlingen desselben (Pfeil). Zu Beginn wird der motorische Ast des N. medianus ebenfalls identifiziert. Massiv entzündliche Veränderungen der Beugesehnen.

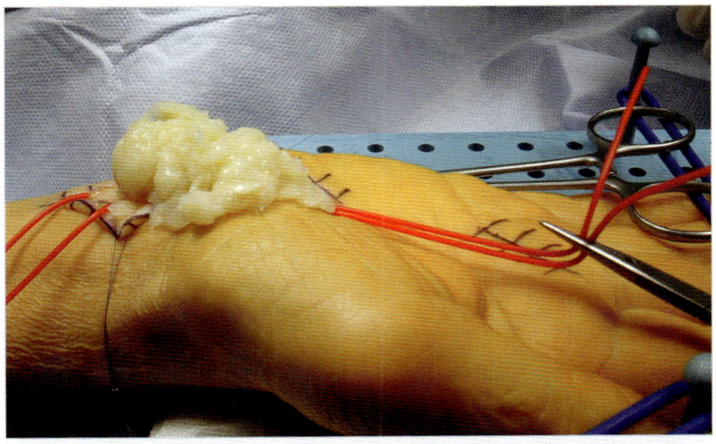

Abb. 2.66 Insbesondere bei ausgeprägten Befunden sind eine genaue Identifikation und das Anschlingen des N. medianus absolut erforderlich vor der eigentlichen Synovialektomie der Beugesehnen.

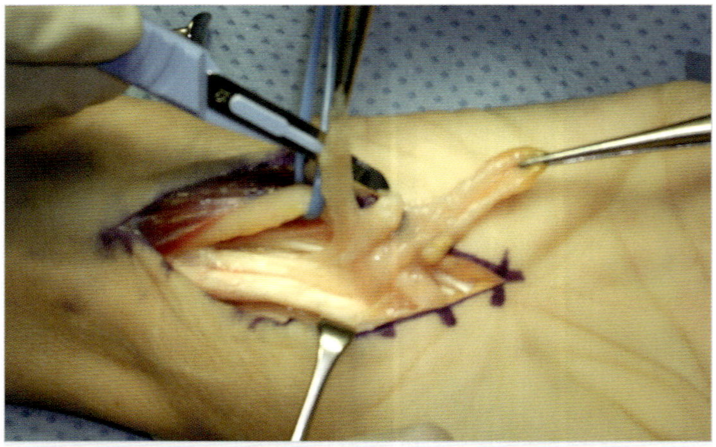

Abb. 2.67 Resektion aller synovialitischen Veränderungen um die Sehnen herum. Die Sehnen werden einzeln mit dem Sehnenhaken luxiert und können so gut mit dem Luer synovialektomiert werden. Infiltrationen der Synovialitis in die Sehnen werden mit frischem Messer scharf gelöst. Schwieriger sind komplette Infiltrationen der Sehnen mit massiver Schwächung der Sehnenstruktur zu therapieren. Hier gilt es, eine komplette Synovialektomie gegen ein Belassen einer einigermaßen stabilen Sehnenstruktur abzuwägen.

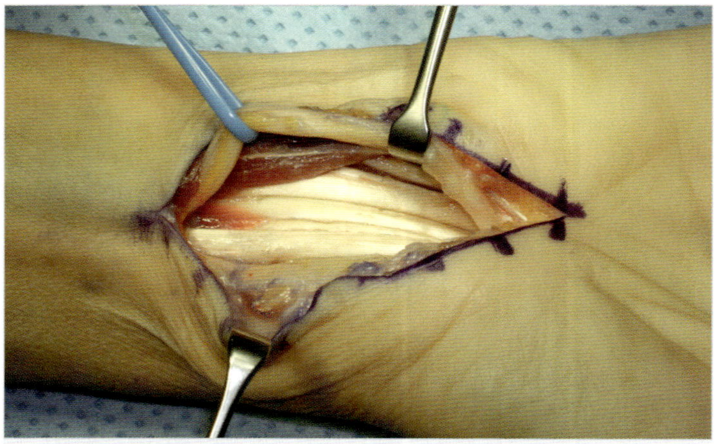

Abb. 2.68 Beugesehnen nach kompletter Synovialektomie.

2.3.2 Beugesehnensynovialektomie – Mittelhand/Finger

► **Indikation.** Tenosynovialitis der Beugesehnen im Bereich der Mittelhand und des Fingerkanals. Persistenz der Schwellung länger als 8 – 12 Wochen trotz Optimierung der medikamentösen Therapie.

► **Spezielle Aufklärung.** Sehnenruptur (auch sekundär). Läsion von motorischen und sensiblen Nervenästen.

► **Instrumente.** Standardhandsieb. Lupenbrille.

► **Lagerung.** Rückenlagerung. Handtisch. Siehe auch ► Abb. 2.70.

► **Besonderheiten.** Definitiver Erhalt des A2- und des A4-Ringbands erforderlich. Cave: aberrierend (kreuzend) verlaufende Fingernerven!

► **Zugang.** Querer Schnitt bei Synovialitis um das Ringband A1 oder Befall mehrerer Beugesehnen. Bei nach proximal und distal ausgedehntem Befund zickzackförmiger Zugang nach Bruner. Siehe auch ► Abb. 2.69.

► **Entscheidende Schritte.** Bei der Präparation in die Tiefe: Schonung der Gefäß-Nerven-Straßen. Präparation des Beugesehnenkanals mittig im palmaren Fingerbereich.

► **OP-Technik.** Siehe ► Abb. 2.71, ► Abb. 2.72, ► Abb. 2.73, ► Abb. 2.74, ► Abb. 2.75, ► Abb. 2.76, ► Abb. 2.77, ► Abb. 2.78, ► Abb. 2.79.

► **Spezifische Komplikationen.** Nervenläsion. Rezidiv. Sehnenruptur (früh/spät). Insuffizienz des Ringbandapparats.

► **Postoperative Nachbehandlung.** Sofortige allgemeine Mobilisation. Frühes Beüben der Finger und des Handgelenks.

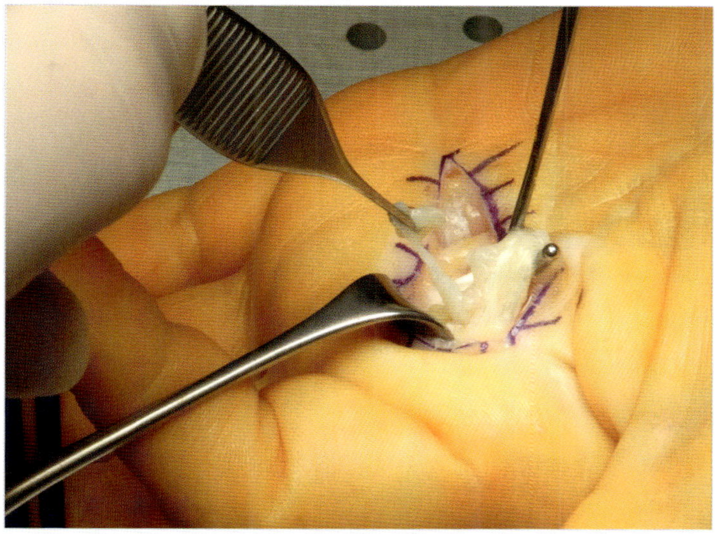

Abb. 2.69 Quer verlaufender Hautschnitt bei isoliertem (sonografisch gesichertem!) Befund.

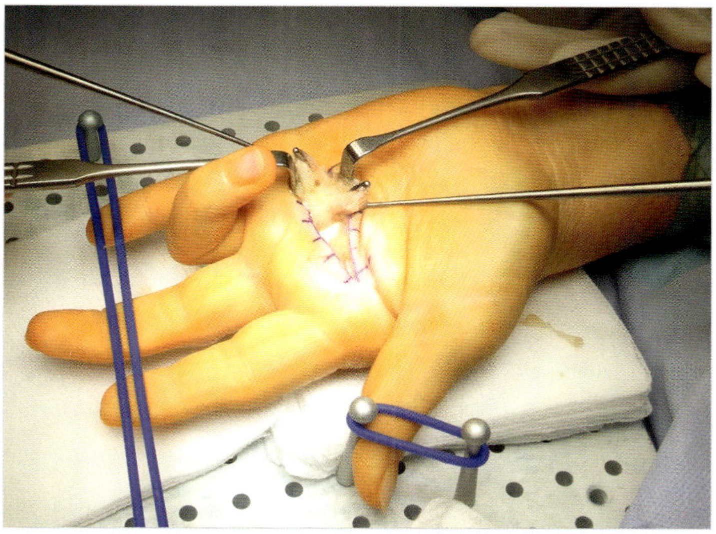

Abb. 2.70 Lagerung auf Handtisch mit spezieller „Bleihand". Sind mehrere Beugesehnen betroffen, wird der quere Hautschnitt erweitert. Die betroffenen Finger werden je nach intraoperativem Befund zur besseren Darstellung der Sehne aus der Haltevorrichtung gelöst.

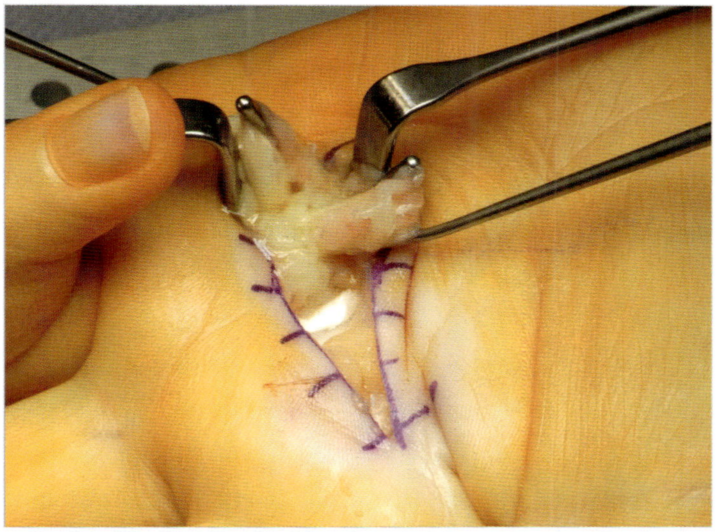

Abb. 2.71 Stumpfe Darstellung der Beugesehnen mit der Schere – longitudinale Präparierrichtung im Sehnenverlauf, Schonung der Gefäß-Nerven-Straßen. Darstellung des Ringbands A1. Die Synovialitis quillt hier bereits proximal und distal davon aus dem Beugesehnenkanal.

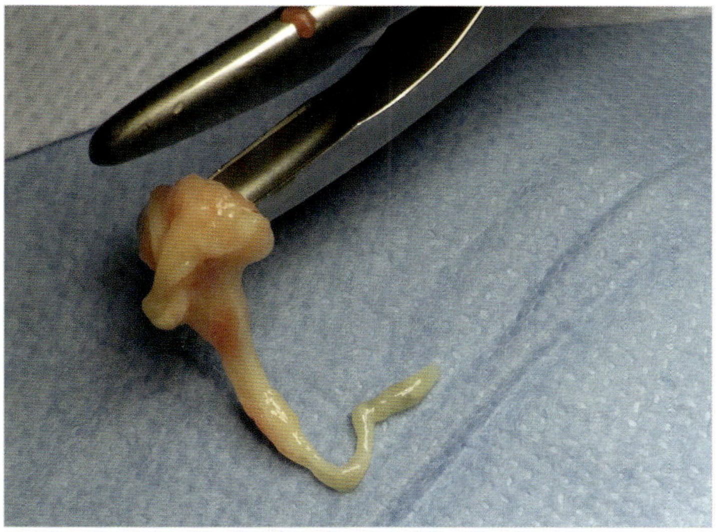

Abb. 2.72 Entfernte Synovialitis.

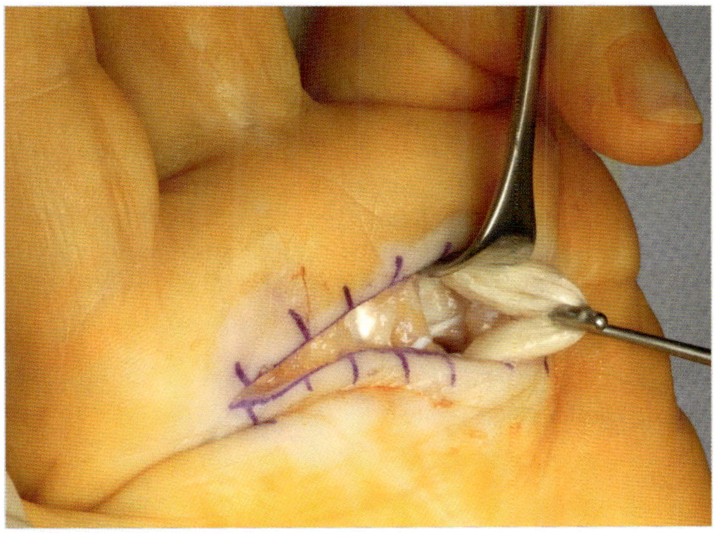

Abb. 2.73 Die Sehnen werden mit dem Sehnenhaken luxiert und können so gut vom entzündlichen Gewebe gesäubert werden.

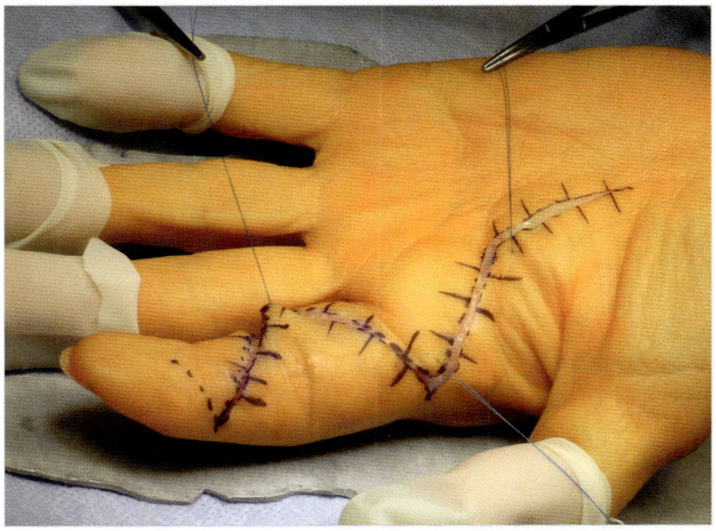

Abb. 2.74 Klinisch massive Synovialitis im gesamten Sehnenverlauf. Zickzackförmiger Zugang nach Bruner beginnend vom PIP-Gelenk bis in die Palma manus. Die Schnittführung wird vorher angezeichnet.

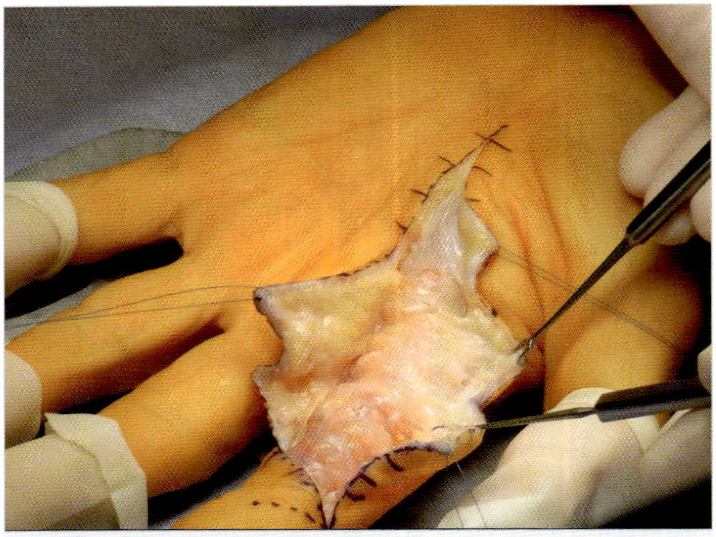

Abb. 2.75 Schichtweise Präparation in die Tiefe. Die Hautecken werden mit Haltefäden gesichert.

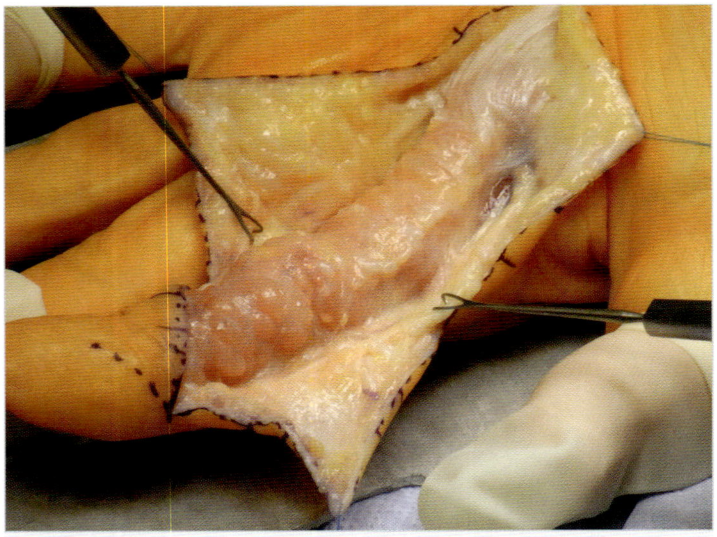

Abb. 2.76 Darstellung des Beugesehnenkanals mit den schwer entzündeten Sehnenscheiden.

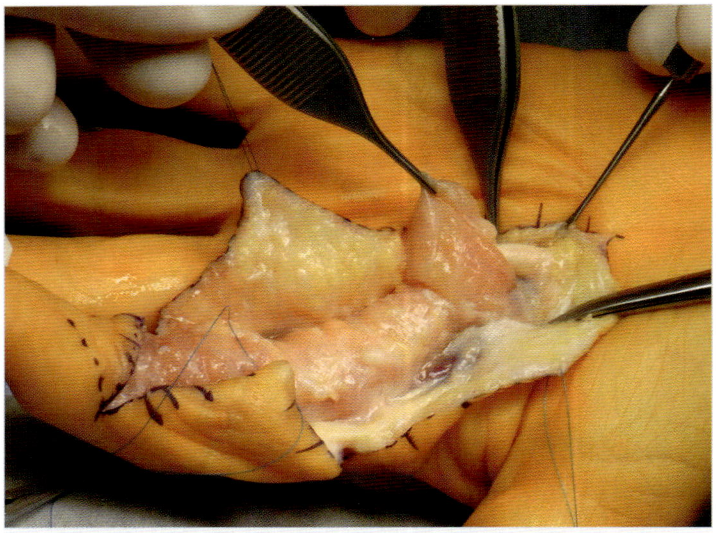

Abb. 2.77 Eröffnung des Beugesehnenkanals unter Schonung der Gefäß-Nerven-Straße. Diese ist dargestellt und gut zu erkennen. Hier: ausgeprägte Beugesehnensynovialitis.

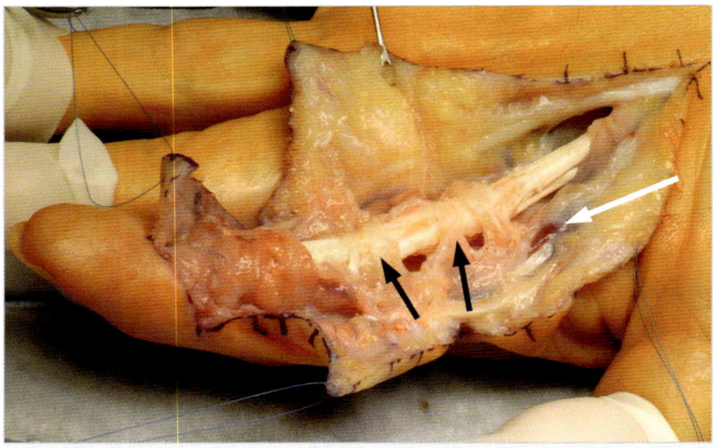

Abb. 2.78 Freipräparation der Sehnen, Resektion der Synovialitis. Erhalt der A2- und A4-Ringbänder (Pfeile schwarz). Gegebenenfalls Rekonstruktion des Ringbands A1, ohne jedoch eine Stenose zu erzeugen. Gefäß-Nerven-Bündel (Pfeil weiß).

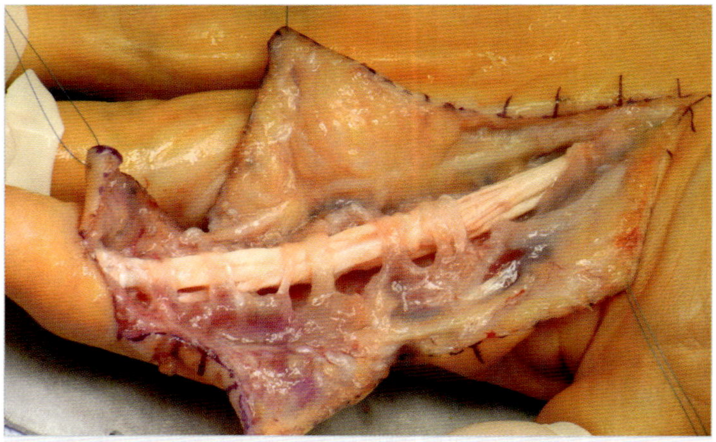

Abb. 2.79 Darstellung der Ringbänder, die ebenfalls durch die Synovialitis stark geschwächt sind.

2.3.3 Strecksehnensynovialektomie am Handgelenk

► **Indikation.** Tenosynovialitis der Strecksehnen am Handgelenk. Persistenz der Schwellung länger als 6 – 12 Wochen trotz Optimierung der medikamentösen Therapie und nach lokaler Behandlung (inkl. Infiltrationen: sicher peritendineal!). Häufig gleichzeitig mit Handgelenksynovialektomie. Siehe auch ► Abb. 2.80.

► **Spezielle Aufklärung.** Sehnenruptur (auch sekundär). Funktionsdefizit der Fingerstreckung.

► **Instrumente.** Standardhandsieb.

► **Lagerung.** Rückenlagerung. Handtisch.

► **Zugang.** Siehe ► Abb. 2.81.

► **Entscheidende Schritte.** Resektion des N. interosseus posterior (N. radialis) für die Schmerzreduktion aus dem Bereich der Handgelenkkapsel. Gegebenenfalls Abtragung des Lister-Tuberkels (Tuberculum radii distale).

► **OP-Technik.** Siehe ► Abb. 2.82, ► Abb. 2.83, ► Abb. 2.84.

► **Postoperative Nachbehandlung.** Sofortige allgemeine Mobilisation. Frühes Beüben der Finger und des Handgelenks. Aktive und passive Krankengymnastik.

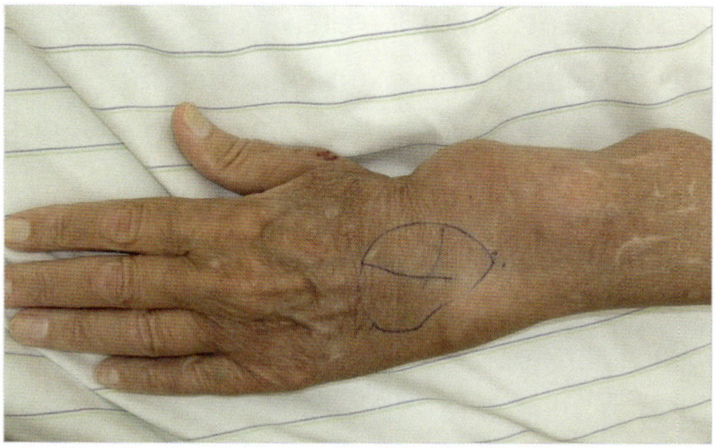

Abb. 2.80 Ausgeprägte dorsale (und radiale) Tenosynovialitis.

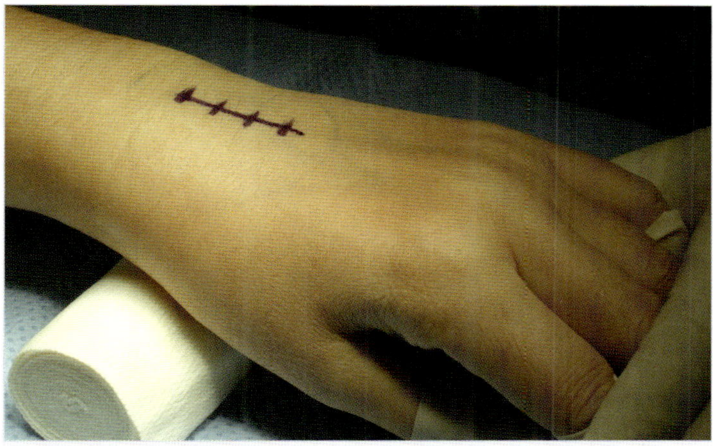

Abb. 2.81 Längsschnitt über dem Handgelenk dorsal. Alternativ schräge Schnittführung von radial distal nach ulnar proximal. Erlaubt auch bei massivem Befall kürzere Zugänge.

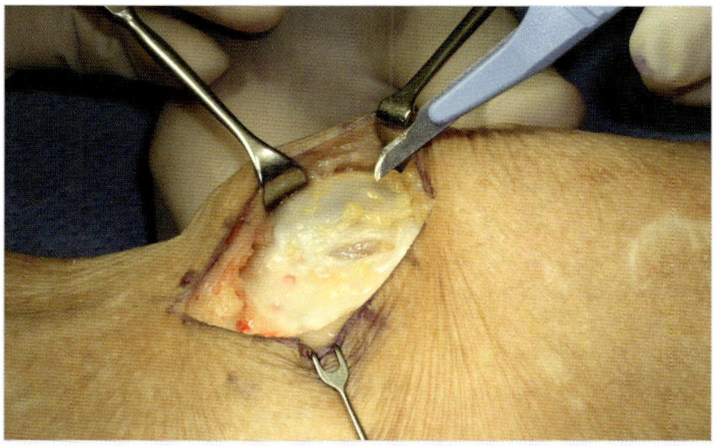

Abb. 2.82 Schichtweise Präparation in die Tiefe auf das Retinaculum extensorum, das über dem 4. Strecksehnenfach longitudinal gespalten wird.

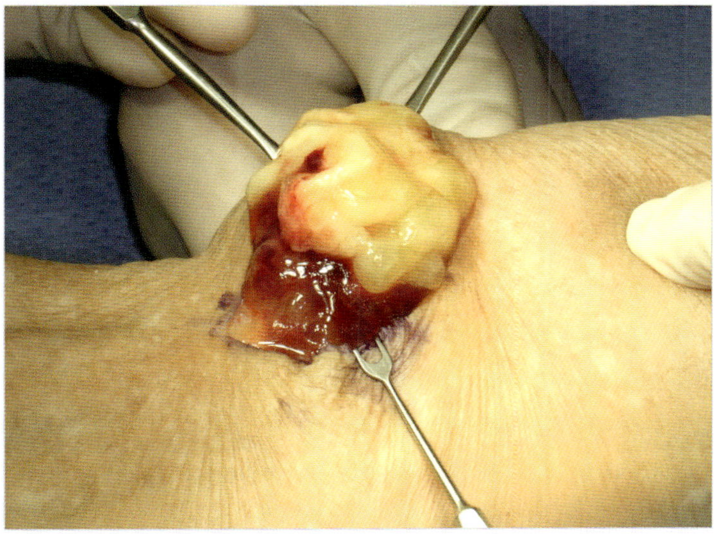

Abb. 2.83 Darstellung und Exzision der Synovialitis im Strecksehnenbereich. Darstellen aller Strecksehnenfächer I–V. Das Tuberculum Listeri wird reseziert, falls es scharf erscheint und eine Rupturgefahr für den Extensor pollicis longus sein könnte. Der N. interosseus dorsalis wird dargestellt (s. a. Kap. 2.2.4), 1 cm reseziert und anschließend koaguliert. Alle Sehnen werden inspiziert und gesäubert (Luxation mit Sehnenhaken). Die Extensor-carpi-ulnaris-Sehne wird aufgesucht und bei palmarer Luxation wieder unter das Retinaculum extensorum rezentriert (s. a. Kap. 2.2.3).

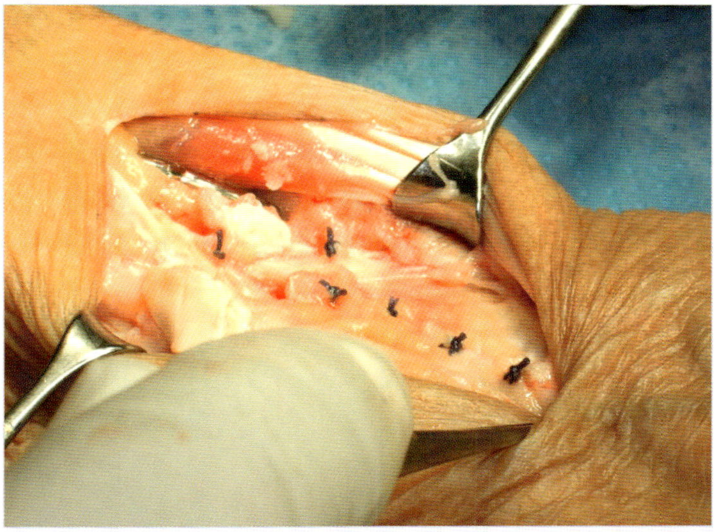

Abb. 2.84 Wundverschluss unter Rekonstruktion des Retinaculum extensorum.

2.3.4 Sehnenrupturen

Strecksehnenruptur am Handgelenk

► **Indikation.** Ruptur der Strecksehnen im Bereich des Handgelenks mit Funktionsverlust der Finger.

Bei erheblicher Palmarsubluxation/-supination im Handgelenk ist ggf. eine achskorrigierende Operation und Abtragung der osteophytären Anbauten erforderlich.

Meist ist eine direkte Sehnennaht aufgrund der langständigen Affektion und anschließenden Dehiszenz der Sehnen nicht möglich. Viele Patienten stellen sich verspätet zur Rekonstruktion vor, was zusätzlich zur Retraktion der Sehnen führt.

► **Häufige Strecksehnenrupturen.**
- Extensor pollicis longus (Rekonstruktion: Indicis-Transfer),
- Extensor digitorum (Rekonstruktion: Koppelung, Indicis-Transfer, Palmaris-Transplantat),
- Extensor digiti minimi

► **Alternative.** Arthrodese des Erfolgsgelenks.

► **Spezielle Aufklärung.** Funktionsdefizit der Finger. Re-Ruptur.

► **Instrumente.** Standardhandsieb.

► **Lagerung.** Rückenlagerung. Handtisch. Hand möglichst weit auf dem Handtisch.

► **Zugang.** Siehe auch radiolunäre Arthrodese. Siehe ► Abb. 2.85.

► **Entscheidende Schritte.** Präoperative Überprüfung der Präsenz der Sehne des M. palmaris longus (ggf. Transplantat erforderlich!). Rekonstruktion entweder über Transfer (z. B. Indicis propius), über eine Seit-zu-Seit-Naht mit einem intakten Motor (Nachbarsehne) oder Naht mit einem Interponat.

► **OP-Technik.** Siehe ► Abb. 2.86, ► Abb. 2.87, ► Abb. 2.88, ► Abb. 2.89, ► Abb. 2.90, ► Abb. 2.91.

► **Spezifische Komplikationen.** Re-Ruptur. Funktionsausfälle. Extensionsdefizit.

► **Postoperative Nachbehandlung.** Sofortige allgemeine Mobilisation. Frühes vorsichtiges Beüben der Finger. Schiene palmar für 1 – 3 Wochen, ggf. dynamische Fingerextensionsschiene.

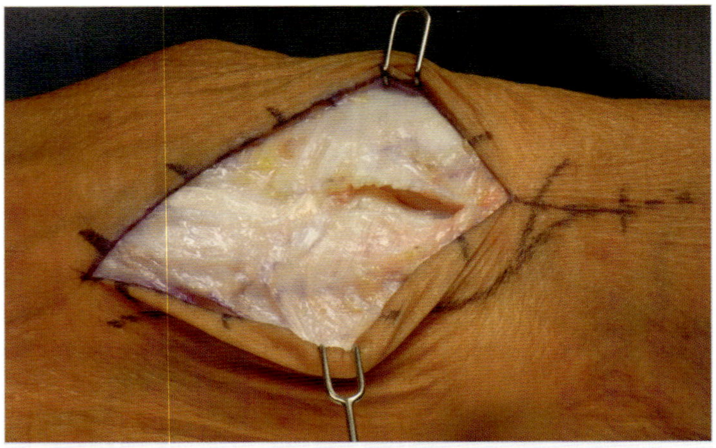

Abb. 2.85 Dorsaler längsverlaufender Zugang über dem 4. Strecksehnenfach. Kolbig aufgetriebener Bereich der Ruptur.

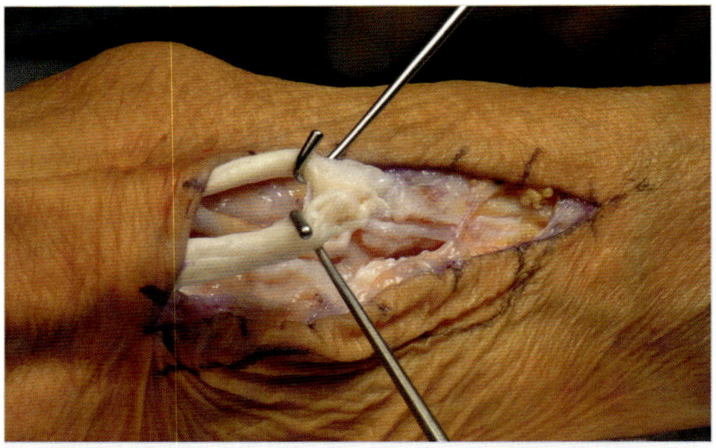

Abb. 2.86 Identifikation und Darstellung der distalen Sehnenstümpfe des Extensor digitorum.

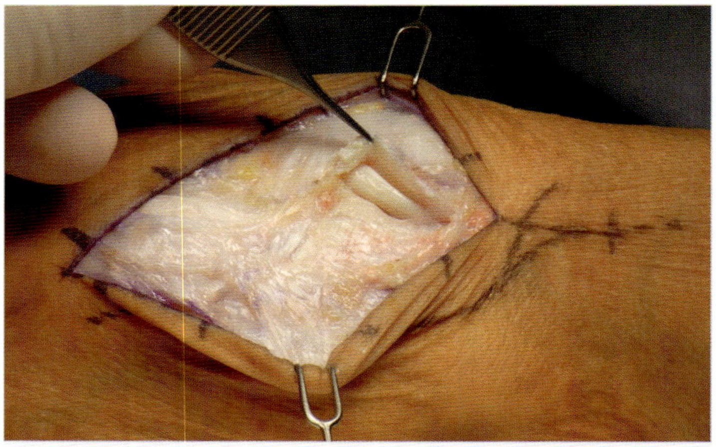

Abb. 2.87 Identifikation weiterer proximaler Sehnenstümpfe des Extensor digitorum.

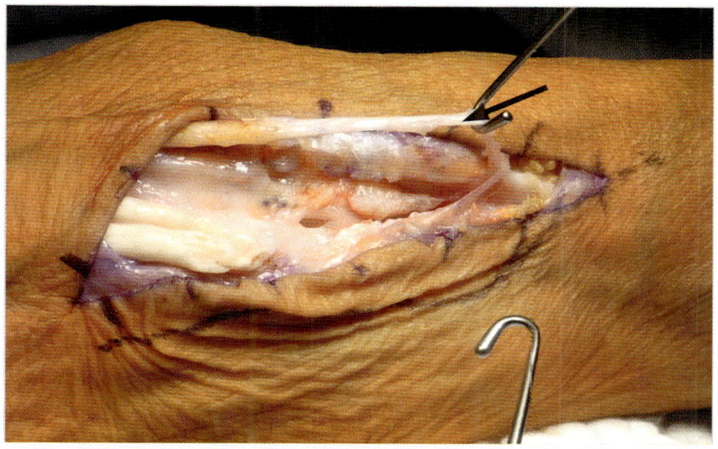

Abb. 2.88 Funktionsprüfung der Strecksehnen, diese stellen sich deutlich arrodiert dar (Pfeil) und stehen ebenfalls vor einer Ruptur.

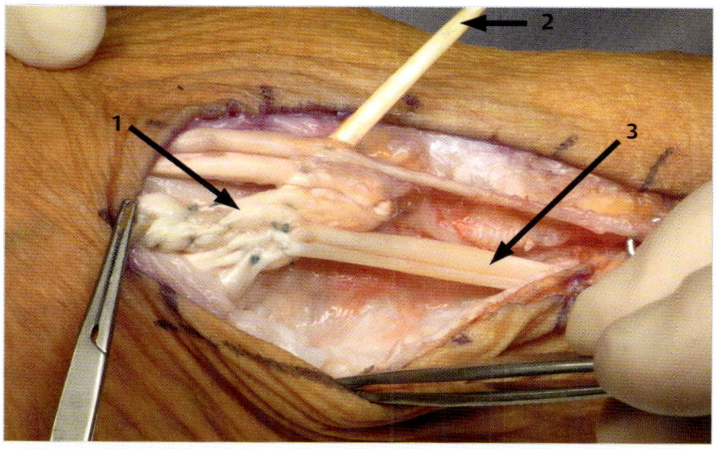

Abb. 2.89 Koppelung der rupturierten Sehnenstümpfe (1) Seit-zu-Seit auf die verbliebenen Sehnen des M. extensor digitorum communis. Zur Verstärkung wird ein freies Transplantat des Palmaris longus eingebracht (2). Erhaltene Sehne des Extensor digitorum (3).

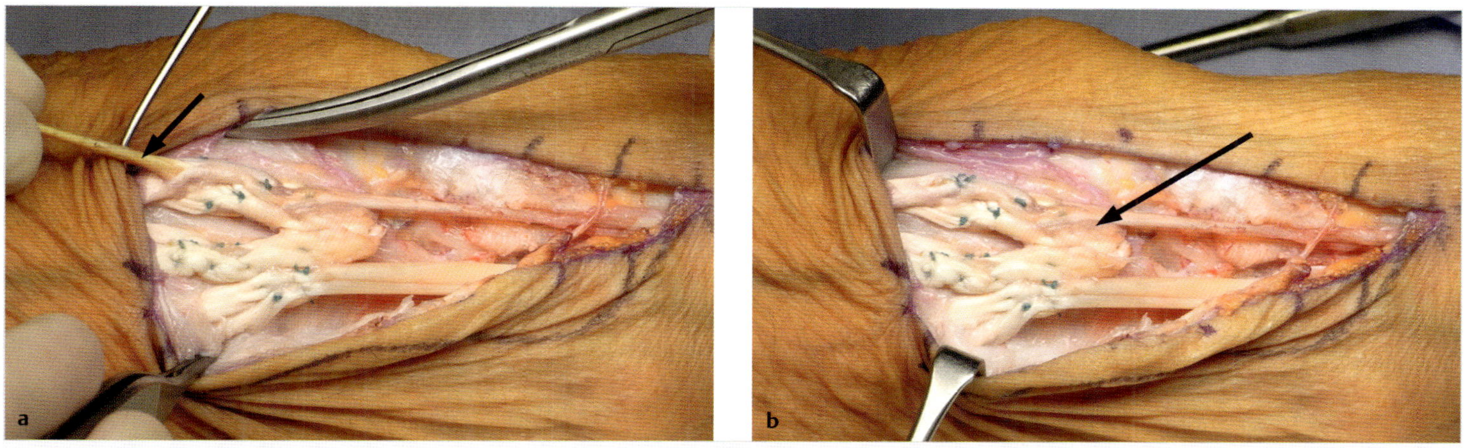

Abb. 2.90 **a** u. **b** Verstärkung der Sehnen, die arrodiert sind und vor Ruptur stehen, durch ein freies Transplantat aus dem M. palmaris longus (Pfeil).

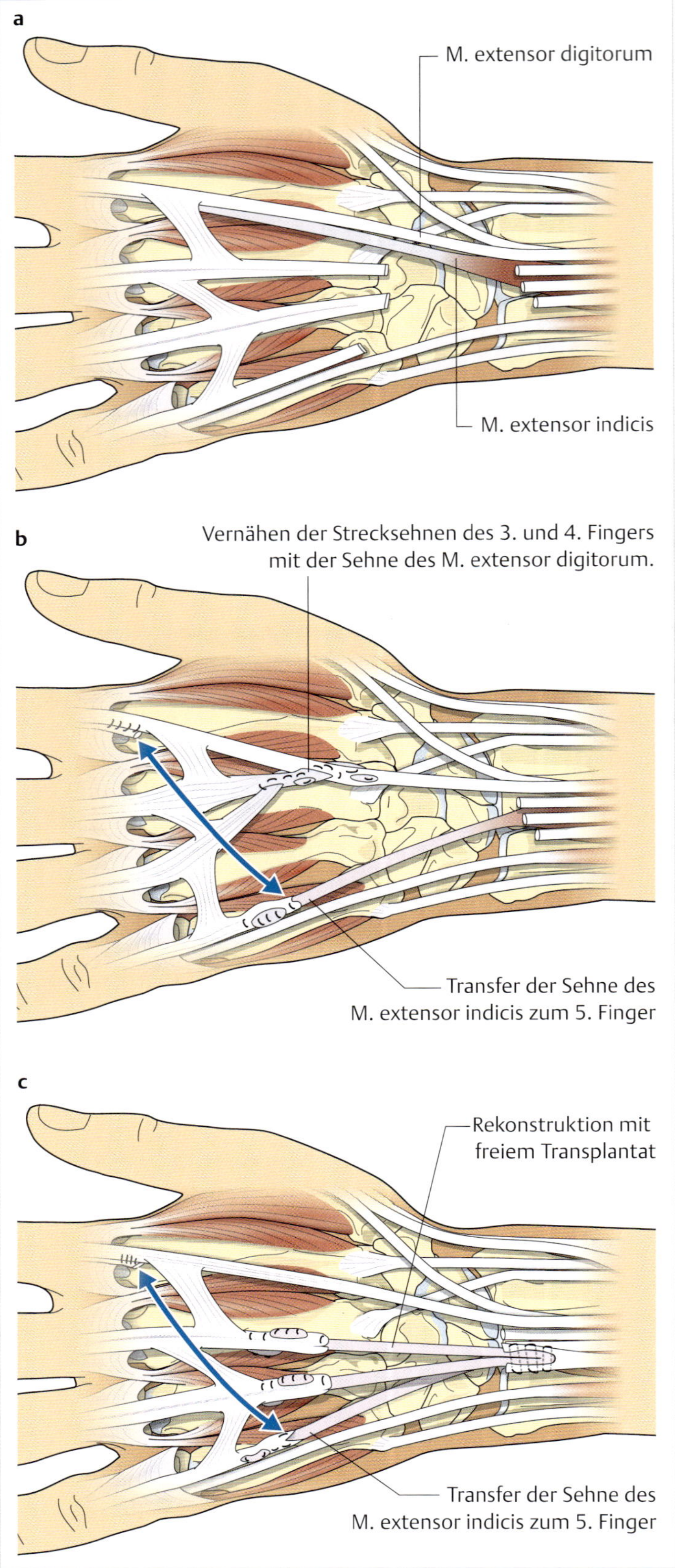

Abb. 2.91 a – c Schemazeichnungen zur Rekonstruktion bei Ruptur der Strecksehnen am 3.–5. Finger.
a Präoperative Situation.
b Z. n. Transfer der Sehne des M. extensor indicis zum 5. Finger und Seit-zu-Seit-Vernähen der Strecksehnen des 3. und 4. Fingers mit der Sehne des M. extensor digitorum.
c Rekonstruktion mit freiem Transplantat.

Beugesehnenruptur am Handgelenk

▸ **Indikation.** Ruptur der Beugesehnen im Bereich des Handgelenks mit Funktionsverlust der Finger. Keine schweren Achsdeformitäten oder artikuläre Destruktionen der distal liegenden Gelenke. Keine Instabilität des Handgelenks.

Meist ist eine direkte Sehnennaht aufgrund der langständigen Affektion der Sehnen nicht möglich.

Bei erheblicher Palmarsubluxation/-supination im Handgelenk ist ggf. zusätzlich eine achskorrigierende Operation und Abtragung der osteophytären Anbauten erforderlich.

▸ **Alternative.** Arthrodese des Erfolgsgelenks.

▸ **Spezielle Aufklärung.** Sehnen (Re-)ruptur (auch sekundär). Funktionsdefizit Handgelenk.

▸ **Instrumente.** Standardhandsieb.

▸ **Lagerung.** Rückenlagerung. Handtisch. Siehe ▸ Abb. 2.92.

▸ **Zugang.** Palmar geschwungener Zugang zu dem Karpaltunnel (▸ Abb. 2.92).

▸ **Entscheidende Schritte.** Präoperative Überprüfung der Präsenz der Sehne des M. palmaris longus (ggf. Transplantat erforderlich!). Rekonstruktion entweder über die Naht mit einem Interponat oder über eine Seit-zu-Seit-Naht mit einem intakten Motor (Nachbarsehne).

▸ **OP-Technik.** Siehe ▸ Abb. 2.93, ▸ Abb. 2.94, ▸ Abb. 2.95.

▸ **Spezifische Komplikationen.** Re-Ruptur. Insuffizienz der Rekonstruktion.

▸ **Postoperative Nachbehandlung.** Sofortige allgemeine Mobilisation. Frühes Beüben der Finger ohne Last. Schiene palmar für 1 – 3 Wochen, ggf. Kleinert-Schiene.

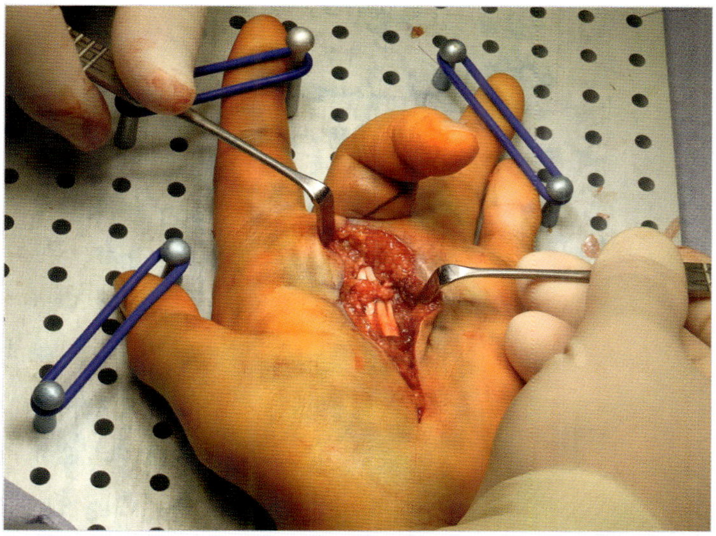

Abb. 2.92 Lagerung in dem Halteapparat. Z-förmiger Zugang zu den Beugesehnen. Seltene Rupturstelle weiter distal des Handgelenks. Viele Rupturen sind im Handgelenkbereich lokalisiert.

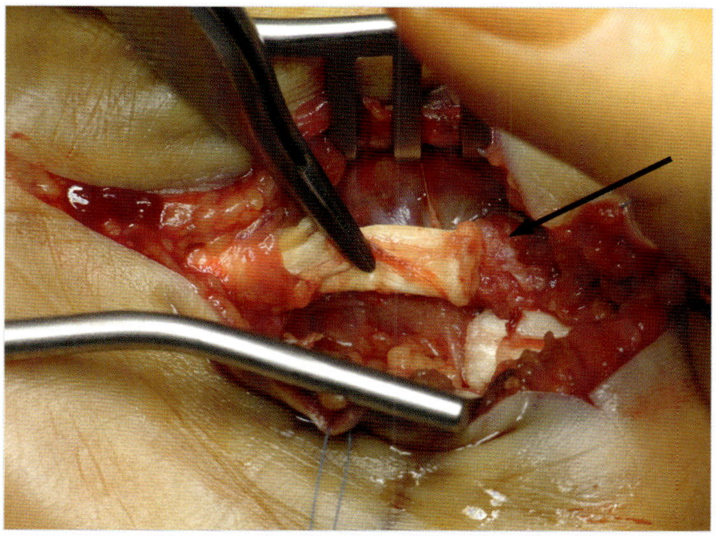

Abb. 2.93 Darstellung des (langständigen) Rupturbereichs. Anfrischen der Sehnenenden (Pfeil).

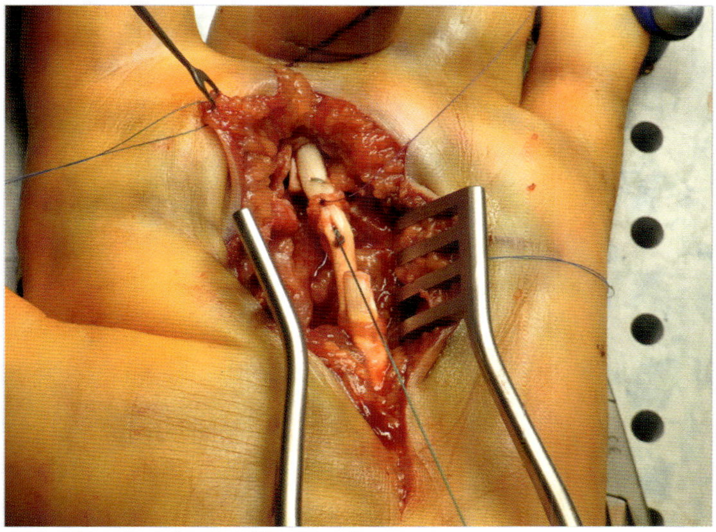

Abb. 2.94 Naht der rupturierten Sehne mit einem Interponat aus der Sehne des M. palmaris longus.

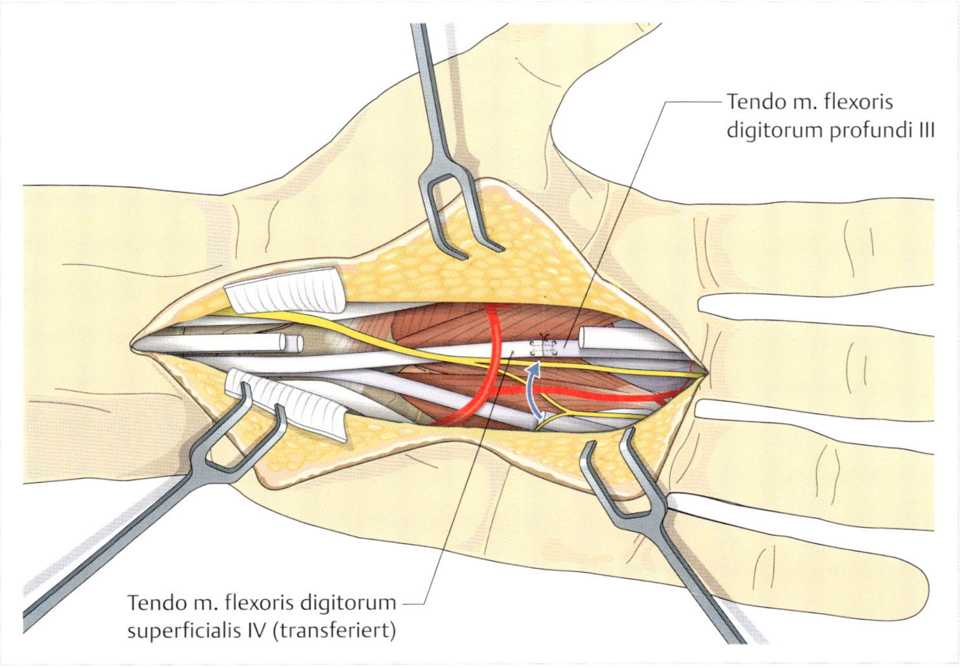

Abb. 2.95 Schemazeichnung bei Ruptur der Sehne des M. flexor digitorum superficialis. Resektion der nekrotischen Sehnenanteile und distale Resektion des M. flexor digitorum superficialis. Anschließend Transfer der Sehne des M. flexor digitorum superficialis IV auf die Sehne des M. flexor digitorum profundus III. Modifizierte Kirchmayr-Naht und Feinadaptation.
1 Tendo m. flexor digitorum profundus III
2 Tendo m. flexor digitorum superficialis IV (transferiert)

2.4 Finger

2.4.1 Synovialektomie der Metakarpophalangealgelenke

► **Indikation.** Synovialitis der MCP-Gelenke. Persistenz der Schwellung länger als 6 – 12 Wochen trotz optimierter medikamentöser Therapie und lokaler Therapie (samt Kortisoninfiltrationen).

Als alleiniger Eingriff bei Destruktion der MCP-Gelenke: Stadium der radiologischen Progression nicht größer LDE 0 – II/III.

► **Spezielle Aufklärung.** Sehnenruptur (auch sekundär), Nervenläsionen.

► **Instrumente.** Standardhandsieb.

► **Lagerung.** Rückenlagerung. Handtisch.

► **Besonderheiten.** Cave bei der Inzision der Haut: Die Streckhauben liegen direkt darunter!

Gegebenenfalls raffende Naht der radialen Streckhaube und offenes Belassen der ulnaren Anteile, wenn eine Ulnardeviation der Langfinger besteht.

► **Zugang.** Dorsal quer über den MCP-Gelenken (► Abb. 2.96).

► **Entscheidende Schritte.** Auch Adressieren der palmaren Gelenkanteile über die passive Längsextension der Gelenkpartner intraoperativ.

► **OP-Technik.** Siehe ► Abb. 2.97.

► **Spezifische Komplikationen.** Rezidiv der Artikulosynovialitis. Zunehmende ulnare Deviation der Langfinger.

► **Postoperative Nachbehandlung.** Sofortige allgemeine Mobilisation. Frühes aktives und passives Beüben der Finger, ggf. ergotherapeutisch individuell angepasste dynamische Fingerextensionsschiene mit radialem Zug.

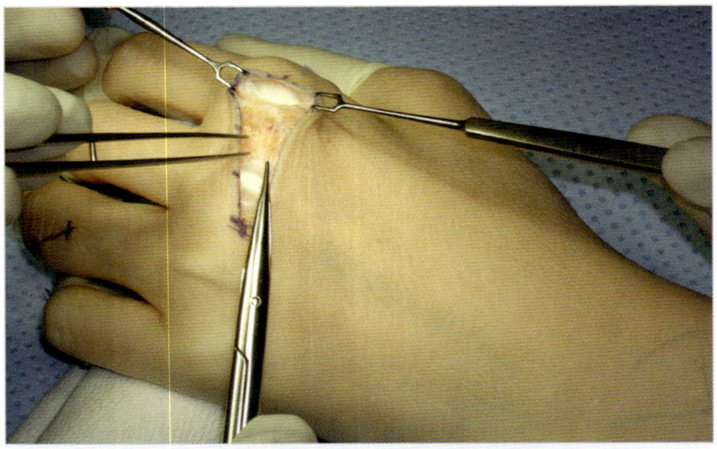

Abb. 2.96 Querverlaufender Schnitt über den MCP-Gelenken dorsal. Darstellen der Streckhaube. Eingang meist radial der Sehne. Bei Ulnardeviation wird die Strecksehne zusätzlich ulnar gelöst.

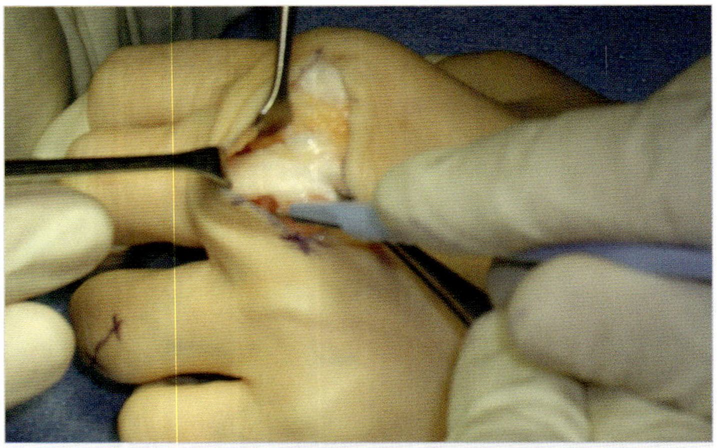

Abb. 2.97 Radiale und ulnare Inzision der Streckhaube. Weiterer Verlauf des Eingriffs siehe Kap. 2.4.2.

2.4.2 Swanson-Prothese am Metakarpophalangealgelenk

► **Indikation.** Destruktion MCP-Gelenk Larsen III – V mit erheblicher klinischer Symptomatik. Bewegungsdefizit. Nach ulnar abgeglittene Streckhaube.

Keine kontrakten, passiv nicht ausgleichbaren Achsdeformitäten der MCP-Gelenke.

► **Spezielle Aufklärung (hier: Silastikimplantat nach Swanson).** Prothesenfraktur. Prothesenluxation. Sehnenruptur (auch sekundär). Funktionsverlust der Langfinger. Knochenfraktur/-perforation. Langfristig ROM 0° – 20° – 70°. Granulome.

► **Instrumente.** Prothesenset Hersteller. Standardhandsieb.

► **Lagerung.** Rückenlagerung. Handtisch. Röntgen möglich!

► **Zugang.** Dorsal quer über den MCP-Gelenken (► Abb. 2.98) (s. a. Kap. 2.4.1). Longitudinaler Zugang bei der Implantation eines einzelnen MCP-Gelenks möglich (► Abb. 2.99).

► **Entscheidende Schritte.** Absetzen des MC-Kopfes sparsam in 10° palmarer Inklination. Stellung der Resektionsflächen nach der Eröffnung des Markraums. Beachtung der Kapsel- und Bandspannung beim Einbringen der Swanson-Prothese. Rekonstruktion und Rezentrierung der Streckhaube mit radialer Raffnaht und ulnar offen belassener Lamina intertendinea superficialis und Kapsel.

► **Besonderheiten.** Bei kontrakten Verhältnissen: Release des ulnaren Bandapparats, knöchernes Lösen des radialen Bandapparats und geraffte knöcherne Refixation radial. Gegebenenfalls Transposition der ulnaren Mm. interossei nach radial.

► **OP-Technik.** Siehe ► Abb. 2.100, ► Abb. 2.101, ► Abb. 2.102, ► Abb. 2.103, ► Abb. 2.104, ► Abb. 2.105, ► Abb. 2.106, ► Abb. 2.107, ► Abb. 2.108, ► Abb. 2.109, ► Abb. 2.110, ► Abb. 2.111.

► **Spezifische Komplikationen.** Siehe ► Abb. 2.112, ► Abb. 2.113. Funktionsdefizit. Prothesenbruch oder -luxation. Infektion. Rezidiv der Fehlstellung (vor allem Ulnardeviation). Instabilität. Einsteifung.

► **Postoperative Nachbehandlung.** Postoperative Röntgenkontrolle.

Sofortige allgemeine Mobilisation in die Flexion und Extension. Versorgen mit einem Beugehandschuh. Frühes Beüben der Finger. Schiene palmar für 1 Woche. Anpassen der ergotherapeutisch individuell angepassten dynamischen Fingerextensionsschiene für 3 Monate mit antiulnarem Zug.

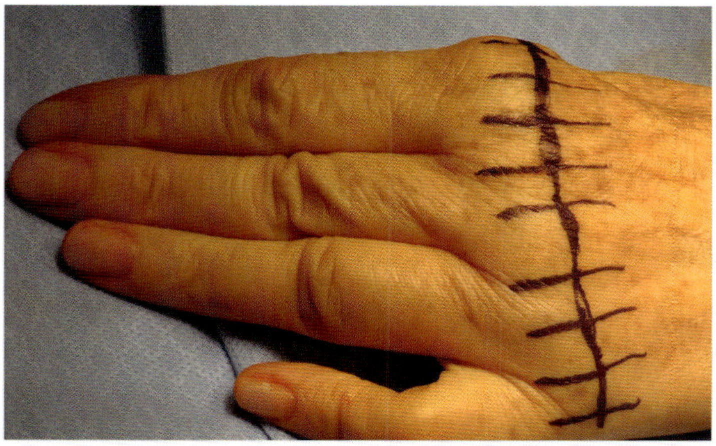

Abb. 2.98 Dorsaler Zugang querverlaufend über den MCP-Gelenken bei der Implantation mehrere Gelenke.

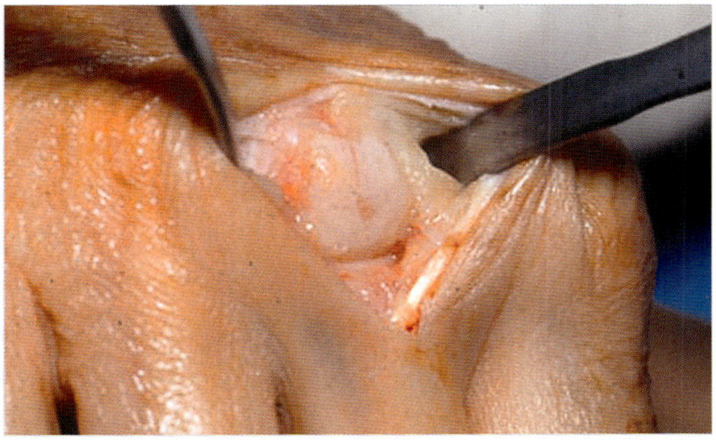

Abb. 2.99 Bei der Implantation eines einzelnen MCP-Gelenks ist auch ein longitudinaler Zugang möglich. Hier lag keine Achsdeformität vor, sodass die Streckaponeurose zentral longitudinal eröffnet wurde.

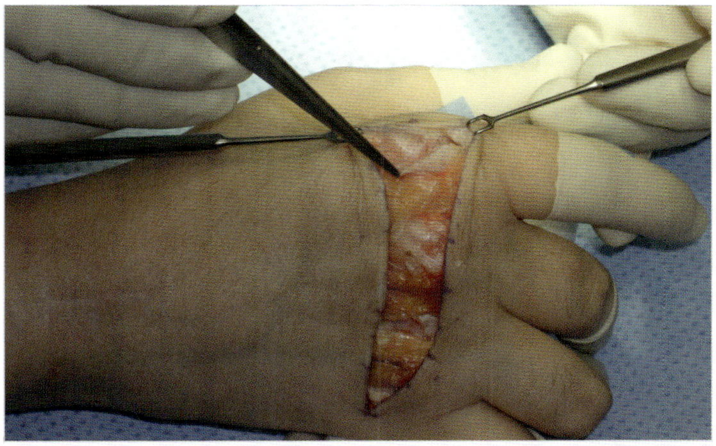

Abb. 2.100 Darstellung des Streckapparats. Lösen des Streckapparats ulnar und bei luxiertem Streckapparat zusätzlich radial, um ihn später hier raffen zu können.

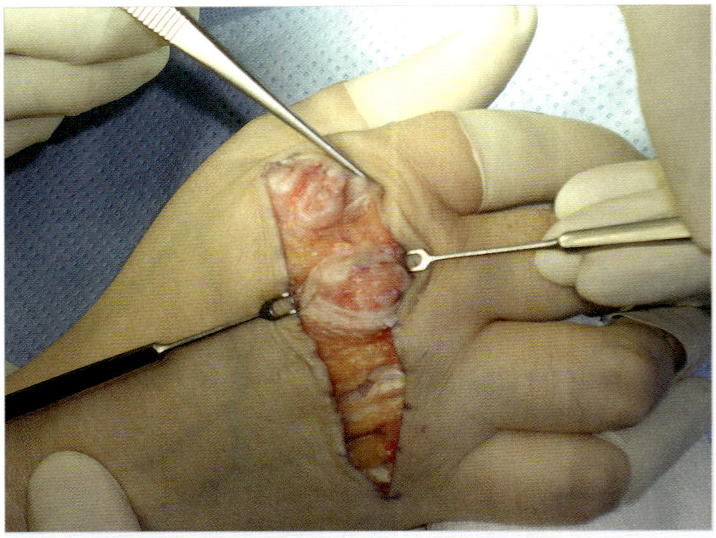

Abb. 2.101 Rezentrierung der Gelenke und Weichteilbalancierung mittels Littler-Release (s. auch dort).

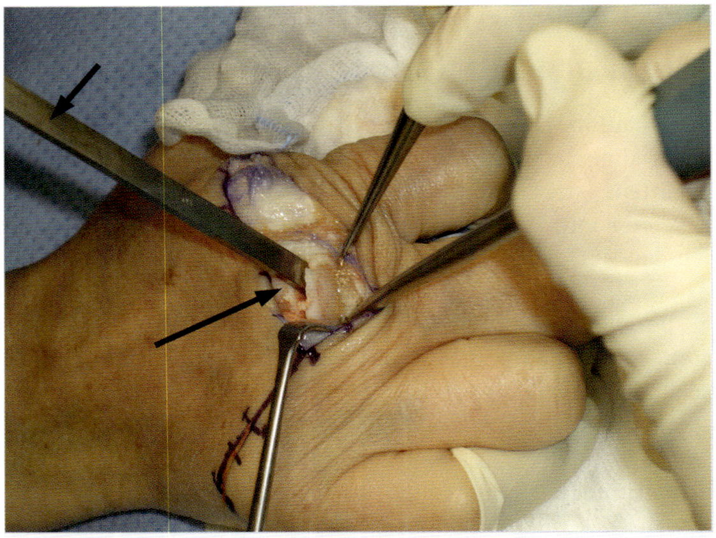

Abb. 2.102 Gelenkdarstellung und Arthrotomie, ausgiebige Synovialektomie. Lösen der palmaren Verwachsungen (Raspatorium an der palmaren Kapsel). Palmare Arthrolyse (langer Pfeil).

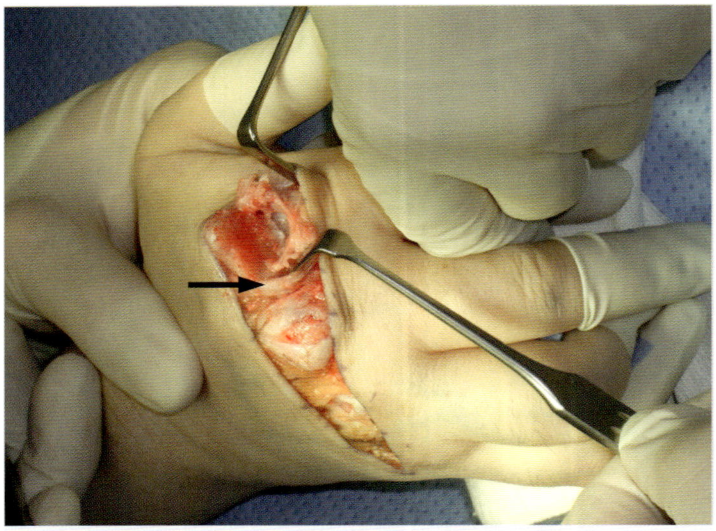

Abb. 2.103 Sparsame Resektion der Gelenkflächen mittels oszillierender Säge. Absetzen des MC-Kopfes sparsam in 10° palmarer Inklination. Die Seitenbänder (Pfeil) werden mit dem Langenbeck-Haken geschützt und zur Seite gehalten.

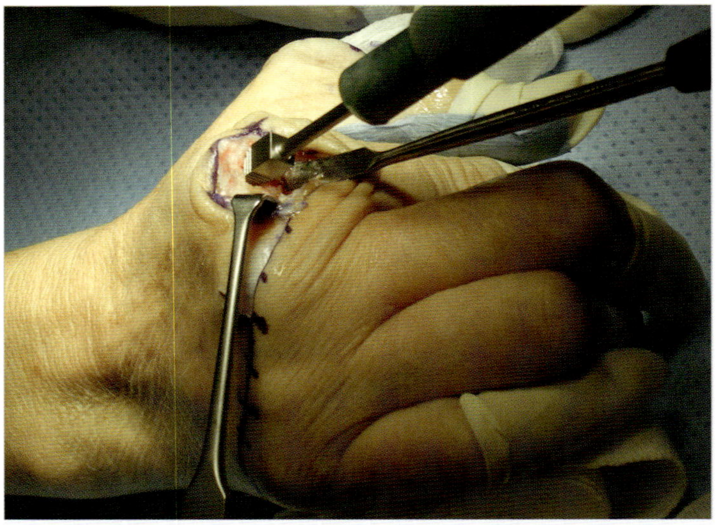

Abb. 2.104 Eröffnung und Vorbereitung des Markraums mittels der Markraumraspeln in aufsteigender Größe. Gleiches Vorgehen in der Grundphalanx.

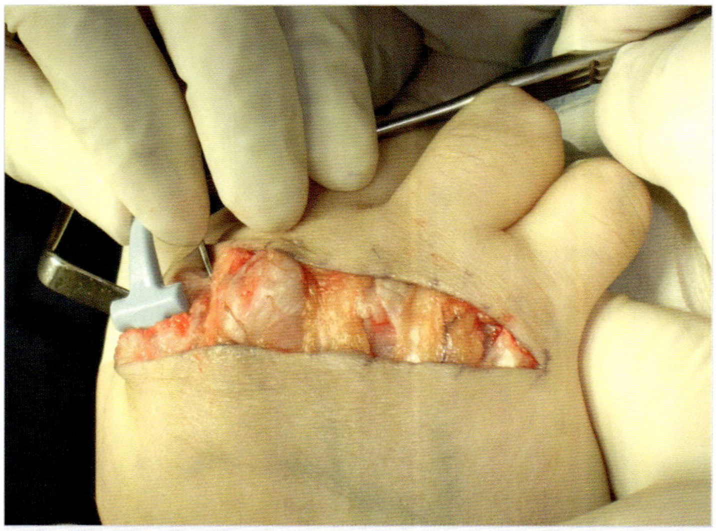

Abb. 2.105 Bestimmung der Prothesengröße: Einbringen der Probeprothese.

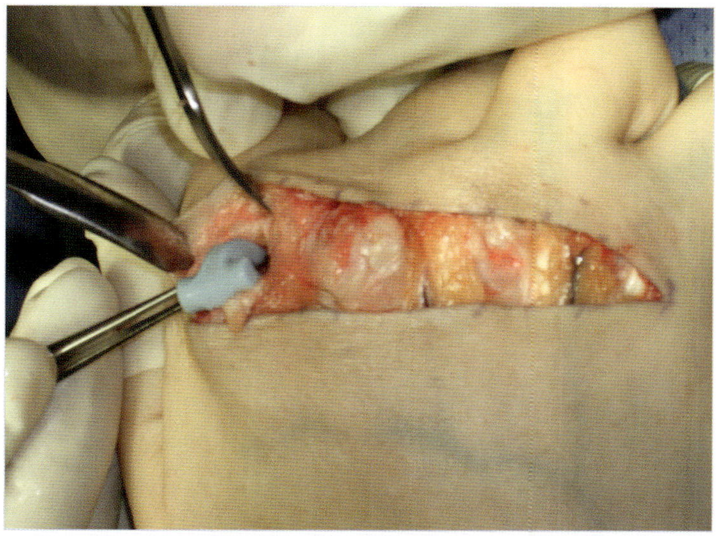

Abb. 2.106 Einbringung der Probeprothese und Kontrolle der Gelenkspannung. Überprüfen der Balancierung der Prothese. Gegebenenfalls Lösen des radialen Seitenbandapparats und knöcherne transossäre Refixaton vor dem Einbringen der Orginalimplantate. Bei ausgeprägter Deviation ist auch eine Transposition der Mm. interossei von ulnar nach radial möglich.

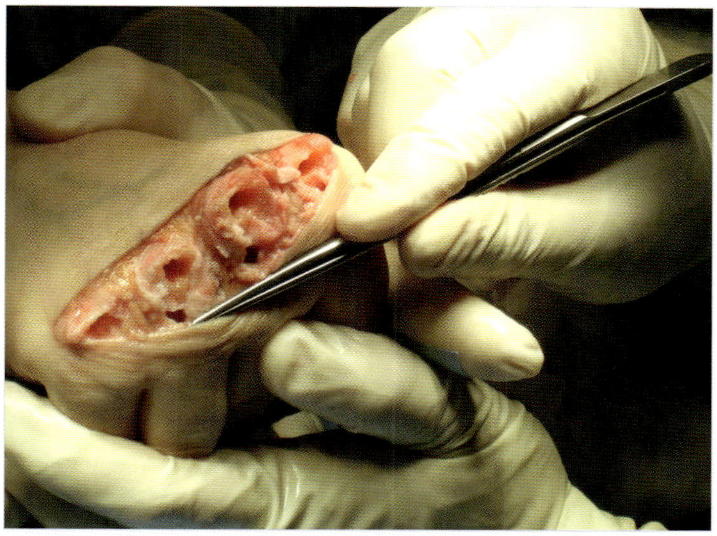

Abb. 2.107 Aufsicht auf den zur Aufnahme der Prothesen vorbereiteten OP-Situs.

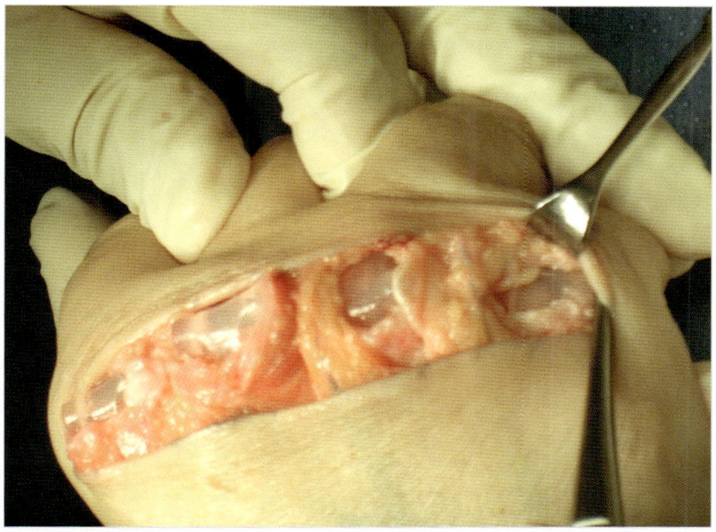

Abb. 2.108 OP-Situs mit eingebrachten Original-Swanson-Silastik-Prothesen.

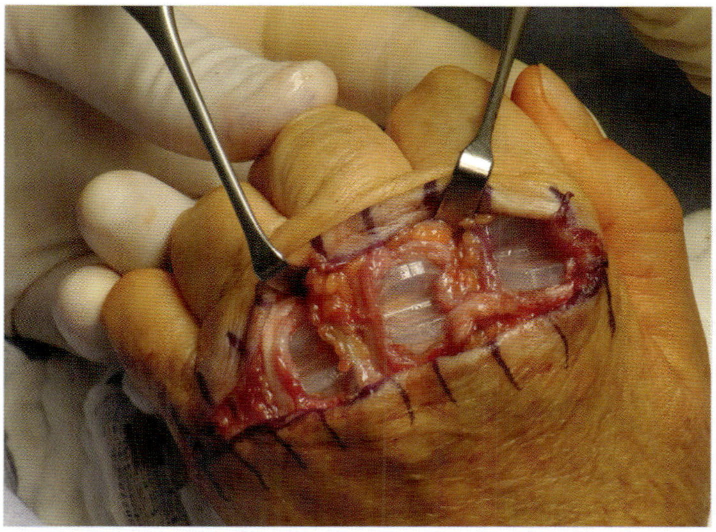

Abb. 2.109 Neuflex-Prothese als Alternative.

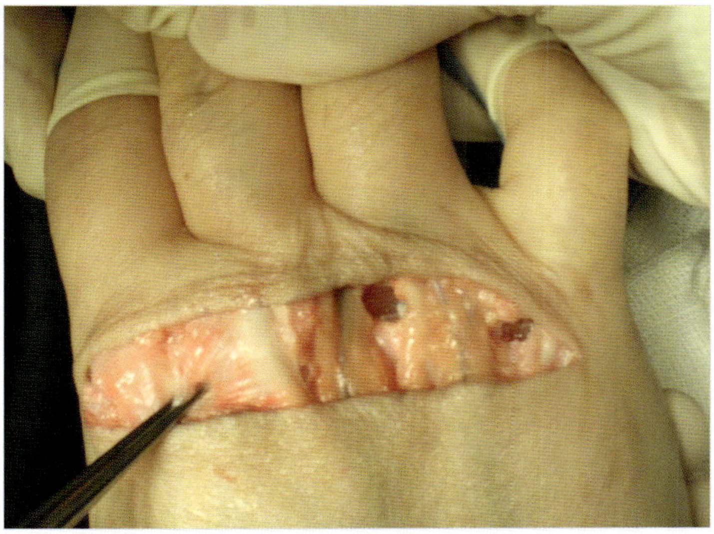

Abb. 2.110 Rekonstruktion Streckapparat. Radiale Raffung des Streckapparats (Pinzette simuliert den erforderlichen Zug der Raffung).

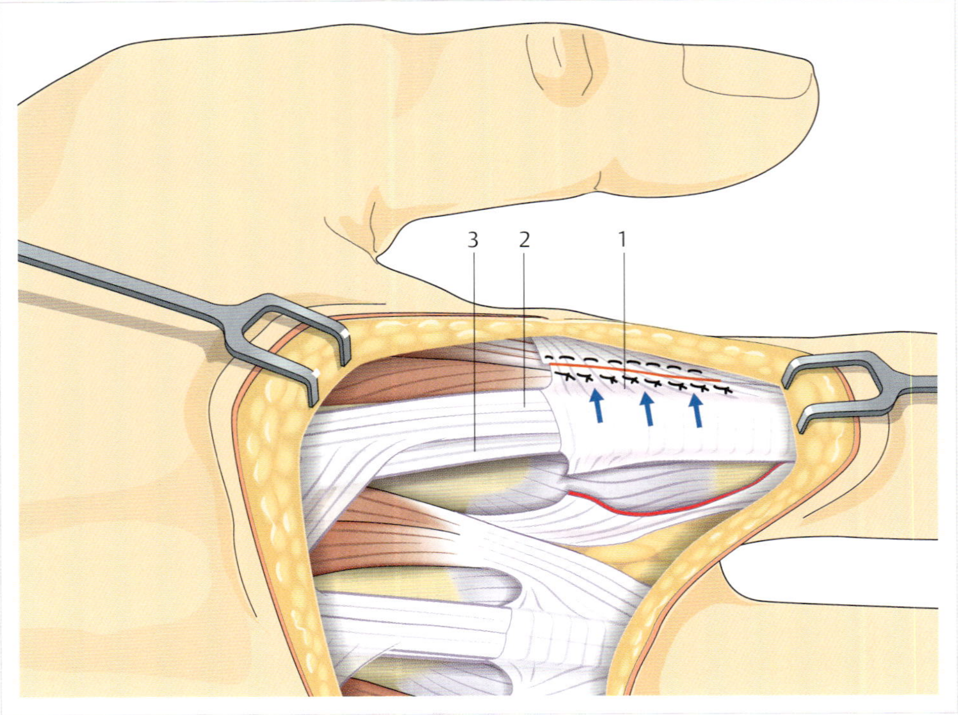

Abb. 2.111 Schemazeichnung radiale Raffnaht des Streckapparats. Bei starken Kontraktur Lösen der ulnaren Mm. interossei und Transfer auf die radiale Seite. Gleichzeitig Lösen des radialen Seitenbands knöchern und Refixation in geraffter Position.
1 Lamina intertendinea superficialis (Landsmeer) radialis
2 Tendo m. extensoris digitorum
3 Tendo m. extensoris indicis

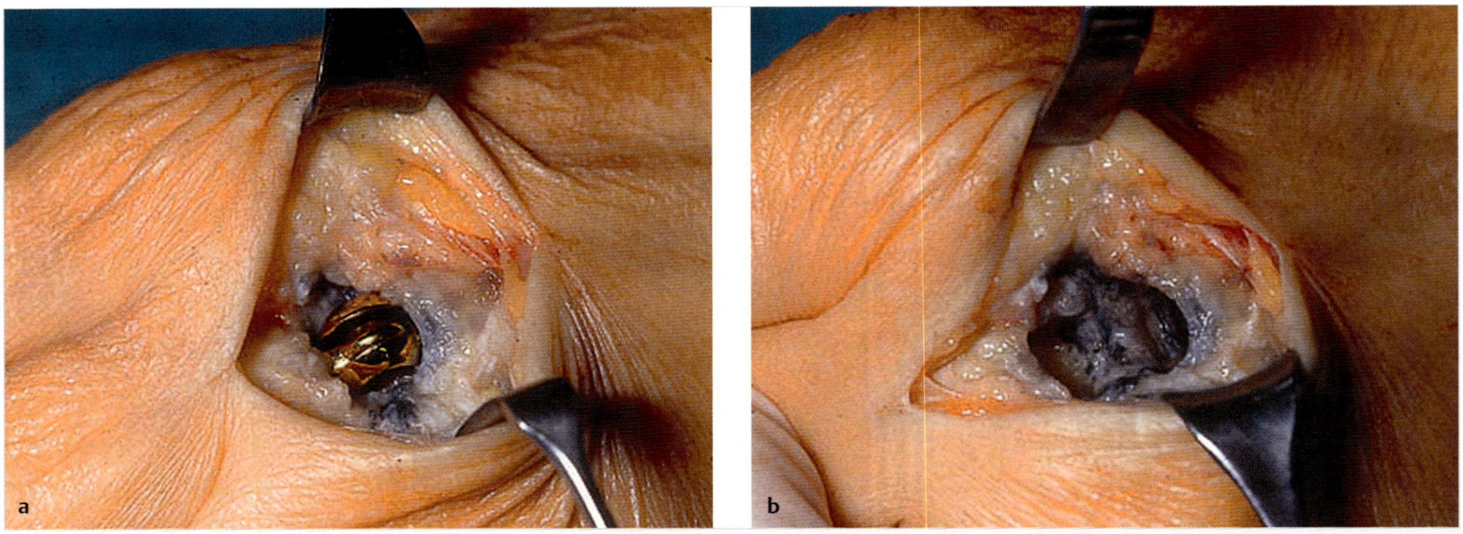

Abb. 2.112 **a** u. **b** Metallose bei gelockerter gekoppelter Endoprothese.

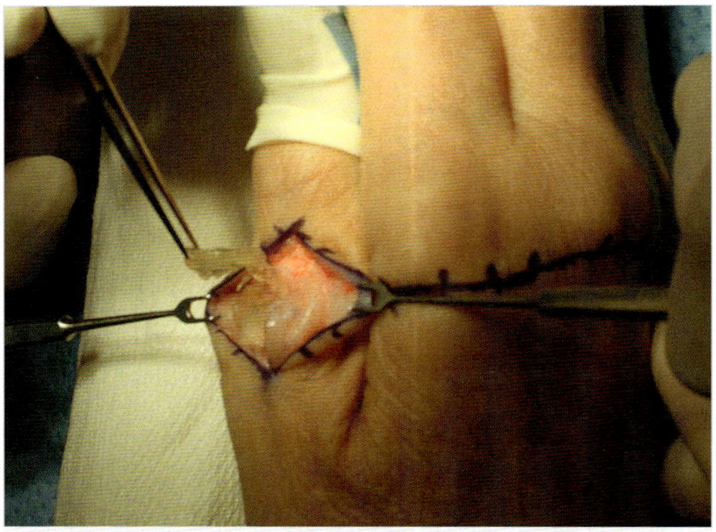

Abb. 2.113 Prothesenbruch Swanson-Prothese am Daumen.

2.4.3 Arthrodese proximales Interphalangealgelenk

► **Indikation.** Fortgeschrittene Destruktion Larsen IV – V, ggf. mit Achsabweichung oder rotatorischer Deformität. Bei Destruktionen des PIP D2 der dominanten Hand (aufgrund der einwirkenden Kraft) gegenüber der Prothese zu bevorzugen. Fixierte Schwanenhals- oder Knopflochdeformität Stadium III – IV.

► **Spezielle Aufklärung.** Postoperative Gelenkstellung (D2 + D3: 20 – 30° Flexion, D4 + D5: 30 – 40° Flexion). Endgültige Funktionsstellung wird intraoperativ getestet. Fraktur. Materialbruch/-dislokation. Infekt. Verkürzung des Fingers. Funktionsdefizit. Finger-Hohlhand-Abstand. Pseudarthrose.

► **Instrumente.** Standardhandsieb. 1,0-mm-K-Drähte und 0,8-mm-Cerclagendraht. AAP-Schraube. BV.

► **Lagerung.** Rückenlagerung. Handtisch. Röntgen möglich!

► **Zugang.** Dorsal über dem PIP-Gelenk (► Abb. 2.114, ► Abb. 2.115).

► **Entscheidende Schritte.** Absetzen der Gelenkflächen entsprechend der gewünschten Flexion. Gelenkstellung während des Bohrens bzw. Einbringen der Schraube: Beachten der Rotation.

► **OP-Technik.** Siehe ► Abb. 2.116, ► Abb. 2.117, ► Abb. 2.118, ► Abb. 2.119.

► **Alternative.** Zuggurtungsosteosynthese. Identisches Vorgehen wie beim MCP-Gelenk des Daumens, s. Kap. 2.4.5.

► **Postoperative Nachbehandlung.** Postoperative Röntgenkontrolle.

Kunststoffschiene für 6 Wochen.

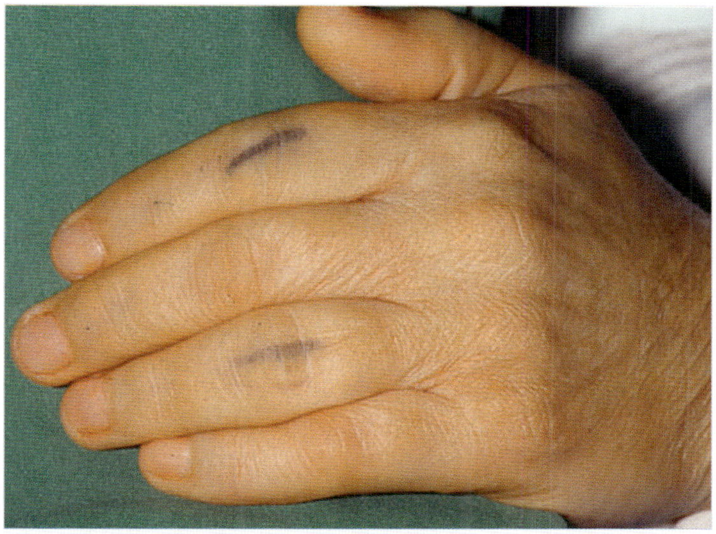

Abb. 2.114 Hautschnitt longitudinal dorsal über dem PIP-Gelenk, alternativ geschwungener dorsaler Zugang.

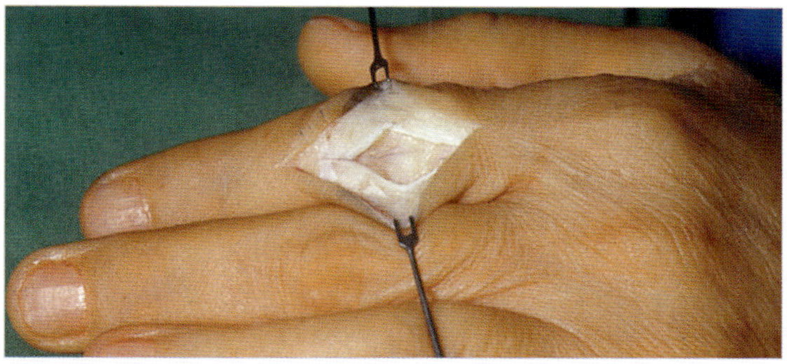

Abb. 2.115 Zentrale Längsinzision des Tractus intermedius.

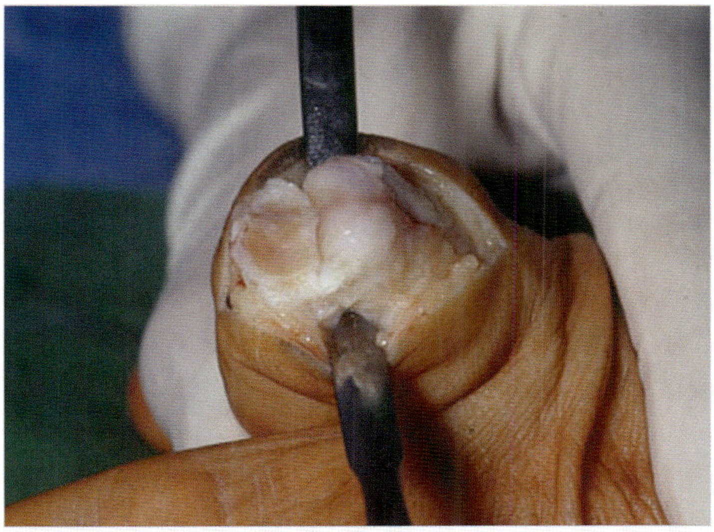

Abb. 2.116 Darstellen und Entknorpeln der Gelenkflächen.

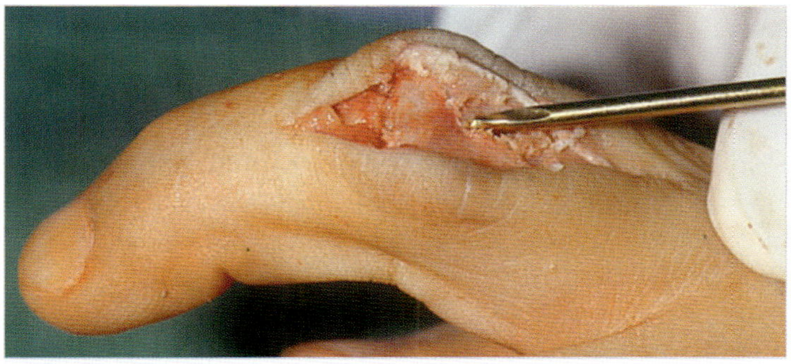

Abb. 2.117 Einstellen der gewünschten Flexionsstellung und Vorbohren des Schraubenkanals.

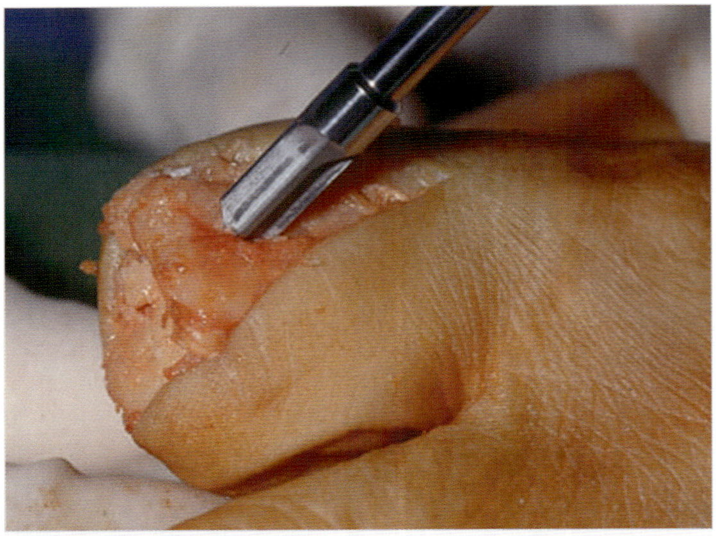

Abb. 2.118 Kopfraumfräse.

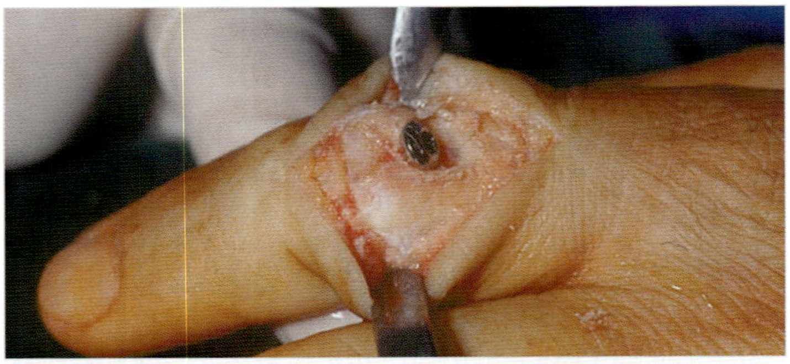

Abb. 2.119 Einbringen der Schraube zur Gelenkfixierung.

2.4.4 Prothese proximales Interphalangealgelenk

▶ **Indikation.** Destruktion Larsen IV – V mit erheblicher klinischer Symptomatik an den Langfingern III – V. Achsabweichung. Instabilität des Gelenks.

▶ **Spezielle Aufklärung.** Prothesenbruch. Sehnenruptur (auch sekundär). Funktionsverlust des PIP-Gelenks. Knochenfraktur/-perforation. Granulome. Instabilität. Einsteifung.

▶ **Instrumente.** Prothesenset Hersteller. Standardhandsieb.

▶ **Lagerung.** Rückenlagerung. Handtisch. Röntgen möglich!

▶ **Besonderheiten.** Am PIP-Gelenk D2 der dominanten Hand aufgrund der einwirkenden Kräfte Arthrodese bevorzugen!

▶ **Zugang.** ▶ Abb. 2.120, siehe auch Kap. 2.4.3. Alternativ: palmarer oder lateraler Zugang.

▶ **Entscheidende Schritte.** Zugang zum Gelenk transtendineal (s. a. Kap. 2.4.3) oder durch distales Absetzen des Tractus centralis an der dorsalen Basis der Mittelphalanx (dann mit knöcherner Naht zur Refixation) oder mit Rückschnitt in die Sehne des Tractus centralis. Stellung der Resektionsflächen nach der Eröffnung des Markraums. Kapsel- und Bandspannung bei Einbringung der Prothese.

▶ **OP-Technik.** Siehe ▶ Abb. 2.121, ▶ Abb. 2.122, ▶ Abb. 2.123, ▶ Abb. 2.124, ▶ Abb. 2.125, ▶ Abb. 2.126.

▶ **Alternative.** Swanson-Prothese.

▶ **Spezifische Komplikationen.** Funktionsdefizit. Prothesenbruch oder -luxation. Infektion. Fehlstellung. Instabilität. Einsteifung. Granulome.

▶ **Postoperative Nachbehandlung.** Postoperative Röntgenkontrolle

Sofortige vorsichtige Mobilisation, in jedem Fall des MCP- und des DIP-Gelenks. In Abhängigkeit von der Rekonstruktion des Tractus centralis ggf. initiale Einschränkung der Flexion über mehrere Wochen.

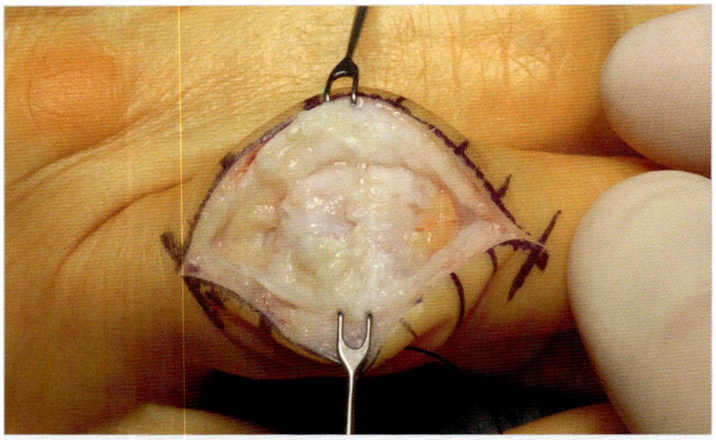

Abb. 2.120 Zentrale Längsinzision des Tractus centralis (s. a. Zugang bei Arthrodese, Kap. 2.4.3).

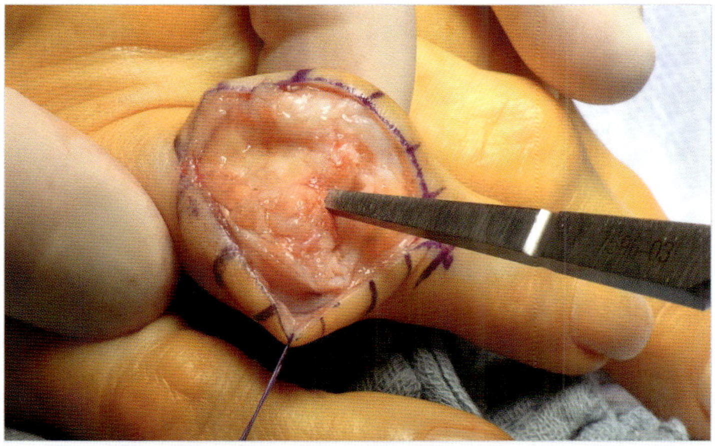

Abb. 2.121 Nach Darstellung und Entknorpelung der proximalen Gelenkfläche Eröffnung des proximalen Markraums mit dem Pfriem.

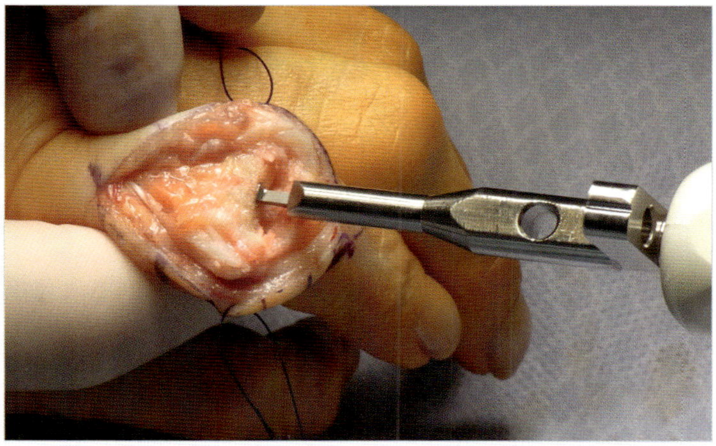

Abb. 2.122 Vorbereitung des Markraums mit Raspeln ansteigender Größe.

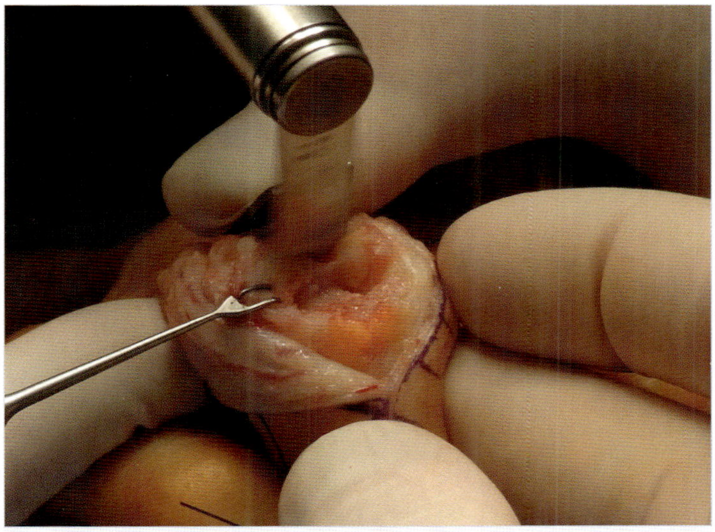

Abb. 2.123 Absetzen der Gelenkfläche mit der oszillierenden Säge.

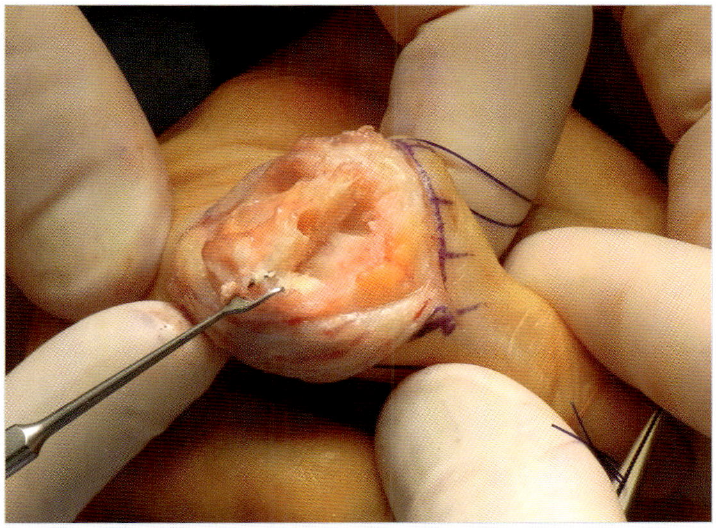

Abb. 2.124 Kontrolle der Ausrichtung der resezierten Flächen zueinander.

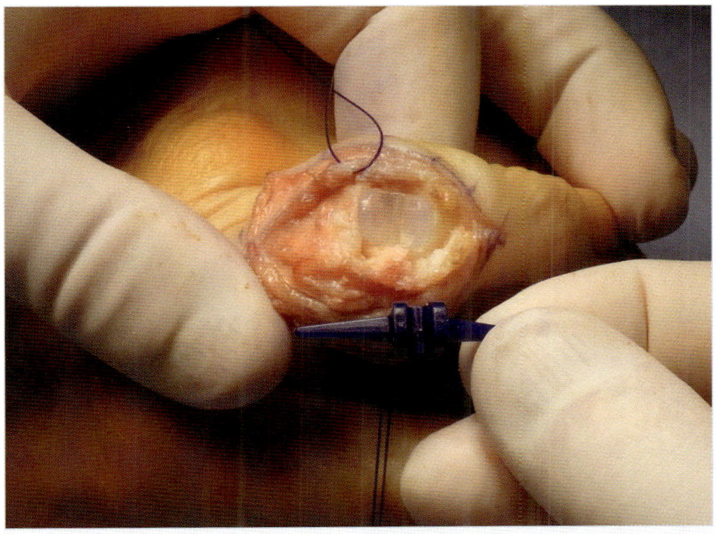

Abb. 2.125 Größenbestimmung mittels Probeprothese und Einbringen der Original-Prothese.

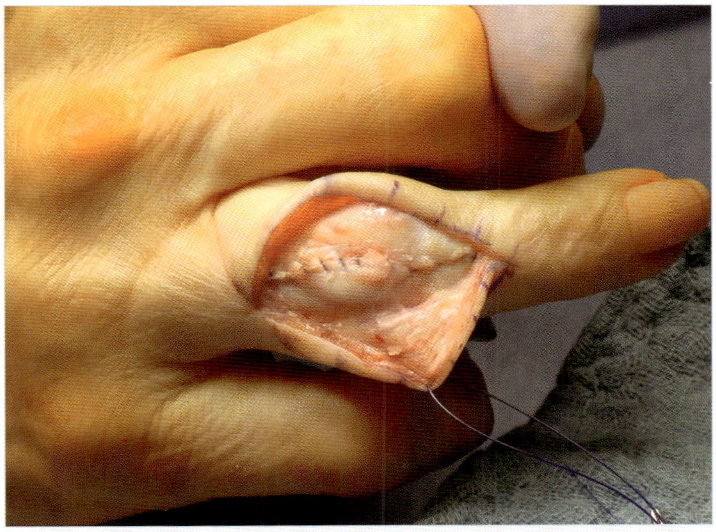

Abb. 2.126 Schichtweiser Wundverschluss mit Rekonstruktion der Streckhaube.

2.4.5 Arthrodese Metakarpophalangealgelenk Daumen

► **Indikation.** Destruktion Larsen IV – V. Fixierte Knopflochdeformität. Behindernde, funktionsreduzierende Instabilität.

► **Spezielle Aufklärung.** Postoperative Gelenkstellung (10° Flexion, leichte Opposition). Verzögerte/ausbleibende Knochenheilung. Fraktur. Materialbruch/-dislokation. Verkürzung des Daumens.

► **Instrumente.** Standardhandsieb. 0,8-mm-Cerclagendraht. 1,0-mm-K-Drähte. BV.

► **Lagerung.** Rückenlagerung. Handtisch. Röntgen möglich!

► **Zugang.** Dorsal. Radial geschwungen über dem MCP-Gelenk D1 (► Abb. 2.127).

► **Entscheidende Schritte.** Positionierung des Daumens: Cave, keine Ulnardeviation des Grundglieds gegenüber dem Metakarpale I kreieren (Handöffnung für die Aufnahme von Gegenständen zwischen Daumen und Hand wichtig!). Leichte Opposition des Daumens: Feingriffe des Daumens intraoperativ testen.

► **OP-Technik.** Siehe ► Abb. 2.128, ► Abb. 2.129, ► Abb. 2.130, ► Abb. 2.131.

► **Alternative.** Schraubenarthrodese, die jedoch im osteoporotischen Knochen weniger stabil ist.

► **Postoperative Nachbehandlung.** Postoperative Röntgenkontrolle.

Kunststoffschiene für 6 Wochen. Das IP-Gelenk kann aktiv und passiv mobilisiert werden.

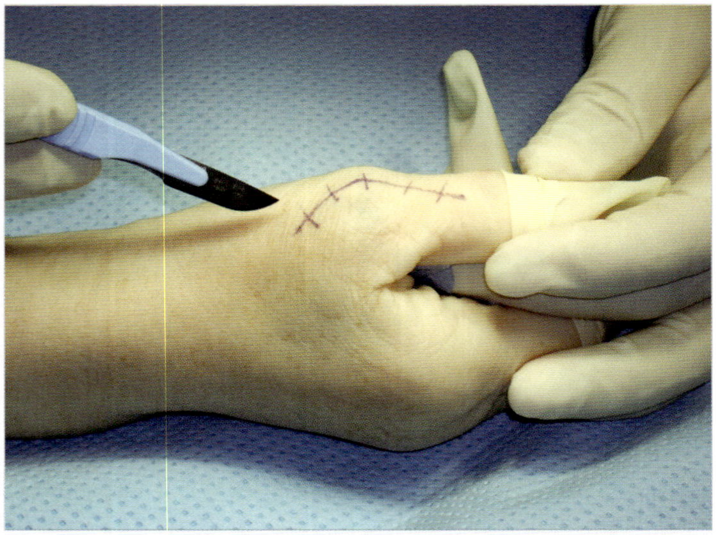

Abb. 2.127 Hautschnitt dorsal, radial geschwungen über dem MCP-Gelenk D1.

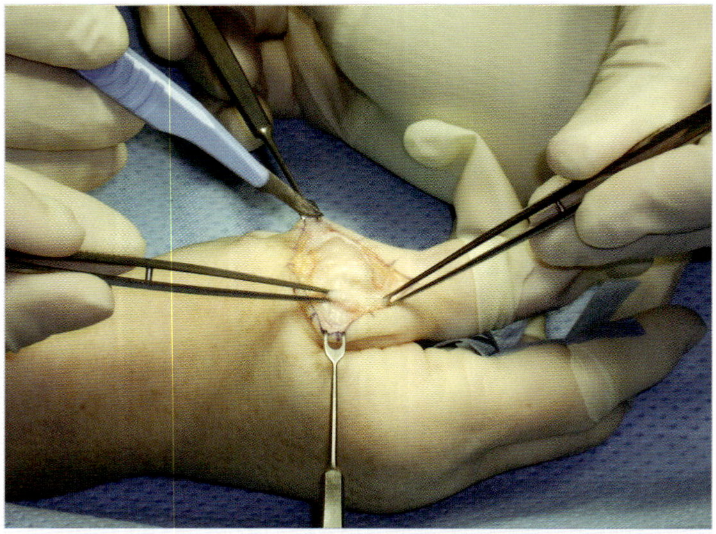

Abb. 2.128 Die Strecksehne wird zur Seite gehalten. Dorsale Eröffnung der Gelenkkapsel longitudinal.

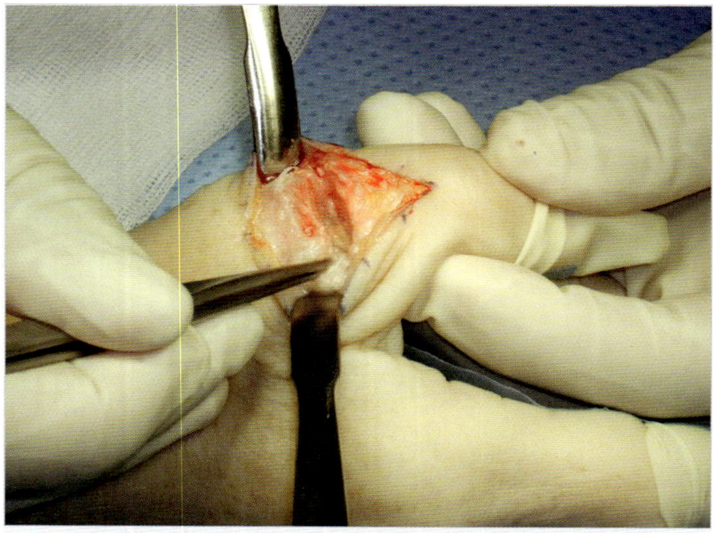

Abb. 2.129 Ablösen der Seitenbänder, sodass die Grundphalanx gebeugt und palmare Verwachsungen gelöst werden können. Entknorpeln der Gelenkflächen und sparsames subchondrales Anfrischen.

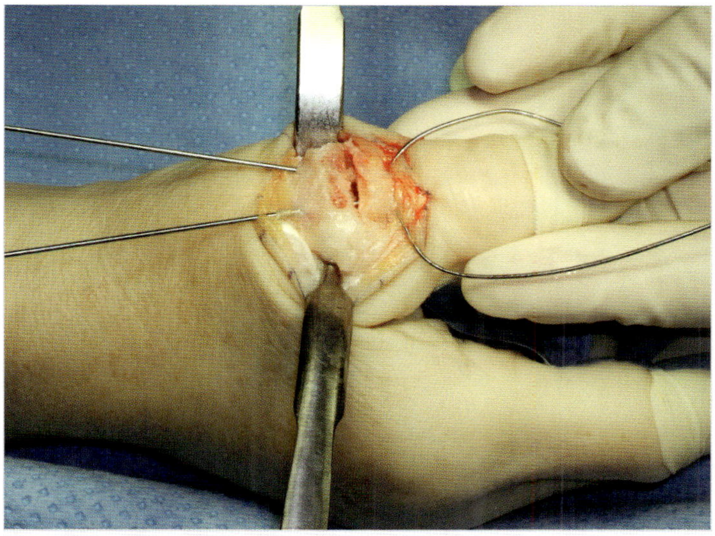

Abb. 2.130 Vorlegen des Cerclagendrahts in der Grundgliedbasis. Dazu wird eine gekürzte Kanüle in den Bohrer eingespannt und quer durch die Grundphalanx gebohrt. Der Cerclagedraht wird eingeführt und mit der in den Bohrer eingespannten Kanüle wieder durchgezogen. Aufeinanderstellen der Osteotomieflächen in der gewünschten Position (10° Flexion, evtl. Osteotomie zusätzlich in Radialinklination, um die 1. Kommissur zu öffnen, da es bei der rheumatischen Deformität häufig zur Adduktionskontraktur des Daumens kommt). Fixieren dieser Position mit 2 dünnen Kirschner-Drähten, die von proximal dorsal nach distal palmar eingebracht werden. Vorbohren, bis Widerstand der Gegenkortikalis spürbar ist. Intraoperative BV-Kontrolle.

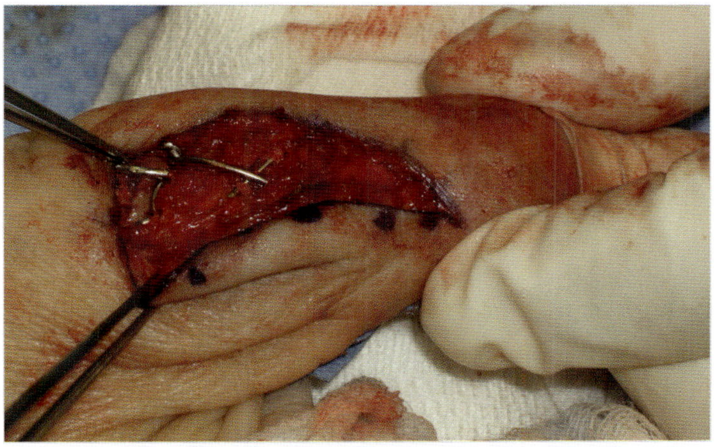

Abb. 2.131 Der Cerclagendraht wird dann in Achterform um die K-Drähte gelegt und im Cerclagenschloss verzwirbelt. Die K-Drähte werden umgebogen und gekürzt. Schichtweiser Wundverschluss.

2.4.6 Intrinsic Release (Littler) bei Schwanenhalsdeformität

Die Schwanenhalsdeformität ist funktionell wesentlich beeinträchtigender als die Knopflochdeformität. Das Ungleichgewicht der Strecker und Beuger führt zu einer Überstreckung der PIP-Gelenke und Beugung der DIP-Gelenke. Die palmare Subluxation der Grundphalanx löst eine Verschiebung der Zugrichtung der Mm. interossei und lumbricales aus.

► **Indikation.** Funktionsdefizit des Fingers in der Beugung im Stadium II (keine aktive Flexion des PIP-Gelenks mehr möglich, passiv noch ausführbar), s. ► Abb. 2.132.

► **Stadien Schwanenhalsdeformität.**

- Stadium I: voller aktiver Faustschluss → Dermodese, evtl. Tenodese
- Stadium II: PIP in gewissen Stellungen aktiv eingeschränkt. PIP-Flexion passiv noch möglich. MCP-Gelenkstellung beeinflusst Beugefähigkeit PIP → Littler-Release, Rezentrierung
- Stadium III: PIP in allen Stellungen bewegungseingeschränkt → Streck- und Beugezügel
- Stadium IV: Zerstörung der Gelenkflächen. Passiv nicht korrigierbar → Arthrodese

► **Spezielle Aufklärung.** Einsteifung. Rezidiv. Progredienz.

► **Instrumente.** Standardhandsieb.

► **Lagerung.** Rückenlagerung. Handtisch. Gegebenenfalls Lupenbrille.

► **Besonderheiten.** Die Schwanenhalsdeformität hat ihren Ursprung in der palmaren Subluxation der Grundglieder der Phalangen gegenüber dem jeweiligen Metakarpale.

► **Zugang.** Querer Zugang über den Metakarpalia der Langfinger (► Abb. 2.133).

► **Entscheidende Schritte.** Darstellen der Streckhaube subkutan bis zum PIP-Gelenk vom MCP-Hautschnitt aus.

► **OP-Technik.** Siehe ► Abb. 2.134, ► Abb. 2.135, ► Abb. 2.136, ► Abb. 2.137, ► Abb. 2.138.

► **Spezifische Komplikationen.** Destruktion der Streckhauben beim Hautschnitt! Insuffizientes Lösen der Tractus laterales (subkutan bis zum PIP-Gelenk im Sehnenintervall radial und ulnar) mit Persistenz der palmaren Subluxation der proximalen Grundgliedbasen.

► **Postoperative Nachbehandlung.** Palmare Gipsschiene für 2 Wochen bis zur Mitte der Grundphalanx (damit beim aktiven Beugen Einstellen der Basis der Grundphalanx in das MCP-Gelenk). Nach Entfernen des Hautnahtmaterials eine ergotherapeutisch individuell angepasste dynamische Finger-(Schlaufen-)Extensionsschiene dorsal für 3 Monate, bei der die MCP-Gelenke beim Beugen zentriert werden (mit radialer Zugrichtung).

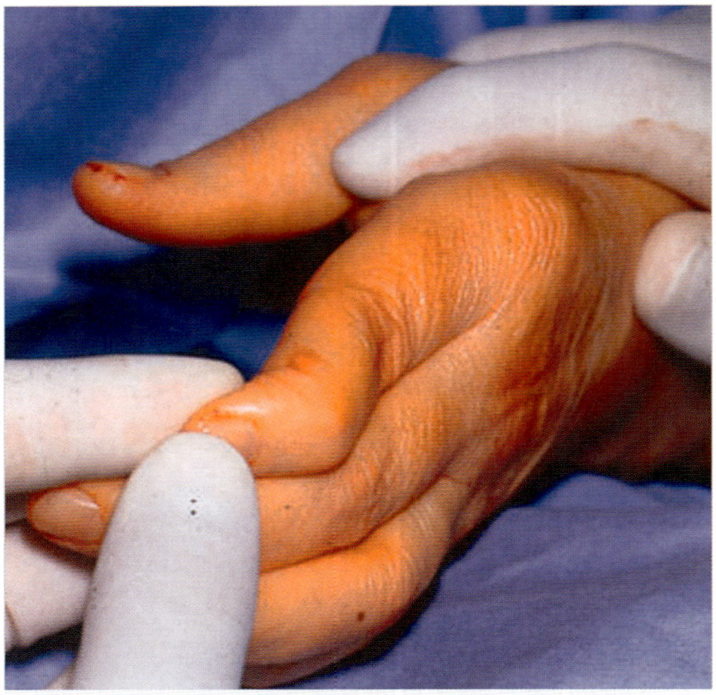

Abb. 2.132 Typische Schwanenhalsdeformität. Aktiv keine, passiv noch mögliche Korrektur der Deformität.

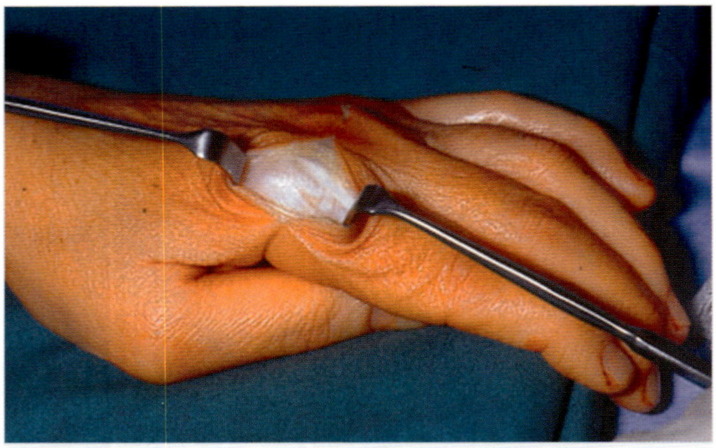

Abb. 2.133 Querer Zugang über dem MCP-Gelenk mit Darstellung der Strecksehne.

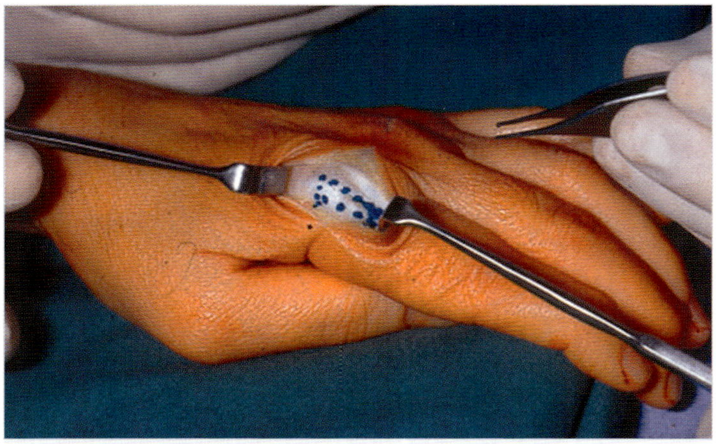

Abb. 2.134 Angezeichnete Lamina intertendinealis superficialis.

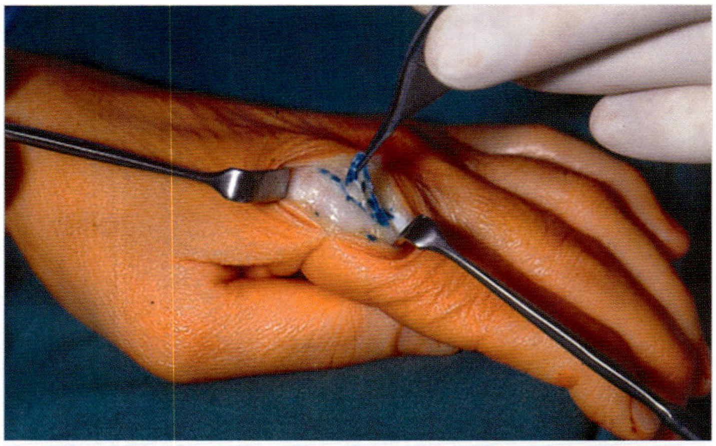

Abb. 2.136 Entnahme des Sehnenstreifens aus dem Sehnenintervall radial und ulnar.

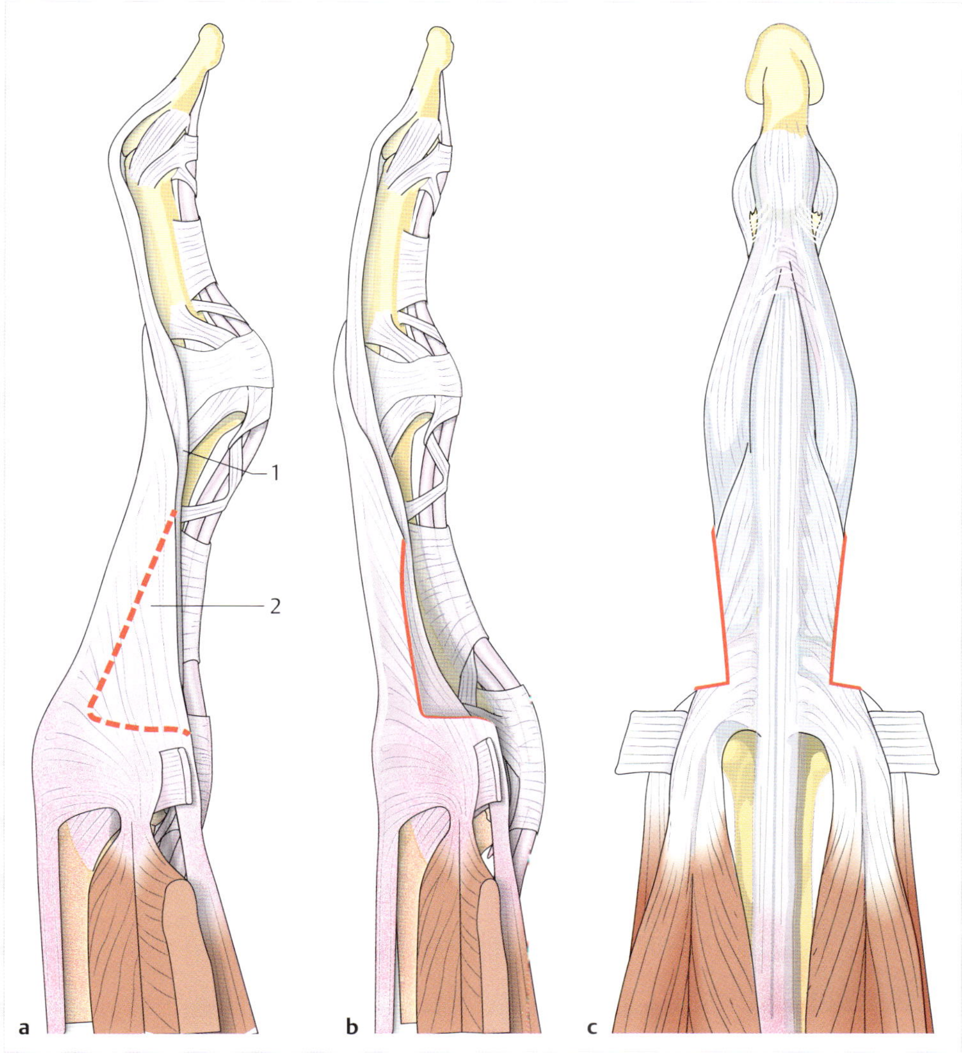

Abb. 2.135 a – c Intrinsic Release.
a Radiale und ulnare Resektion eines dreieckförmigen Sehnenspiegels aus der Lamina intertendinea superficialis (Landsmeer).
1 Lig. retinaculare obliquum (Landsmeer)
2 Tractus lateralis
b Z. n. Intrinsic Release in der Ansicht von ulnar.
c Z. n. Intrinsic Release in der Ansicht von dorsal.

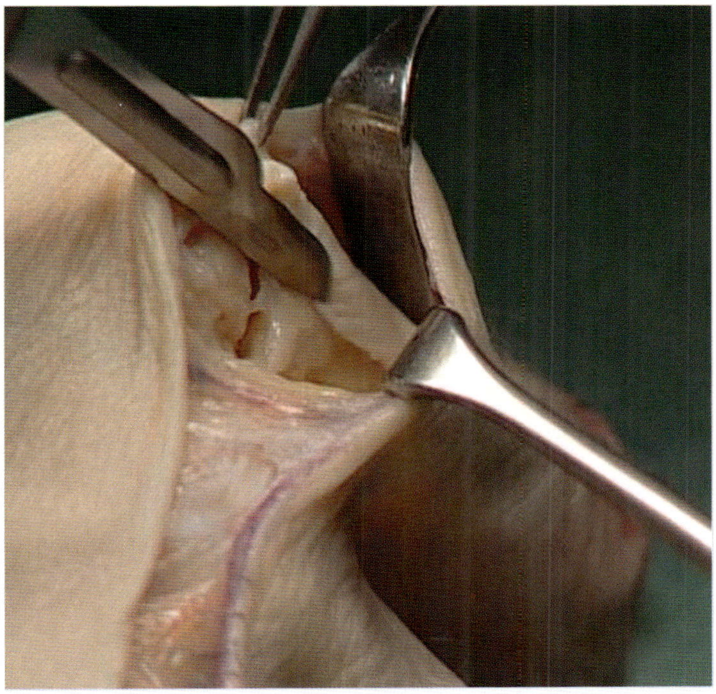

Abb. 2.137 Verfolgen des Lösens der intrinsischen Muskulaturausläufer im Intervall zwischen Tractus centralis und den beidseitigen Tractus laterales bis zum PIP-Gelenk subkutan.

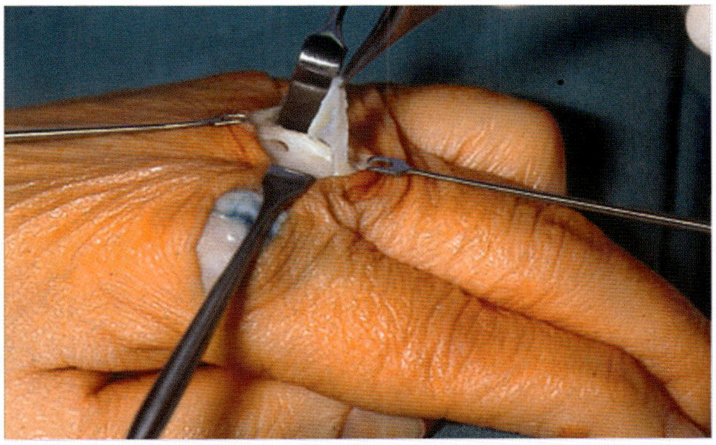

Abb. 2.138 Darstellung der inzidierten Tractus laterales.

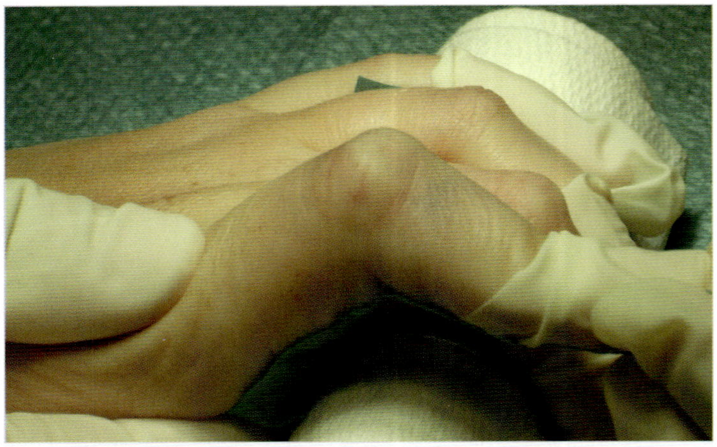

Abb. 2.139 Knopflochdeformität im Stadium II.

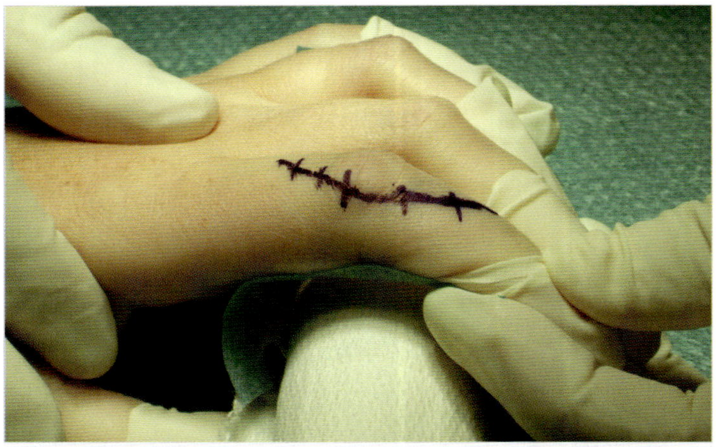

Abb. 2.140 Dorsal längsgestellter geschwungener Zugang über dem PIP-Gelenk.

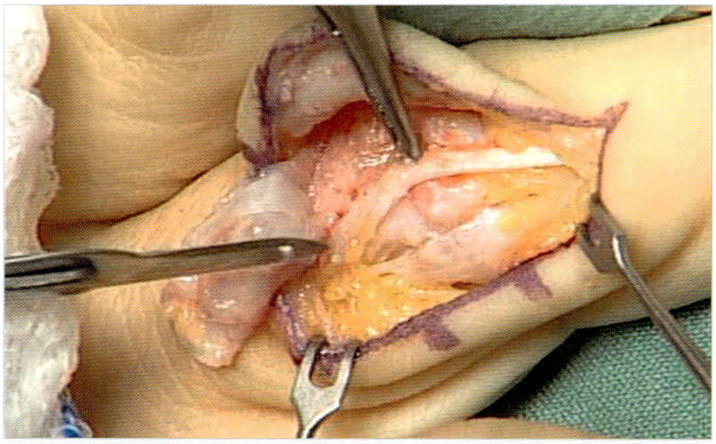

Abb. 2.141 Hälftige Präparation der beiden Tractus laterales, die zum Verschluss des Knopflochs dorsal über dem PIP-Gelenk vereint werden.

2.4.7 Knopflochdeformität

Die Knopflochdeformität tritt in bis zu 30 – 40% der Patienten auf. Die Beugefehlstellung des PIP-Gelenks mit Überstreckung des DIP-Gelenks entsteht durch Überdehnung des Streckapparats, bis zur Ablösung und seitlichen Dezentrierung.

► **Indikation.** Synovialitis des PIP-Gelenks im Stadium II (passiver Ausgleich noch möglich), siehe ► Abb. 2.139.

► **Stadien Knopflochdeformität.**

- Stadium I: beginnende Deformität, kleiner 10° – 15° im PIP-Gelenk. Passiv gut korrigierbar → frühe ASE, Raffung des zentralen Streckzugs
- Stadium II: mäßige Deformität, weniger als 60° Flexion im PIP-Gelenk. Passiv gut korrigierbar → ASE, Reinsertion des zentralen Streckzugs
- Stadium III: mäßige Deformität, weniger als 60° Flexion im PIP-Gelenk. Passiv nicht mehr ganz korrigierbar → Aufdehnen mit dynamischen Schienen, anschließend wie Stadium II
- Stadium IV: schwere Deformität mit fixierter Beugestellung→ Arthrodese mit fixierter Beugestellung

► **Spezielle Aufklärung.** Rezidiv. Persistenz der Deformität mit Funktionsminderung des PIP-Gelenks.

► **Instrumente.** Standardhandsieb.

► **Lagerung.** Rückenlagerung. Handtisch.

► **Besonderheiten.** Gegebenenfalls Lupenbrille.

► **Zugang.** Dorsal über dem PIP-Gelenk geschwungen, längsgestellt (► Abb. 2.140).

► **Entscheidende Schritte.** Sorgfältiges hälftiges Präparieren der Tractus laterales beidseits. Synovialektomie vor der Vereinigung der beiden Tractushälften über dem PIP-Gelenk (Verschluss des Knopflochs). Gegebenenfalls temporäre K-Draht-Stabilisierung des PIP-Gelenks für 2 – 3 Wochen in Korrekturstellung.

► **OP-Technik.** Siehe ► Abb. 2.141, ► Abb. 2.142, ► Abb. 2.143.

► **Spezifische Komplikationen.** Insuffizienz der Plastik mit Persistenz der Deformität.

► **Postoperative Nachbehandlung.** Vorsichtige aktive und passive Mobilisation des PIP-Gelenks für 6 Wochen, damit die Sehnenplastik nicht rupturiert oder elongiert.

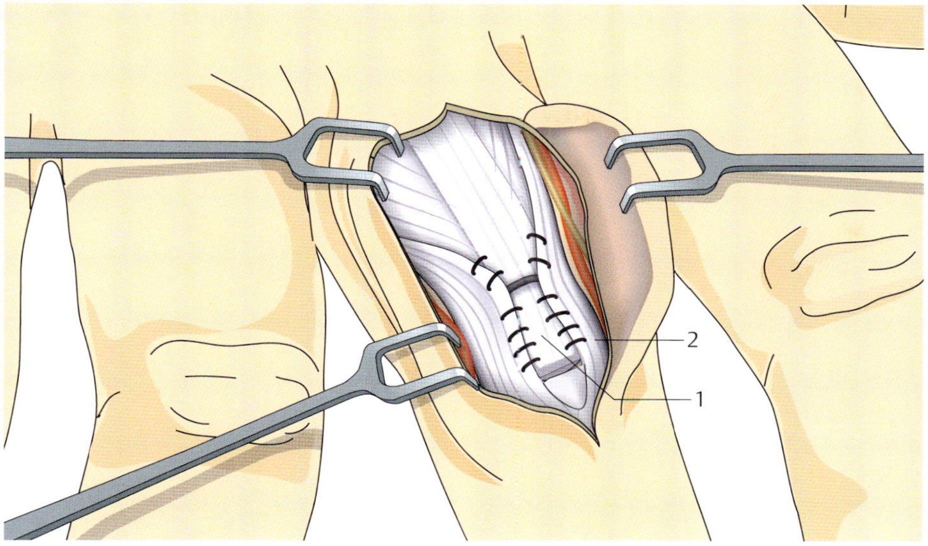

Abb. 2.142 Mobilisation und Reposition des Tractus lateralis. Rezentrierung nach dorsal.
1 Tractus intermedius
2 Tractus lateralis

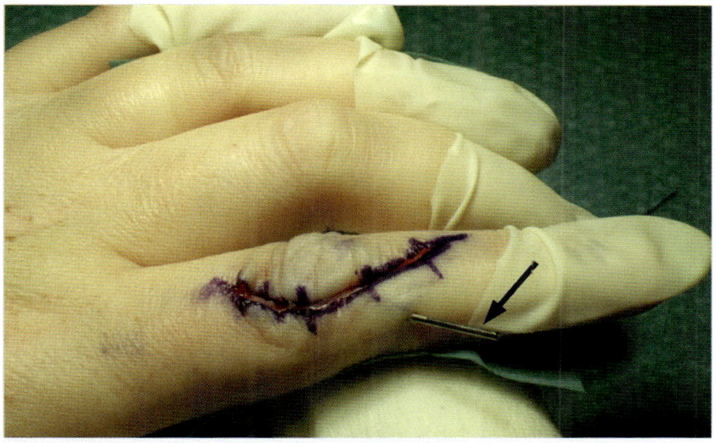

Abb. 2.143 Postoperative spontane Position des PIP-Gelenks nach Verschluss des Knopflochs. Fixation mit einem Kirschner-Draht (Pfeil).

2.4.8 Trapeziumresektion mit Suspensionsarthroplastik (Destruktion Karpometakarpalgelenk Daumen)

► **Indikation.** Rhizarthritis im Stadium IV – V nach Larsen und erheblicher klinischer Symptomatik. Instabilität im CMC Gelenk D1 mit Subluxationsstellung.

► **Spezielle Aufklärung.** Persistenz der Kraftminderung. Knochenfraktur. Läsion sensibler N.-radialis-Hautäste. Gefäßläsion (A. radialis in der Tabatière).

► **Instrumente.** Standardhandsieb. Gegebenenfalls Lupenbrille.

► **Lagerung.** Rückenlagerung. Handtisch. Röntgen vorsehen!

► **Besonderheiten.** ECRL-, FCRL- oder APL-Suspensionsarthroplastik. Die parallel zu der Destruktion des Daumensattelgelenks bestehende Instabilität des MCP-Gelenks ist mit diesem Eingriff nicht korrigierbar!

► **Zugang.** Hautschnitt dorsal quer oder längs verlaufend von der Basis MC1 bis zur Basis MC2 sowie ein Hautschnitt ca. 6 cm proximal des Lister-Tuberkels etwa 2 cm breit quer verlaufend (für die Gewinnung von einem Drittel der Sehne des ECRL).

Alternative: Entnahme des FCRL von intraartikulär bei stark gebeugtem Handgelenk (nur ein Hautschnitt erforderlich) oder APL vom gleichen Schnitt.

► **Entscheidende Schritte.** In der Tabatière: Anschlingen und Schonung der A. radialis. H-förmiges Eröffnen der Kapsel des Trapezium-Metacarpale-I-Gelenks. Entfernung des Trapeziums in toto. Vorlegen von 2 Bohrlöchern in der Basis des MC1 mit einem 3,5er-Bohrer zur Aufnahme der Sehnenplastik (Brücke groß genug belassen!). Darstellen der Ansatzzone des M. extensor carpi radialis longus am MC2 und Unterfahren der Sehne. Nun über eine Kontrainzision der Haut proximal des Lister-Tuberkels Aufsuchen der ECRL-Sehne. Isoliertes Splitten eines Drittels der Sehne und Durchzug mit einer Halsted-Klemme nach distal, wo sie an der Basis des MC2 verbleibt. Durchführen der Sehne unter den Gefäß-Nerven-Strukturen der ersten Kommissur. Einfädeln in das Bohrloch. Stellen der Basis von MC1 an die des MC2, dabei Beachtung des Längenausgleichs des Daumens. Die Basis von MC1 steht nun direkt an der des MC2. Solides Vorspannen dieser Stellung und Vernähung der durchgeführten Sehne mit sich selbst. Einrollen der überschüssigen Sehne von ca. 6 cm und Einbringen in die Trapeziumhöhle. Einbringen eines Kirschner-Drahtes zum temporären Stellen von MC1/2 in geöffneter Position der ersten Kommissur unter Fassen von soliden Knochenstrukturen. Prozedur auch ohne K-Draht durchführbar.

► **OP-Technik.** Siehe ► Abb. 2.144, ► Abb. 2.145, ► Abb. 2.146, ► Abb. 2.147, ► Abb. 2.148, ► Abb. 2.149, ► Abb. 2.150, ► Abb. 2.151, ► Abb. 2.152, ► Abb. 2.153, ► Abb. 2.154.

► **Spezifische Komplikationen.** Läsion der A. radialis. Sehnenruptur. Fraktur der Brücke in der Basis von MC1 für die Aufnahme der Sehne. Längenverlust mit Protrusion der Basis von MC1 in die Trapeziumhöhle.

► **Postoperative Nachbehandlung.** Postoperative Röntgenkontrolle.

Ruhigstellung für 6 Wochen im Gips. Dann Entfernung der temporären K-Draht-Schienung. Beginn der zunächst vorsichtigen Bewegungsübungen mit konsekutiver Steigerung.

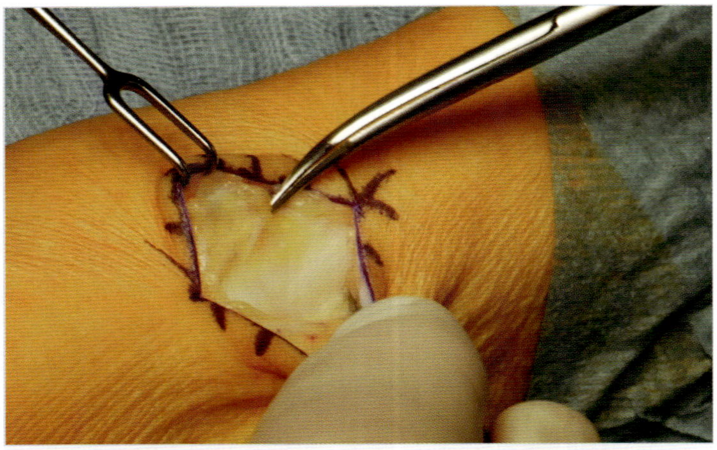

Abb. 2.144 Zwischen M. abducor pollicis longus und M. extensor pollicis brevis schichtweises Eingehen auf das Trapezium-Metakarpalgelenk.

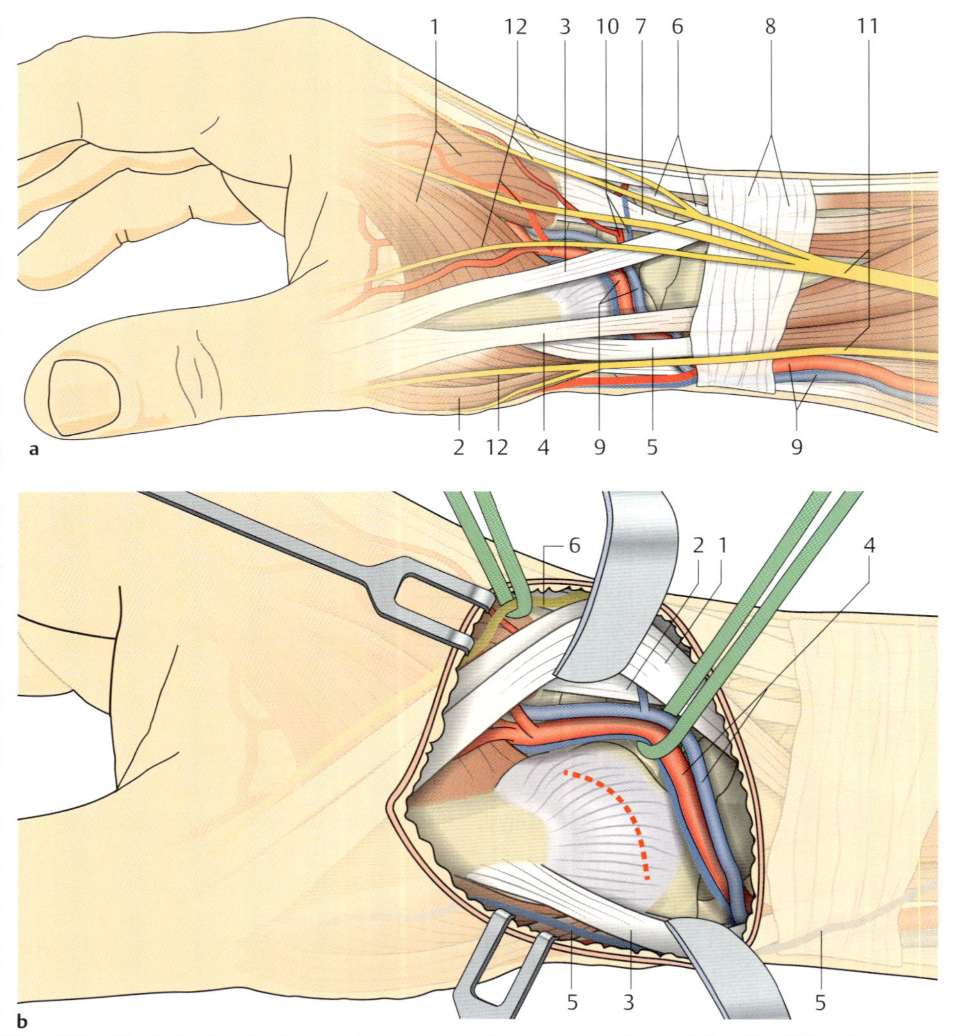

Abb. 2.145 a u. b

a Anatomischer Situs der radialen Seite des Handgelenks.

1 M. interosseus dorsalis I
2 M. abductor pollicis brevis
3 M. extensor pollicis longus
4 M. extensor pollicis brevis
5 M. abductor pollicis longus
6 M. extensor carpi radialis brevis
7 M. extensor carpi radialis longus
8 Retinaculum extensorum
9 A. und V. radialis
10 R. carpeus dorsalis
11 R. superficialis n. radialis
12 N. digitalis dorsalis proprius

b Nach Darstellen und Retrahieren der A. radialis wird die Gelenkkapsel über dem Daumensattelgelenk entlang der gestrichelten Linie eröffnet.

1 M. extensor pollicis brevis
2 M. extensor carpi radialis longus
3 M. abductor pollicis longus
4 A. und V. radialis
5 V. cephalica pollicis
6 R. superficialis n. radialis

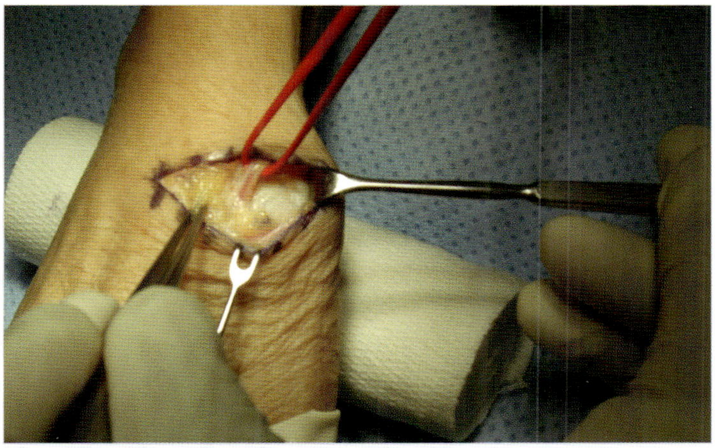

Abb. 2.146 Bei ECRL besser querer Zugang. Entnahme des ECRL durch zweiten Zugang. Schichtweises Eingehen auf das Trapezium-Metakarpalgelenk. Proximal wird ggf. die A. radialis dargestellt und angeschlungen.

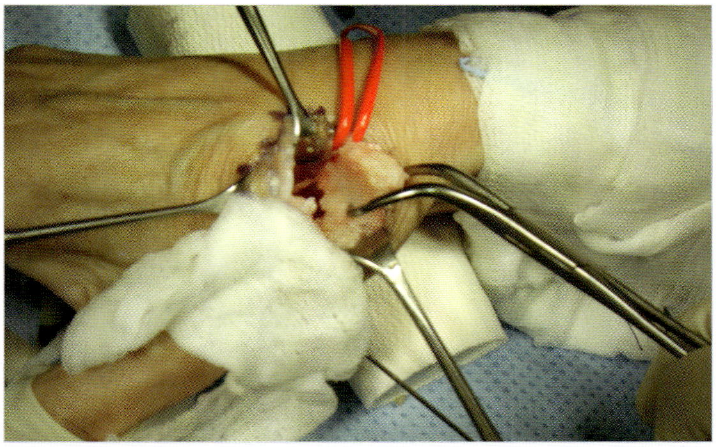

Abb. 2.147 Lösen des kontrakten Kapsel-Band-Apparats des Trapeziums scharf unter Sicht. Entfernung des Trapeziums in toto, technisch auch gut mit einem „Korkenzieher". Bei stark kontrakten Verhältnissen muss das Trapezium osteotomiert werden, um dann entfernt werden zu können.

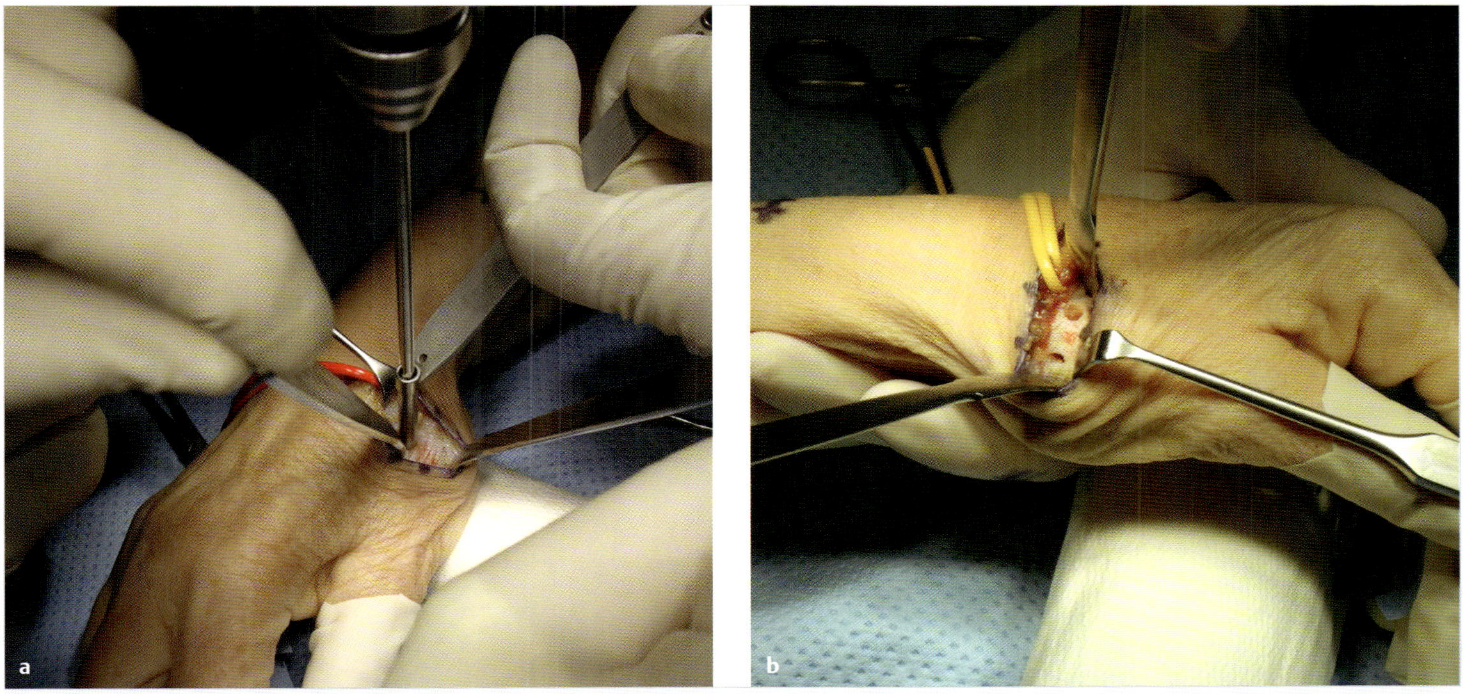

Abb. 2.148 a u. b
a Vorlegen der Bohrlöcher in der Basis des MC1.
b Belassen einer ausreichend großen Brücke zwischen den Bohrlöchern.

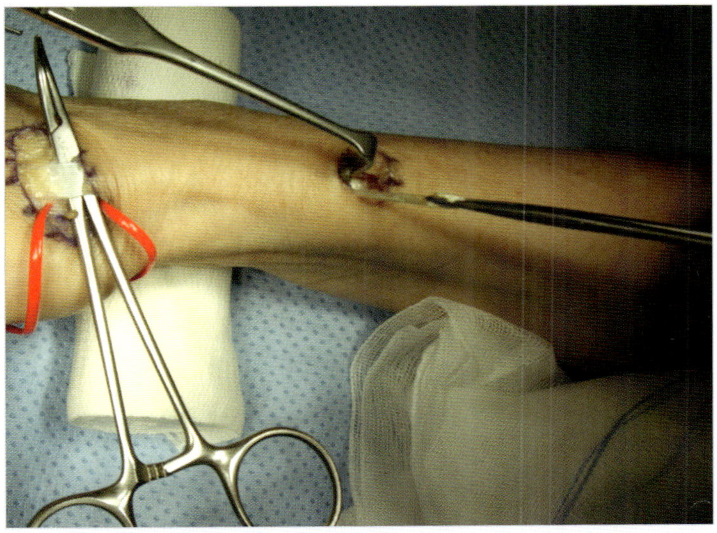

Abb. 2.149 Aufsuchen der ECRL-Sehne über die proximale Kontrainzision. Alternative: APL-/FCRL-Suspensionsarthroplastik.

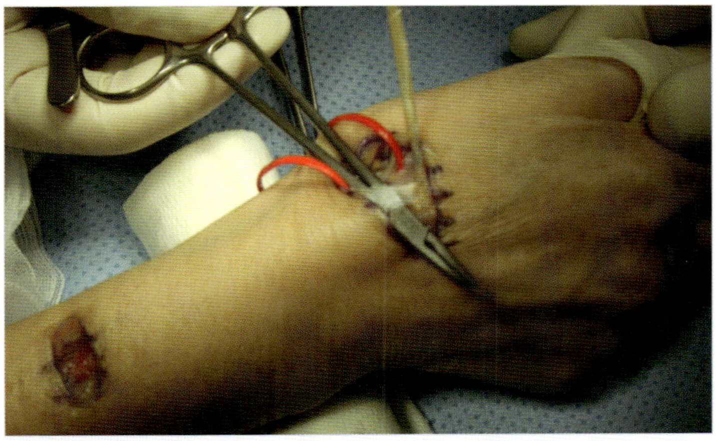

Abb. 2.150 Sicht auf den distalen Anteil der ECRL-Sehne.

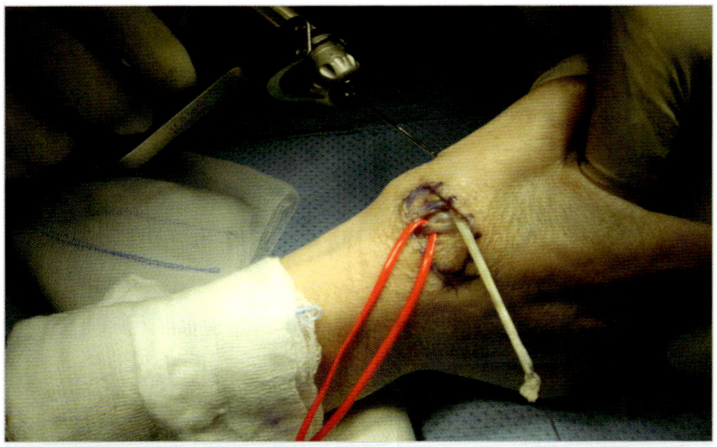

Abb. 2.151 Temporäre K-Draht Fixierung von MC1 und MC2 zum Schutz der Sehnenplastik.

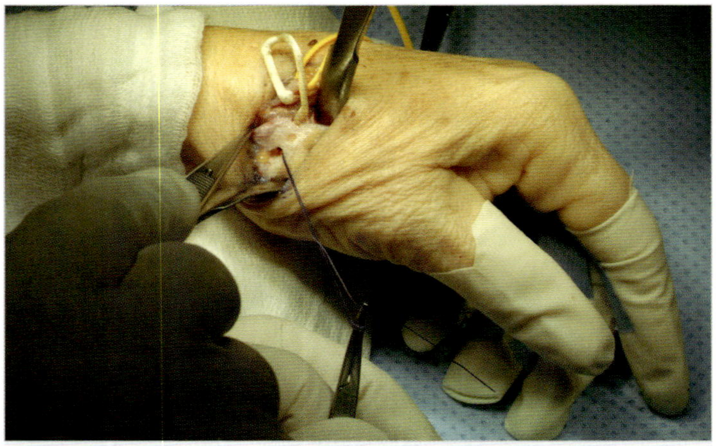

Abb. 2.152 Splitten der ECRL-Sehne zu ⅓ und Hindurchziehen nach distal mit der Halsted-Klemme.

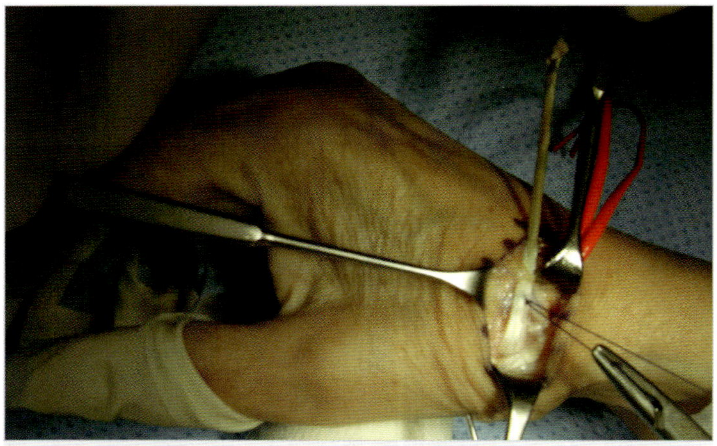

Abb. 2.153 Vernähung der Sehne des ECRL und Einrollen des Überschusses.

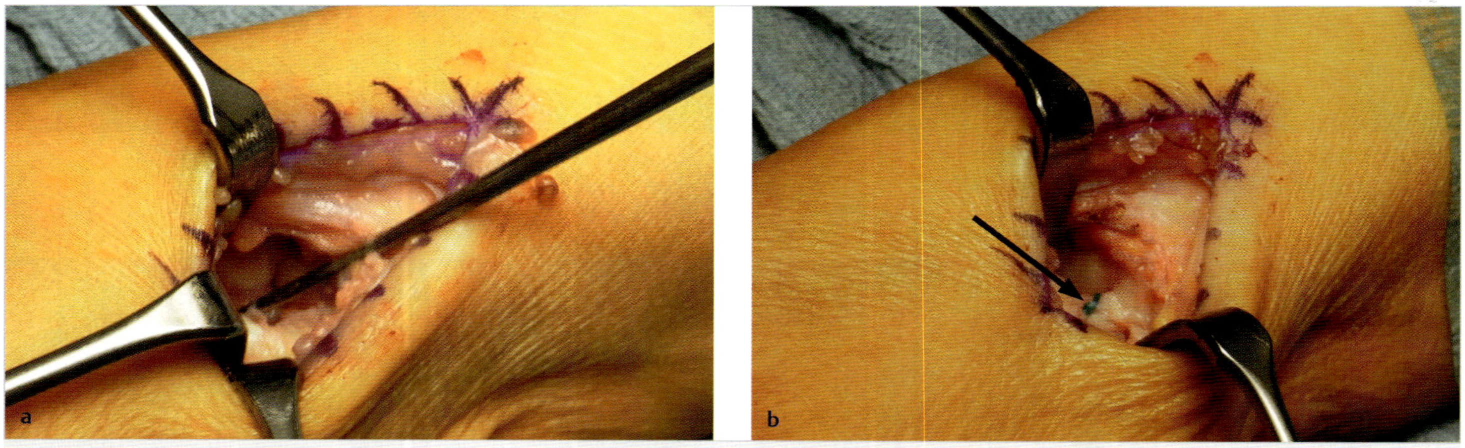

Abb. 2.154 **a** u. **b** Suspensionsarthroplastik mit FCRL, entnommen von intraartikulär. Alternative Entnahme eines Sehnendrittels des APL ohne zusätzlichen Zugang. Dieser wird durch den dorsalen Anteil der Kapsel geführt und unter den FCRL gelegt (Pfeil). An diesem wird er unter Längszug des Daumens fixiert, um dann wieder mit sich selbst vernäht zu werden.

3.1.2 Offene Synovialektomie des Ellenbogengelenks

► **Indikation.** Therapieresistente Synovialitis Larsen 0 – II/III nach Optimierung der medikamentösen Basistherapie und Infiltration mit Kortison, ggf. nach arthroskopischer Synovialektomie. Bei sonografisch gekammerter Synovialitis bzw. extraartikulären Bursen/Rheumaknoten.

Besonders bei zusätzlicher schwerer Funktionsbeeinträchtigung (starkes Streckdefizit) ergibt sich die Indikation zum offenen Vorgehen. Erhebliche klinische Symptomatik und Bewegungseinschränkung. Indikation zur Resektion des Radiusköpfchens bei schmerzhafter Pro-/Supination und Destruktion des Radiusköpfchens. Indikation zur Spätsynovialektomie auch bei höheren Destruktionsstadien.

► **Spezielle Aufklärung.** Rezidiv. Infektion. Bewegungsdefizit bei Vernarbung.

► **Instrumente.** Standard chirurgische Versorgung.

► **Lagerung.** Rückenlagerung. Auslagerung des Armes. Gegebenenfalls Arm-/Handtisch.

► **Zugang.** Siehe ► Abb. 3.7, ► Abb. 3.8, ► Abb. 3.9.

► **Besonderheiten.** Präoperativ Abklärung des Ausmaßes der Synovialitis (auch dorsale Inzision erforderlich?).

► **OP-Technik.** Siehe ► Abb. 3.10, ► Abb. 3.11.

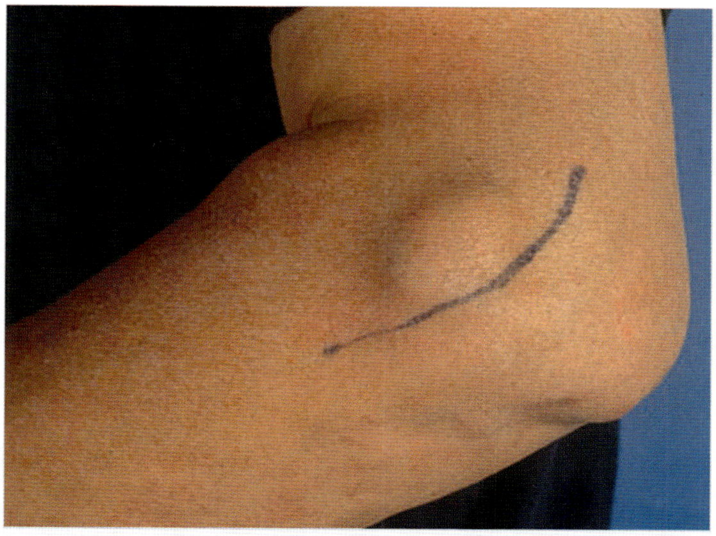

Abb. 3.7 Zugangsweg dorsolateral des Radiusköpfchens mit einem lateralen Zugang ca. 3 cm proximal und distal des Radiusköpfchens.

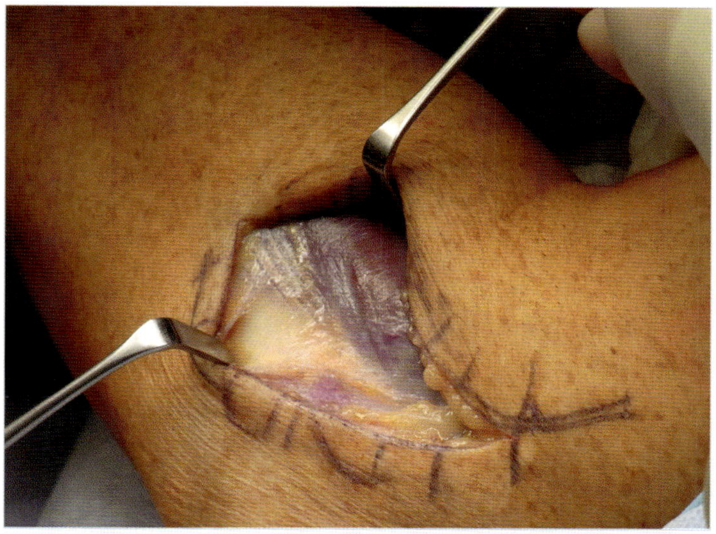

Abb. 3.8 Es wir ein ventraler Zugang in der Faszie des M. extensor digitorum gelegt. Ein ca. 1 cm breiter Kapselstreifen zum Humerus wird belassen. Der dorsale Zugang wird zwischen M. extensor carpi ulnaris und M. anconaeus, auch in der Faszie gelegt. Kein Lösen der Muskulatur am Humerus.

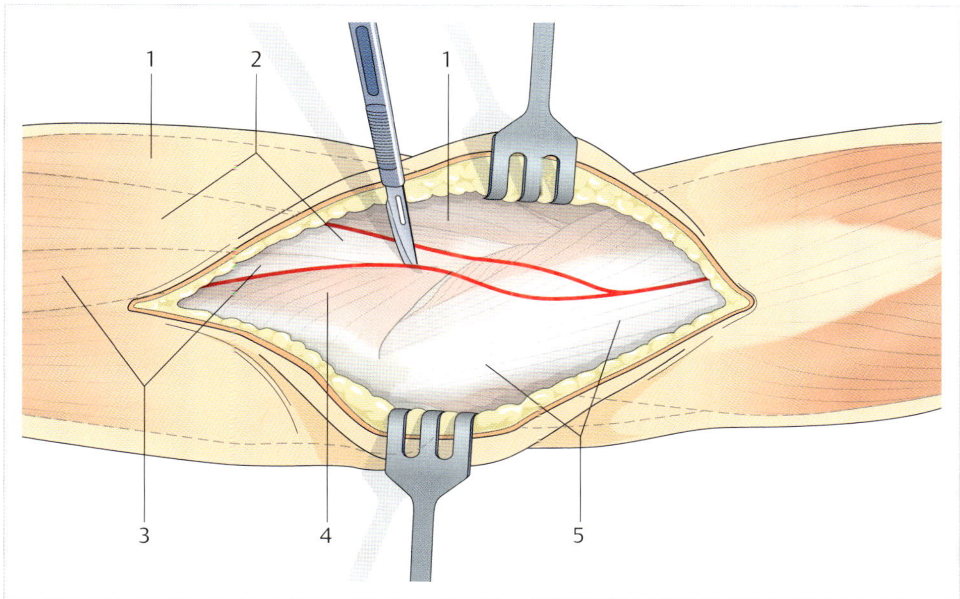

Abb. 3.9 Schemazeichnung Zugangsweg. Inzision zwischen M. extensor carpi ulnaris und M. anconaeus zur Darstellung der hinteren Gelenkanteile. Inzision zwischen M. extensor digitorum und radialen Streckmuskeln zur Darstellung der vorderen Gelenkanteile.
1 M. extensor carpi radialis longus
2 M. extensor digitorum
3 M. extensor carpi ulnaris
4 M. anconaeus
5 Tendo m. tricipitis brachii

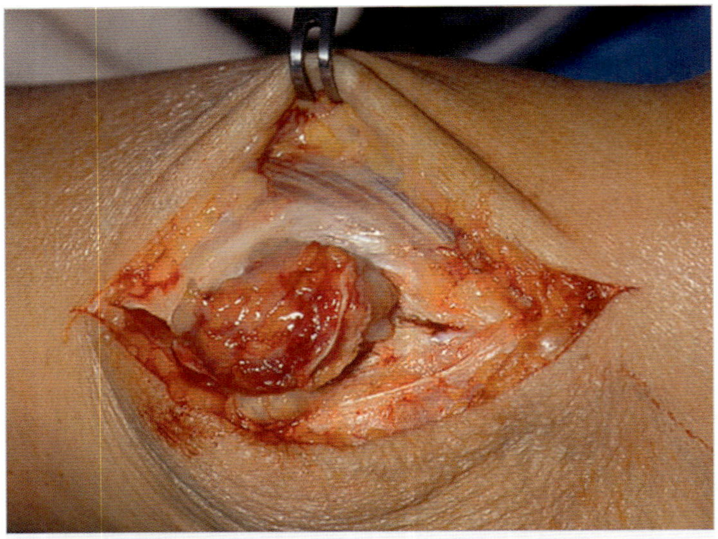

Abb. 3.10 Eröffnen der ventralen Kapsel mit bereits herausquellender Synovialitis. Aufsicht auf das Radiusköpfchen. Synovialektomie der ventralen Anteile des Gelenks bei gebeugtem Ellenbogen. Der dorsale Anteil des Gelenks ist hinter dem belassenen Muskelstreifen besser bei gestrecktem Ellenbogen erreichbar. Synovialektomie dorsal in der Fossa olecrani. Cave: Auf der medialen Seite liegt relativ ungeschützt der N. ulnaris.

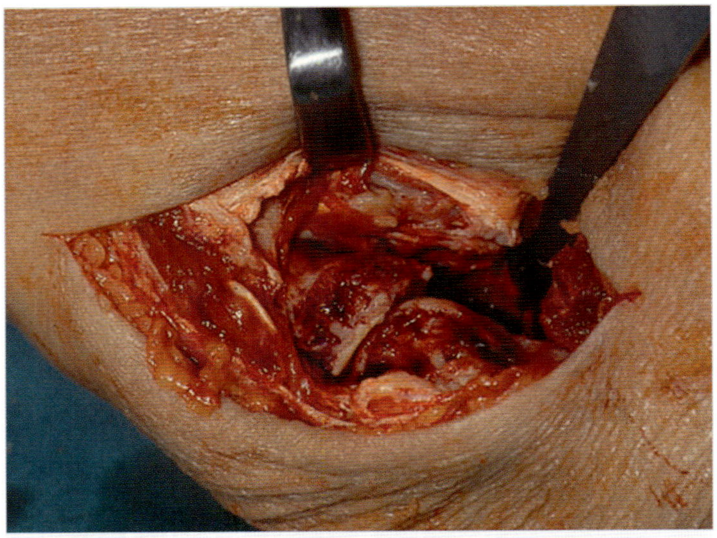

Abb. 3.11 OP-Situs nach offener Synovialektomie. Bei starkem Streckdefizit zusätzliche Arthrolyse des Gelenks. Gut einsehbar bei gebeugtem Ellenbogen. Lösen der Kapsel nach proximal vom Humeruskopf und Abschieben der Kapsel nach proximal ca. eine Handbreite vom Gelenk entfernt – Sicherheitsabstand zum N. radialis. Verbleibt ein Streckdefizit, wird die Kapsel unter Sicht vorsichtig am Processus coronoideus inzidiert. Die Schnittrichtung ist hierbei von der Spitze des Processus coronoideus senkrecht zur Schaftachse der Ulna nach zentral. Abschieben der Kapsel mit Raspatorium.

3.1.3 Resektion von Rheumaknoten/ Bursen am Ellenbogen

► **Indikation.** Mechanisch störende Rheumaknoten, größenprogrediente Rheumaknoten, ausgeprägte Begleitbursitis bzw. akute Bursitis olecrani. Siehe auch ► Abb. 3.12.

► **Spezielle Aufklärung.** Wundheilungsstörung mit ggf. sekundärer Wundheilung bzw. plastischer Deckung. Rezidiv.

► **Instrumente.** Standard chirurgische Versorgung. Blutsperre.

► **Lagerung.** Rückenlagerung mit Auslagerung auf einem Armtisch. Bei Bewegungseinschränkung der ipsilateralen Schulter Bauchlagerung mit hängendem, gebeugtem Arm.

► **OP-Technik.** Siehe ► Abb. 3.13.

► **Spezifische Komplikationen.** Wundheilungsstörung.

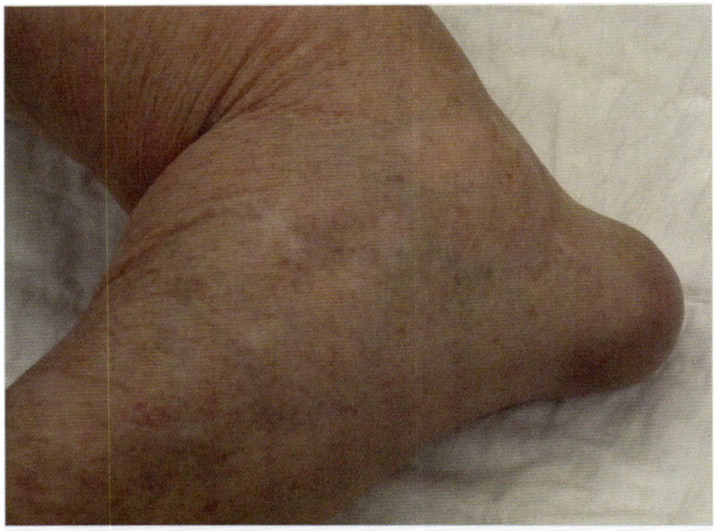

Abb. 3.12 Rheumaknoten mit begleitender Bursitis olecrani linker Ellenbogen. In der Regel longitudinale Schnittführung (beim Rheumatiker ggf. später Ellenbogenprothese notwendig).

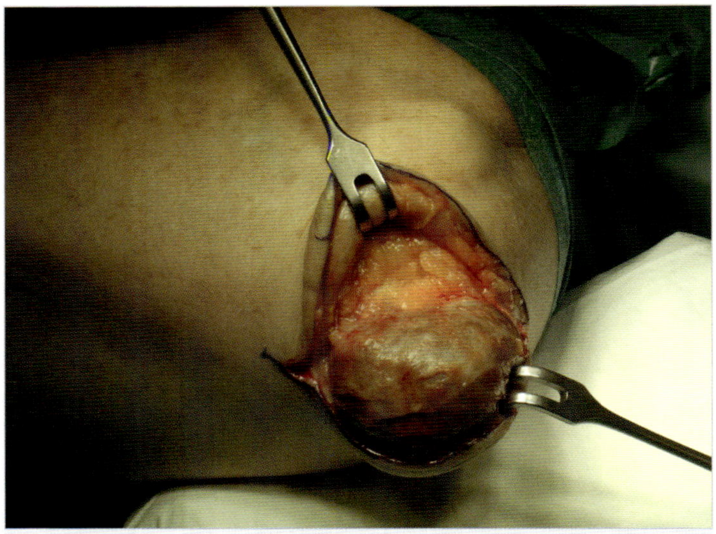

Abb. 3.13 Aufsicht nach Rheumaknotenexstirpation mit Bursektomie. N. ulnaris lokalisieren.

3.2 Ellenbogenprothese

► **Indikation.** Destruktion Larsen IV – V. In-situ-Destruktion (knöchern/arthrogen), aber auch bei knöchern intakten Gelenkoberflächen und funktionsdefizitärer Instabilität.

► **Spezielle Aufklärung.** Prothesenlockerung. Prothesenluxation. Knochenfraktur/-perforation. Infekt. Bewegungsdefizit.

► **Instrumente.** Prothesenset Hersteller.

► **Lagerung.** Bauchlagerung. Kurze seitliche Auslegerrolle für den Oberarm. Der Ellenbogen muss flektiert werden können. Röntgen intraoperativ vorsehen. Siehe auch ► Abb. 3.14.

► **Besonderheiten.** Cave: Druckschädigung N. medianus ventral (Lagerung). Schädigung N. ulnaris im OP-Gebiet (Haken/Skalpell). Gegebenenfalls Abstrichentnahme.

► **Zugang.** Dorsaler Zugang über dem Ellenbogen. Trizepssplit vs. Absetzen eines V-förmigen Trizepssehnenstreifens, der intraoperativ am Olekranon gestielt verbleibt. Siehe auch ► Abb. 3.18.

► **Entscheidende Schritte.** Definition des Eingangs der Bohrlehre am Humerus. Einstellung der Spannung für die beiden Prothesenpartner (Probereposition!). Konnektion der Prothesenpartner zuletzt mit Ruhe, Gefühl und Geduld.

Verfügbar sind von ungekoppelt, teilgekoppelt bis komplett gekoppelt alle Möglichkeiten der Koppelung. Die Indikation richtet sich nach dem präoperativen knöchernen Befund und vor allem der noch vorhandenen Stabilität des Gelenks.

► **OP-Technik.** Siehe ► Abb. 3.15, ► Abb. 3.16, ► Abb. 3.17, ► Abb. 3.19, ► Abb. 3.20, ► Abb. 3.21, ► Abb. 3.22, ► Abb. 3.23, ► Abb. 3.24, ► Abb. 3.25, ► Abb. 3.26, ► Abb. 3.27, ► Abb. 3.28, ► Abb. 3.29, ► Abb. 3.30, ► Abb. 3.31, ► Abb. 3.32, ► Abb. 3.33.

► **Besonderheiten.** Prothesenwechsel (► Abb. 3.34, ► Abb. 3.35).

► **Spezifische Komplikationen.** Cave: Via falsa bei der Aufbereitung der Markräume. Osteoporotische knöcherne Verhältnisse mit der Gefahr intraoperativer Frakturen. Nervenschäden.

► **Postoperative Nachbehandlung.** Sofortige allgemeine Mobilisation. Initial in Ruhe 2 Wochen Gipsschale in 30° Flexion, nachts anwickeln (Gefahr der Spannung auf die Naht mit der Folge einer Insuffizienz und eines Infekts). Aus der Schale volle aktive und passive Bewegung 6-mal täglich für 20 Minuten. Siehe auch ► Abb. 3.36.

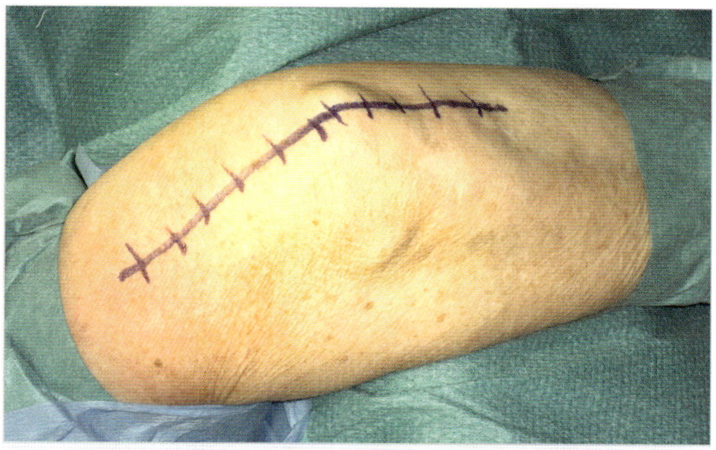

Abb. 3.14 Seitlagerung des Patienten. Der Ellenbogen ist auf einer Lagerungsstütze frei ausgelagert. Anzeichnen des dorsalen Hautschnitts. Longitudinal, ggf. leicht radial geschwungene Schnittführung.

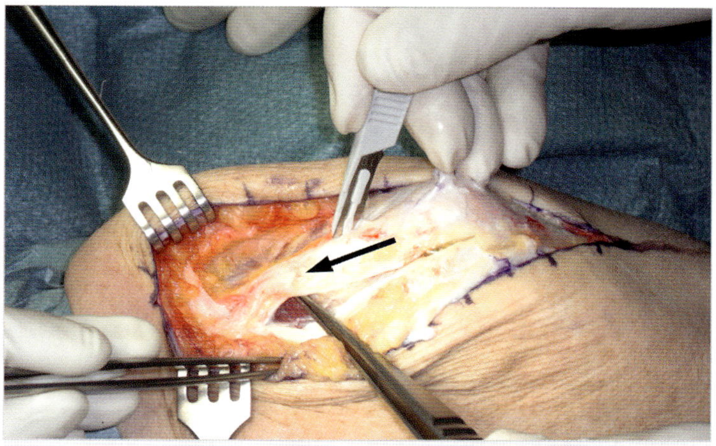

Abb. 3.15 Präparation des V-förmigen Trizepssehnenstreifens (s. Pfeil).

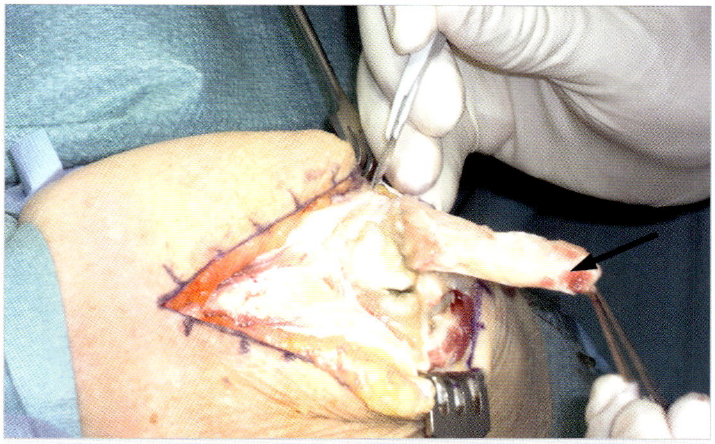

Abb. 3.16 Verbleib des gestielten Sehnenstreifens am Olekranon. (Trizepssehnenstreifen s. Pfeil)

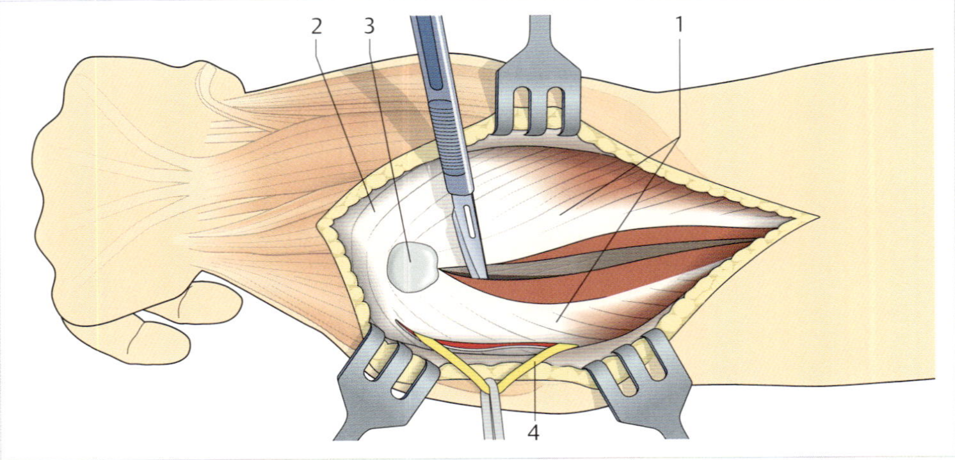

Abb. 3.18 Schemazeichnung Zugangsweg.
1 M. triceps brachii
2 Extensor/Flexor carpi ulnaris
3 Olekranon
4 N. ulnaris

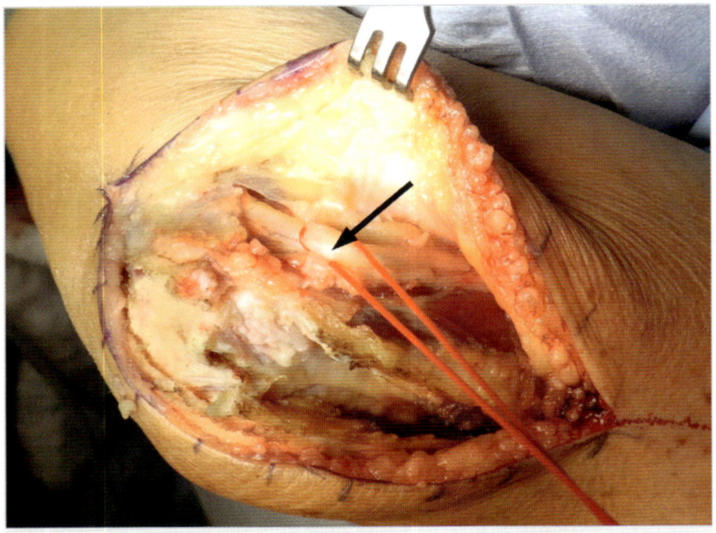

Abb. 3.17 Alternativer Zugang ist die Längsspaltung des Trizeps. Hierbei wird er knöchern mit einem Osteotom von der Ulna gelöst. Darstellung und Anschlingen des N. ulnaris (s. Pfeil), der häufig entzündlich eingebacken ist. Insbesondere bei starker Synovialitis des Gelenks wichtig, da er bei der Synovialektomie ungeschützt neben der synovialitischen Masse liegt.

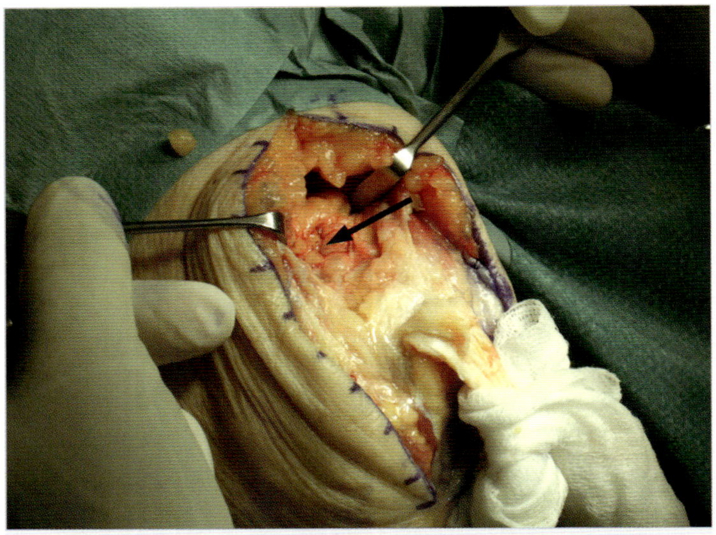

Abb. 3.19 Synovialektomie der hinteren Gelenkanteile. Synovialitis in der Fossa olecrani (s. Pfeil).

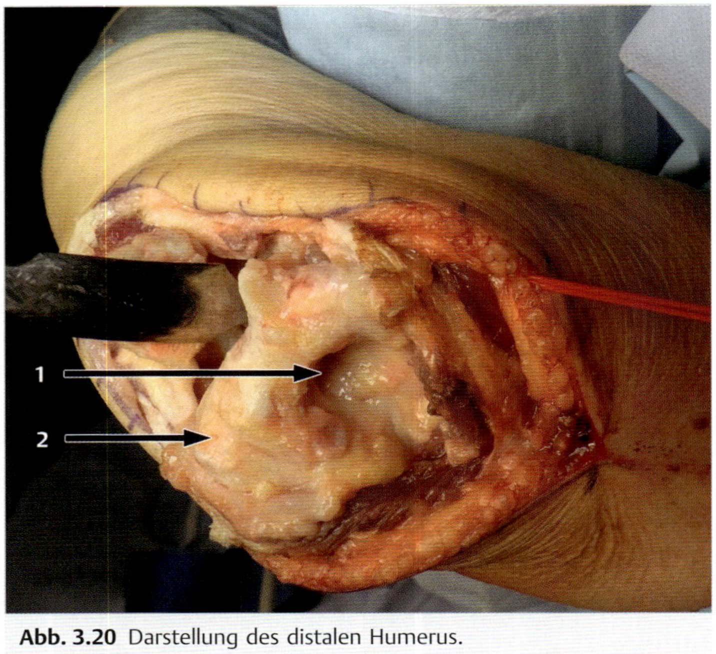

Abb. 3.20 Darstellung des distalen Humerus.
1 Fossa olecrani
2 Humeruskondylen

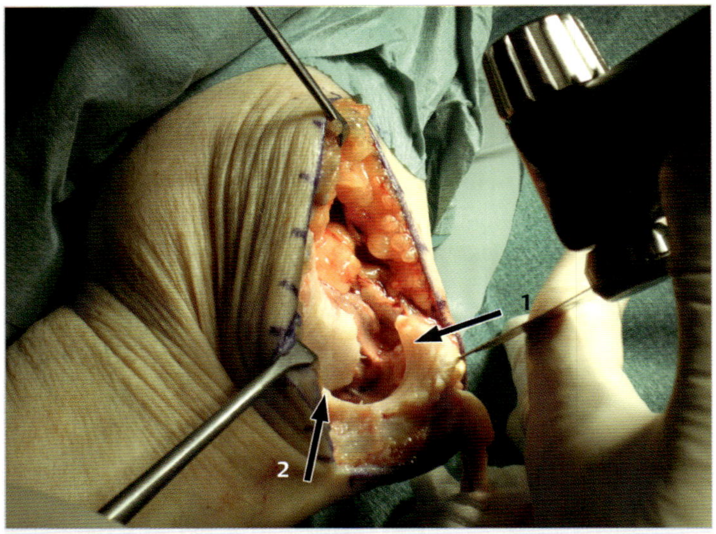

Abb. 3.21 Resektion des gelenknahen Anteils des Olekranons. Resektion der Olekranonspitze (1). Entfernen der Spitze des Processus coronoideus (2) und Lösen der Kapsel vom Processus coronoideus. Die Arthrolyse erleichtert die Exposition des Gelenks.

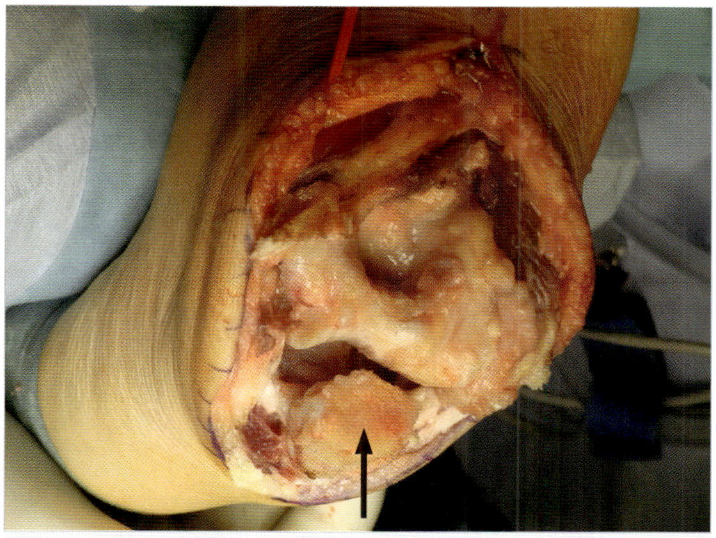

Abb. 3.22 Resektion des Radiusköpfchens (s. Pfeil) und Synovialektomie.

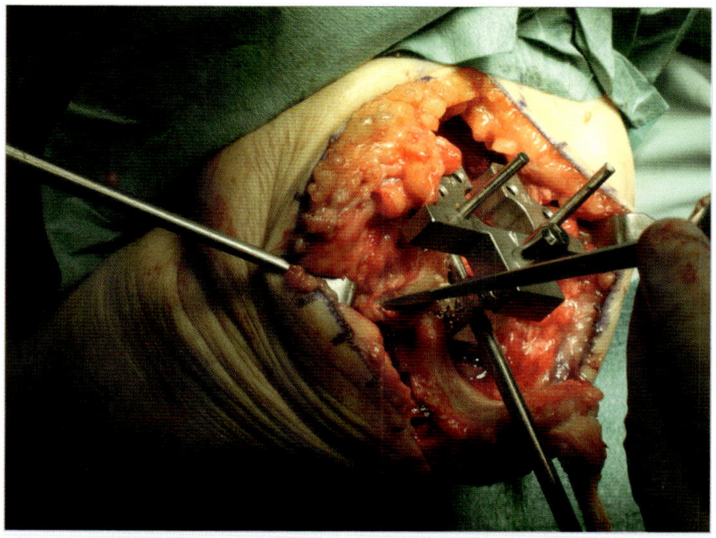

Abb. 3.23 Eröffnen des Humerusschafts und Auffräsen des Schaftes. Cave: osteoporotische Knochenverhältnisse. Sehr vorsichtiges Vorgehen. Anbringen der Säge- und Bohrlehren für die Zubereitung des distalen Humerus (GSB-Prothese). Resektion der Gelenkflächen.

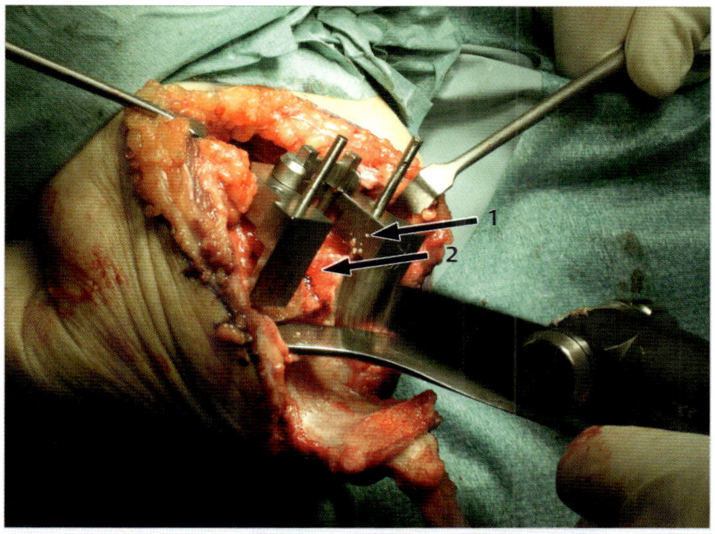

Abb. 3.24 Positionierung der Kastenlehre am distalen Humerus. Bei der Osteotomie des Kastens große Vorsicht, um den medialen und lateralen Epikondylus im Bereich des proximalen Kastenanteils nicht zu sehr auszudünnen.

1 Kastenlehre
2 Osteotomie Kasten interkondylär

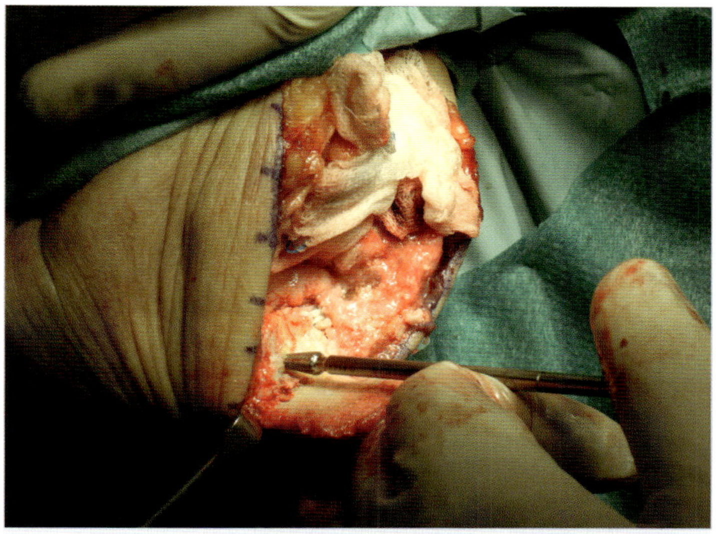

Abb. 3.25 Definition des Eingangs in den Markraum der Ulna. Position weit dorsal gelegen. Aufbohren mit zunehmender Markraumfräsergröße. Häufig sehr sekundär-sklerotische Verhältnisse.

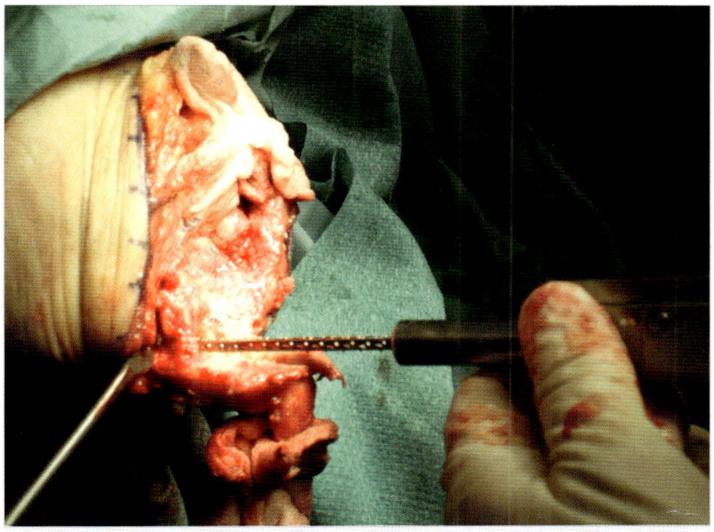

Abb. 3.26 Aufraspeln des Ulnamarkraums.

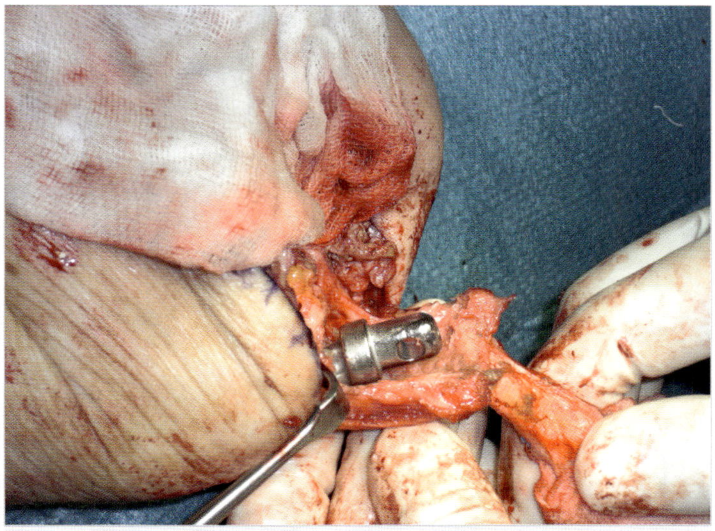

Abb. 3.27 Einbringen der Ulnaprobeprothese.

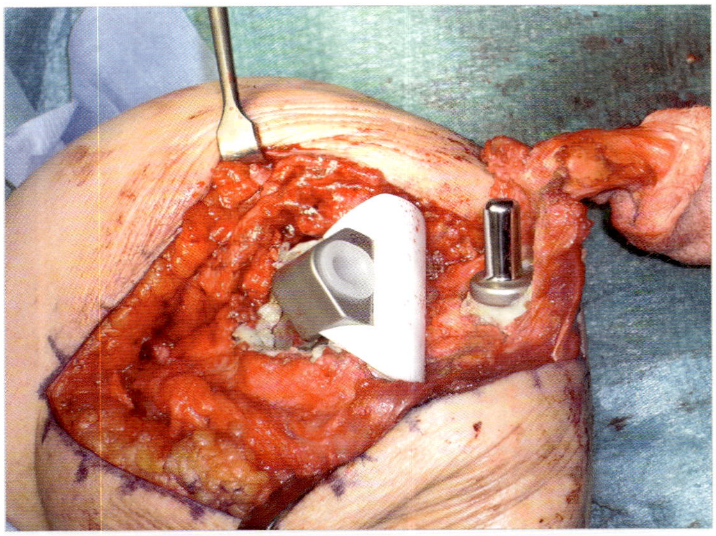

Abb. 3.28 Zementierte Platzierung der definitiven Anteile der Prothese in Humerus und Ulna. Wegen der engen Markraumverhältnisse empfiehlt es sich, um eine gute Zementauffüllung zu erzielen, einen hochviskösen Zement einzusetzen.

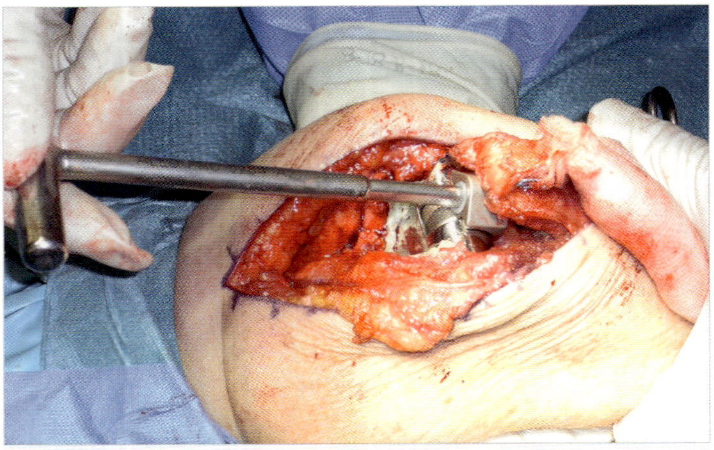

Abb. 3.29 Vorsichtige Konnektion der definitiven Prothesenanteile.

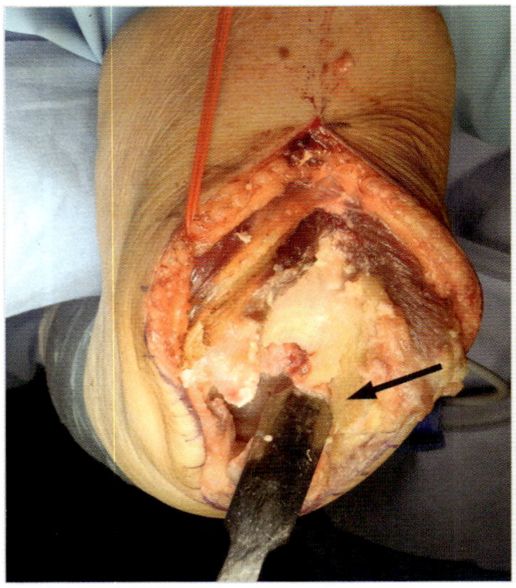

Abb. 3.30 Bei starker Instabilität des Gelenks wird eine gekoppelte Prothese eingesetzt (Beispiel: Discovery-Prothese). Präparation des Prothesenkastens. Vorsichtige Präparation am medialen und lateralen Epikondylus. Resezierter Kasten s. Pfeil.

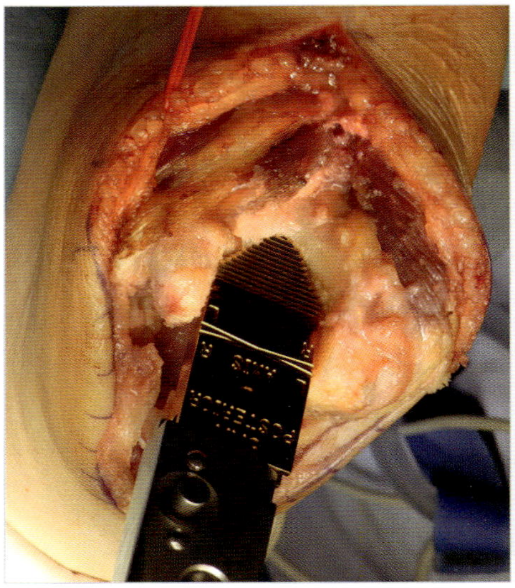

Abb. 3.31 Aufraspeln des Humerusschafts.

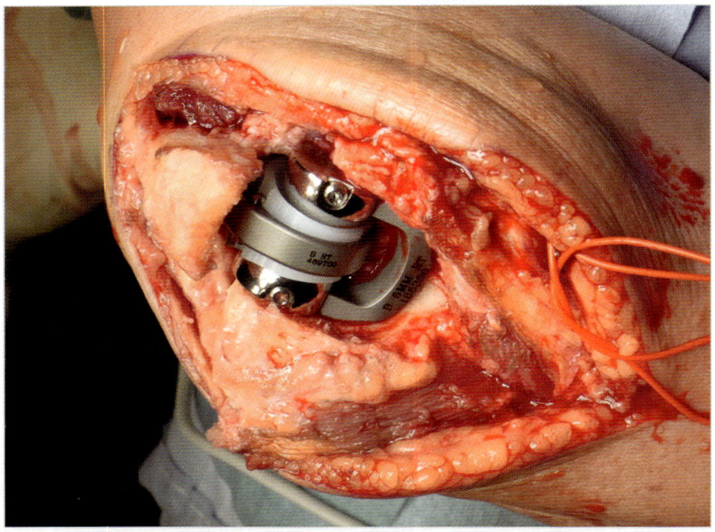

Abb. 3.32 Prothesenanteile können einzeln zementiert werden und werden dann gekoppelt. Dies erleichtert auch eventuell später notwendige Revisionen. Beim Einbringen des Humerusschafts wird bei Bedarf eine Knochenscheibe unter den ventralen Prothesenanteil eingebracht.

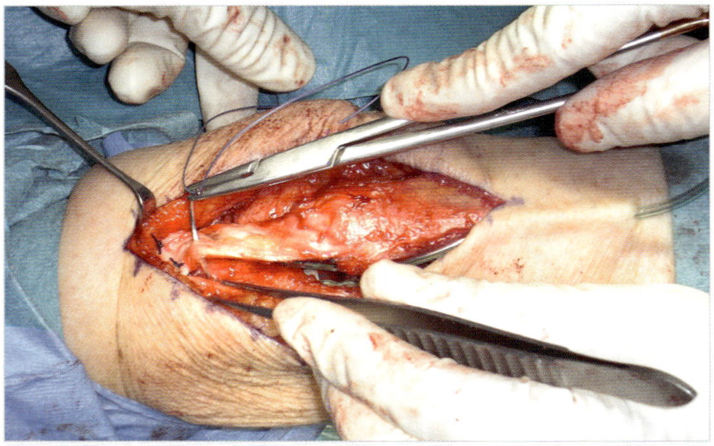

Abb. 3.33 Rekonstruktion der Sehne des M. triceps brachii mit Verschluss des OP-Situs.

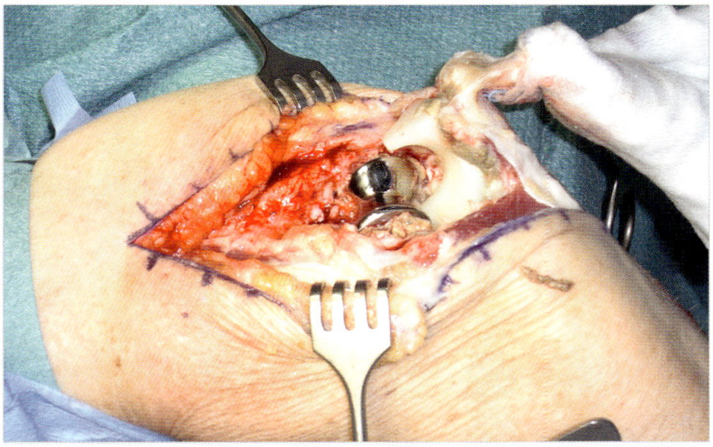

Abb. 3.34 Gelockerte Souter-Prothese am Ellenbogen. Ungekoppelte Prothese.

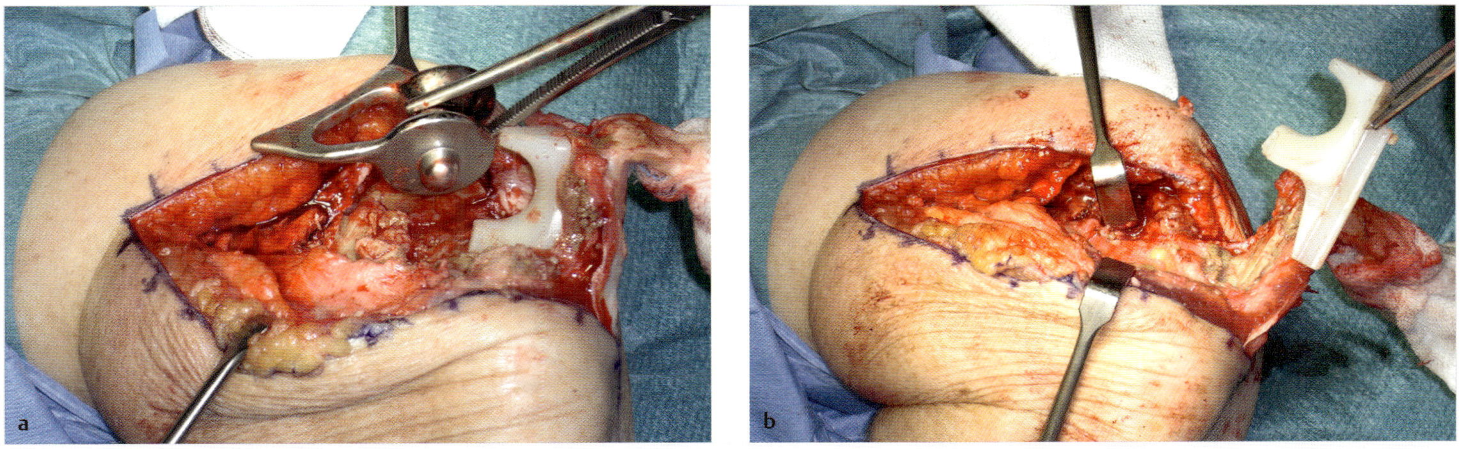

Abb. 3.35 a u. **b** Explantation der gelockerten Souter-Prothese.

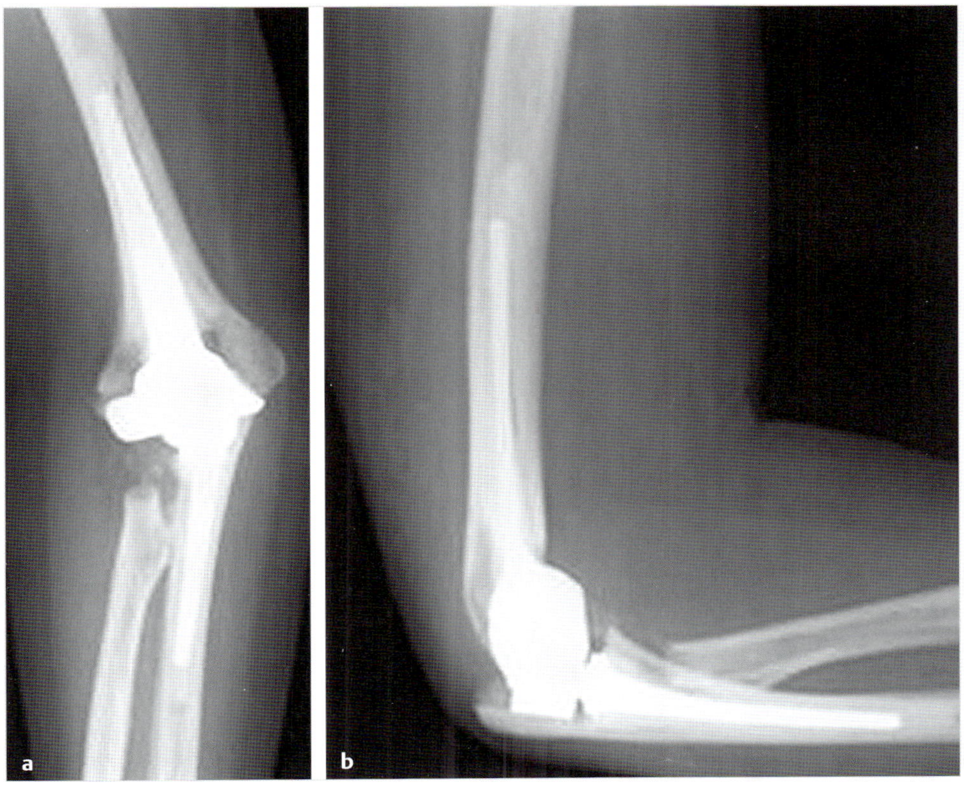

Abb. 3.36 a u. **b** Postoperative Darstellung der GSB-III-Prothese in situ.

Kapitel 4

Schulter

4 Schulter

S. Rehart, S. Sell, C. Chan, A. Sachs

4.1 Arthroskopische Synovialektomie des Schultergelenks

► **Indikation.** Therapieresistente Synovialitis Larsen 0 – II/III nach Optimierung der medikamentösen Basistherapie sowie Kortisoninfiltration. Erhebliche klinische Symptomatik und Bewegungseinschränkung.

► **Spezielle Aufklärung.** Rezidiv. Infektion. 6 Wochen postoperativ ggf. Radiosynoviorthese (bzw. Chemosynoviorthese).

► **Instrumente.** Standard-Schulterarthroskopie. Spezielle Shaversysteme. Elektrokauter.

► **Lagerung.** Beach-Chair-Lagerung mit mobilem Arm (► Abb. 4.1).

► **Zugang.** Siehe ► Abb. 4.2, ► Abb. 4.3.

► **Besonderheiten.** Präoperativ Sonografie. Abklären von großen extraartikulären Bursen, die ggf. ein offenes Vorgehen erfordern. Präoperativ, nach sterilem Abdecken, Anzeichnen der anatomischen Landmarken (Akromion, Korakoid, Skapularand, Klavikula).

► **OP-Technik.** Siehe ► Abb. 4.4, ► Abb. 4.5, ► Abb. 4.6, ► Abb. 4.7, ► Abb. 4.8, ► Abb. 4.9.

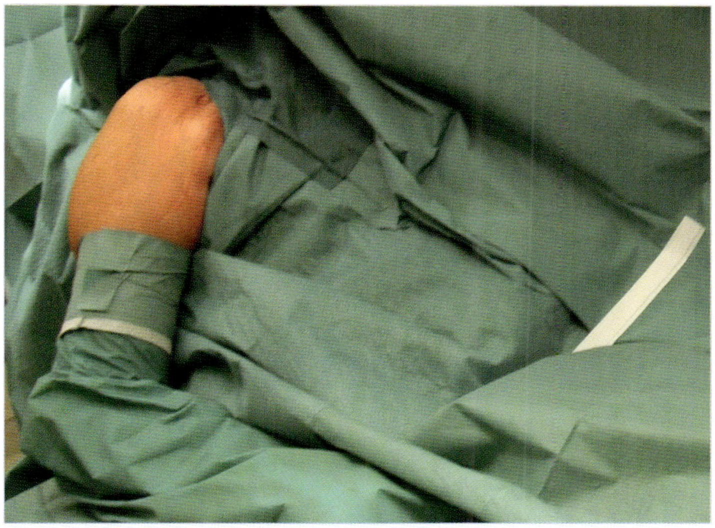

Abb. 4.1 Lagerung und Abdeckung.

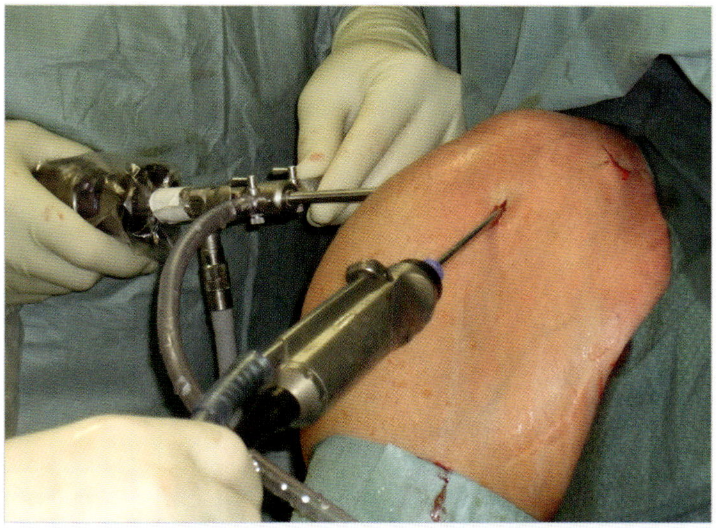

Abb. 4.3 Standardzugang von dorsal, Instrument (hier Shaver) von ventral.

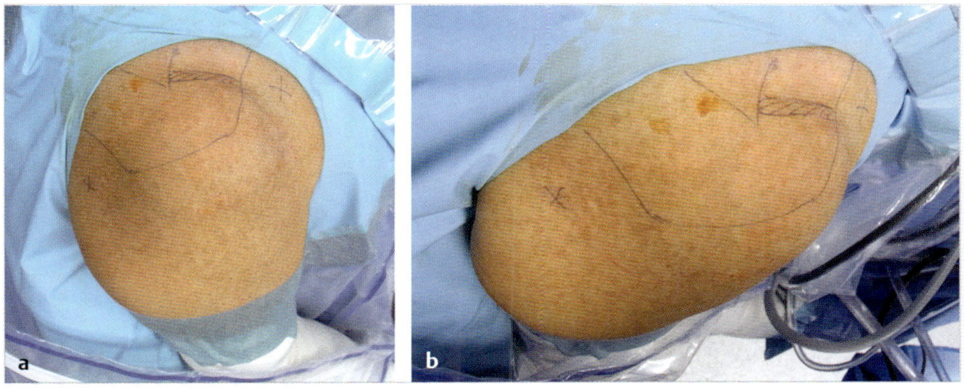

Abb. 4.2 a u. **b** Anzeichnen der anatomischen Strukturen sowie der arthroskopischen Standardzugänge. Dorsal wird 1 cm inferior und medial des lateralen Akromions nach Stichinzision der Humeruskopf ertastet und die Kapsel stumpf penetriert. Der anteriore Zugang wird unter arthroskopischer Sicht angelegt.

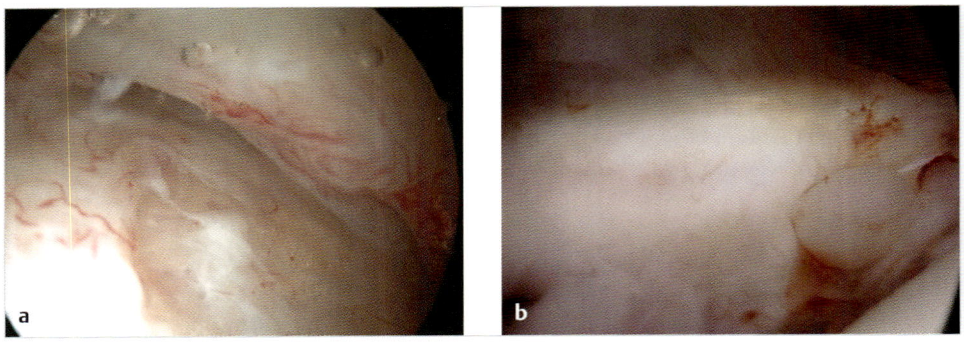

Abb. 4.4 **a** u. **b** Synovialitis intraartikulär.

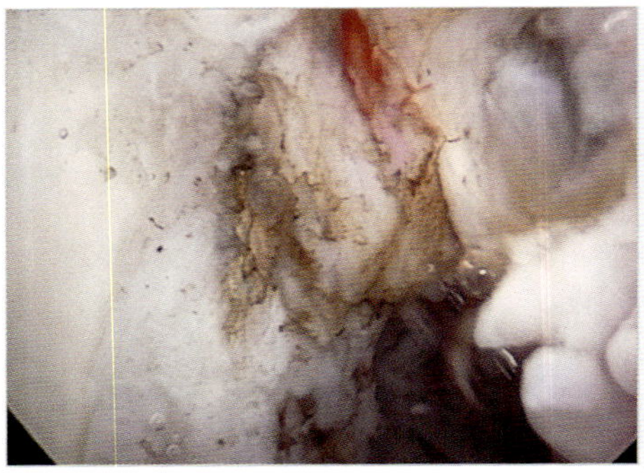

Abb. 4.5 Synovialektomie mit Vaporisateur, insbesondere bei stark entzündlichen Prozessen wegen der besseren Blutstillung.

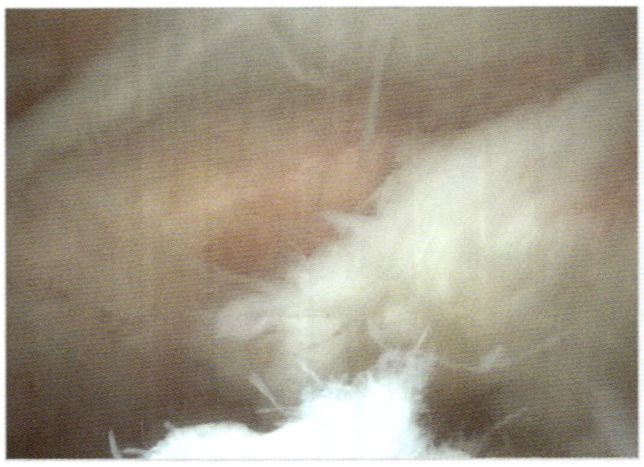

Abb. 4.6 Ausgeprägte RM-Ruptur.

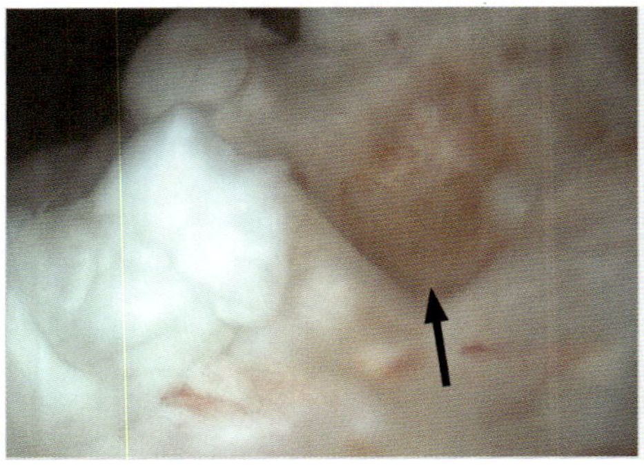

Abb. 4.7 Synovialitisch induzierter knöcherner Defekt am Humeruskopf.
Usur (s. Pfeil).

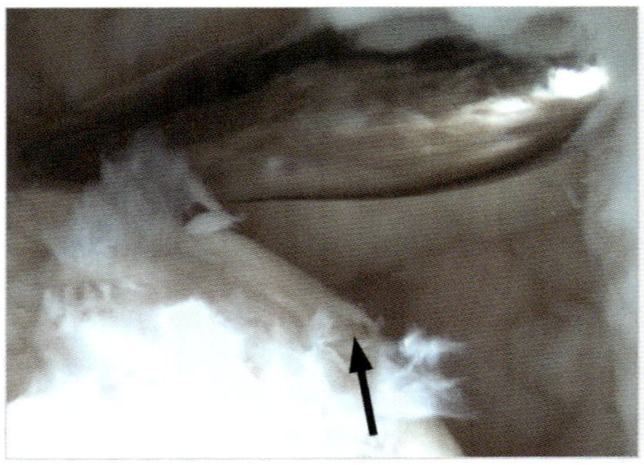

Abb. 4.8 Bereits ausgeprägte Knorpelschäden (s. Pfeil).

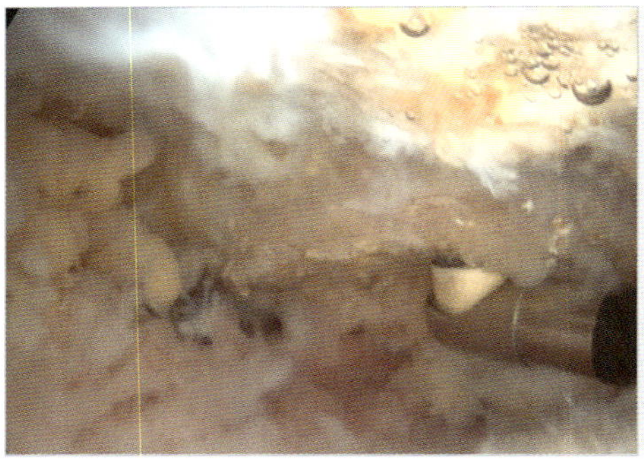

Abb. 4.9 Subakromiale Dekompression bei Bedarf (ggf. nur sehr sparsame knöcherne Dekompression). Vollständige Entfernung der Synovialitis, Kauterisierung mit dem Vaporisateur. 6–8 Wochen später Radiosynoviorthese planen.

4.2 Rotatorenmanschettenruptur

► **Indikation.** Destruktion Larsen I – II. Rotatorenmanschettenruptur im bildgebenden Verfahren nachgewiesen (MRT, Sonografie).

Rotatorenmanschettenruptur operativ rekonstruierbar: Größe MRT, keine fettige Degeneration der Muskulatur (MRT). Akromiohumeraler Abstand größer 6 mm.

Im Zweifelsfall arthroskopische Überprüfung der Mobilisierbarkeit der Manschette.

► **Spezielle Aufklärung.** Fehlende Sehnenintegration. Re-Ruptur (auch sekundär mit Kranialisierung des Humeruskopfs). Schultersteife. Gefäß-, Nervenläsion (z. B. N. axillaris).

► **Instrumente.** Grundsieb Schulterarthroskopie. Schultersieb. Ankersystem des jeweiligen Herstellers.

► **Lagerung.** Beach-Chair-Lagerung (► Abb. 4.10).

► **Entscheidende Schritte.** Vorgehen wie bei Schulterarthroskopie. Jede rheumatische Schulter wird zunächst arthroskopiert, s. Kap. 4.1.

In jedem Fall erfolgt zunächst eine arthroskopische Synovialektomie. Während der anschließenden subakromialen Arthroskopie wird zunächst die entzündlich veränderte Bursa entfernt. Die Mobilisierbarkeit der Rotatorenmanschette wird arthroskopisch überprüft. Kleinere Rupturen werden arthroskopisch verschlossen. Dies ist beim Rheumatiker eher selten. Gleichzeitig ist häufig die Gewebequalität bei der Ruptur reduziert, verbunden mit stark entzündlichen Veränderungen auch subakromial. Aus diesem Grund wird oft ein Mini-Open-Approach gewählt.

► **OP-Technik.** Siehe ► Abb. 4.11, ► Abb. 4.12, ► Abb. 4.13, ► Abb. 4.14, ► Abb. 4.15, ► Abb. 4.16, ► Abb. 4.17, ► Abb. 4.18.

► **Postoperative Nachbehandlung.** Sofortige allgemeine Mobilisation (cave: Schulter, keine Ruhigstellung!). Schulterabduktionskissen für 6 Wochen bei größeren Rupturen.

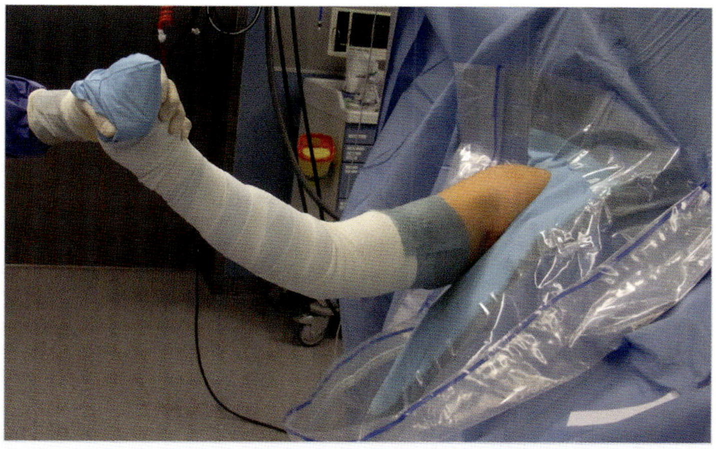

Abb. 4.10 Die Schulter wird in Beach-Chair-Position gelagert.

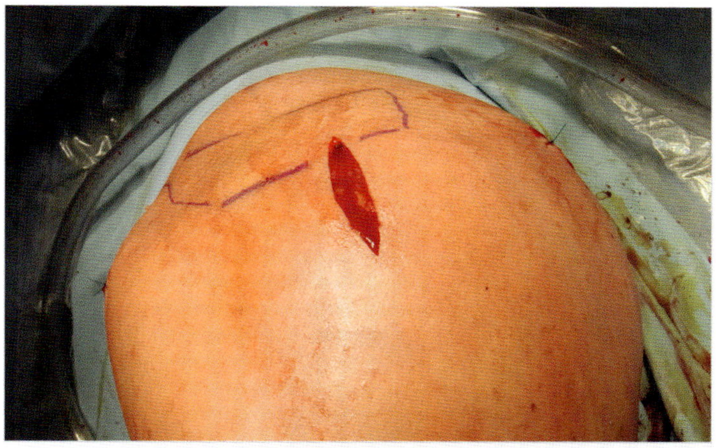

Abb. 4.11 Die Rekonstruierbarkeit der Rotatorenmanschettenruptur wird arthroskopisch getestet. Hautschnitt vom Akromionrand longitudinal im Faserlauf des M. deltoideus 2–3 cm nach distal. Der intramuskuläre Faszienstreifen des M. deltoideus wird längs gespalten und der Spreizer eingeführt.

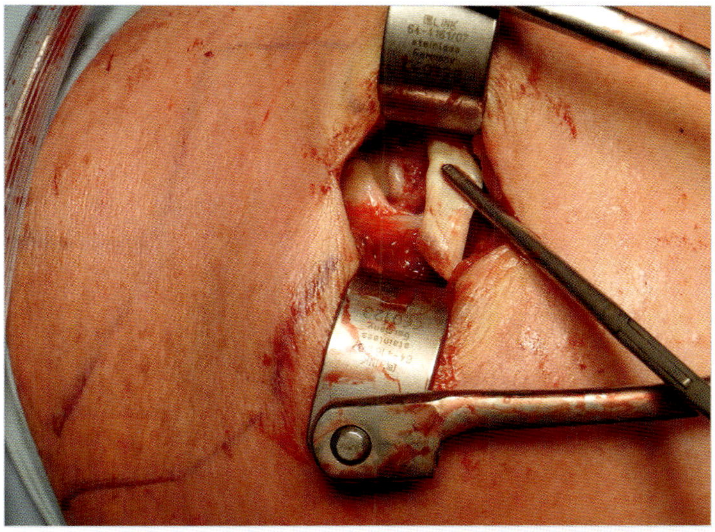

Abb. 4.12 Die Bizepssehne (Pinzette) ist durch die große Ruptur luxiert und bereits zur Hälfte zerstört. Sie wird tenotomiert. Auf eine Fixation wird meist verzichtet.

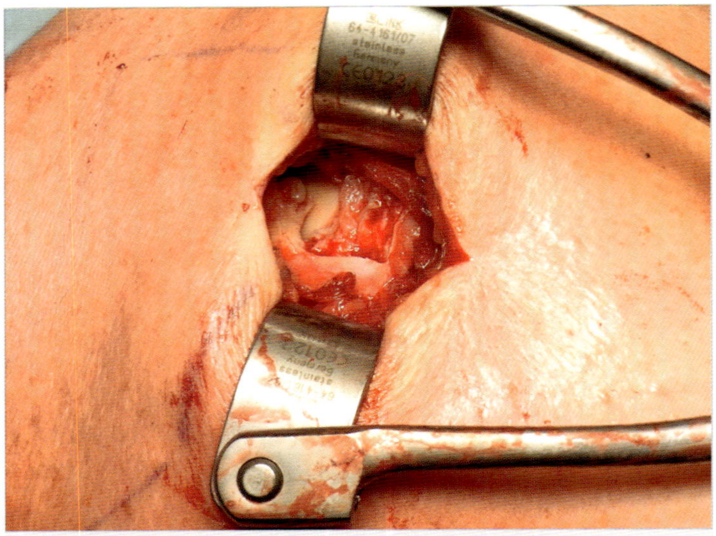

Abb. 4.13 Die Rotatorenmanschettenruptur zieht sich auch weit nach zentral bis zum Akromionunterrand. Das entzündliche Gewebe wird entfernt, die Ränder werden angefrischt. Ausgiebige Mobilisation der Ruptur.

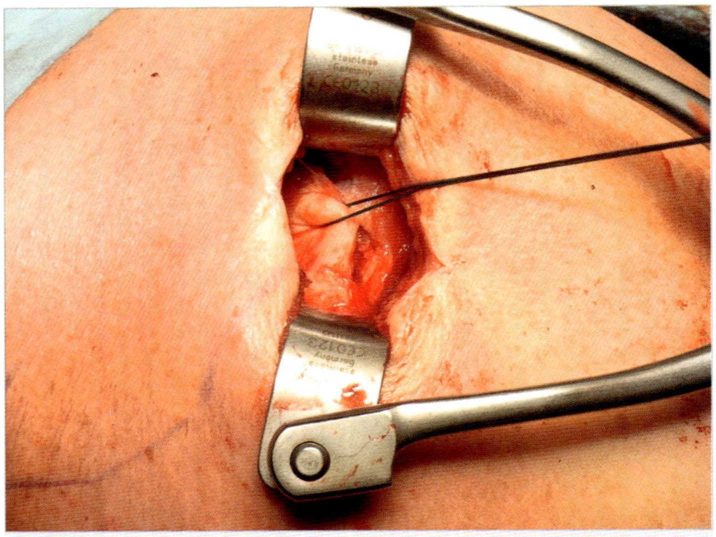

Abb. 4.14 Zur Mobilisation wird die Ruptur mit einem Haltefaden angeschlungen.

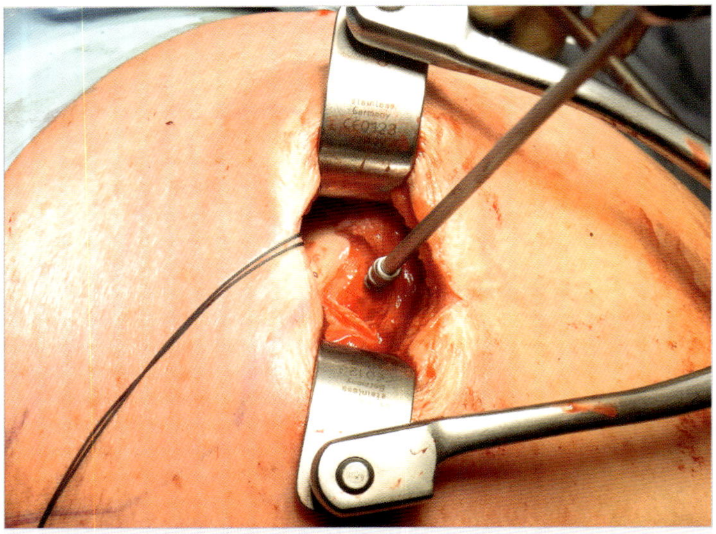

Abb. 4.15 Die Fixationszone der Manschette wird angefrischt. Ein mit zwei Fäden armierter Anker wird eingebracht.

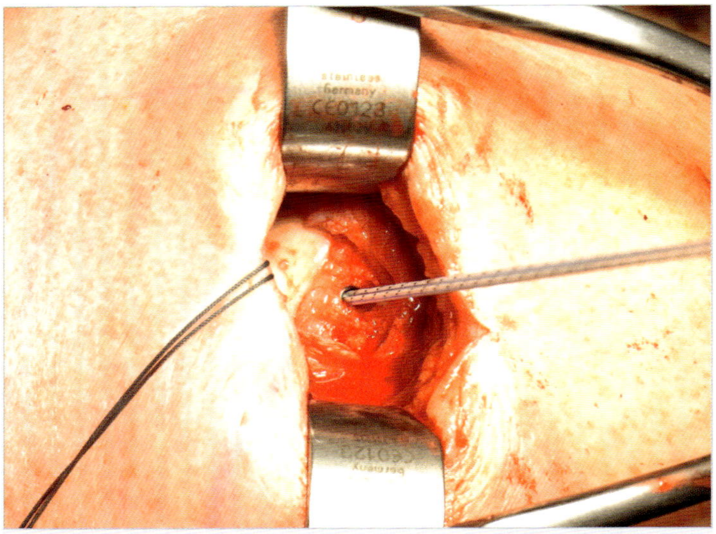

Abb. 4.16 Anker wird mit den Haltefäden auf Stabilität geprüft (häufig sehr osteoporotische Knochenverhältnisse).

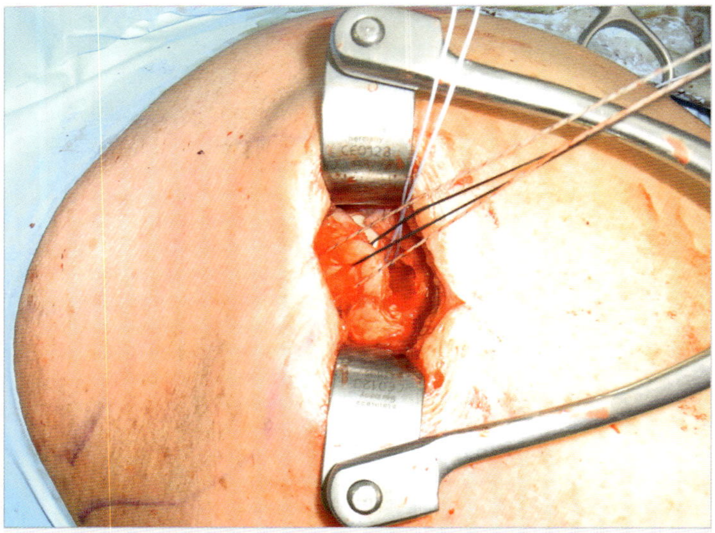

Abb. 4.17 Die Manschette wird in Mason-Allen-Technik gefasst, zunächst mit den Ankerfäden refixiert und dann Seit-zu-Seit verschlossen.

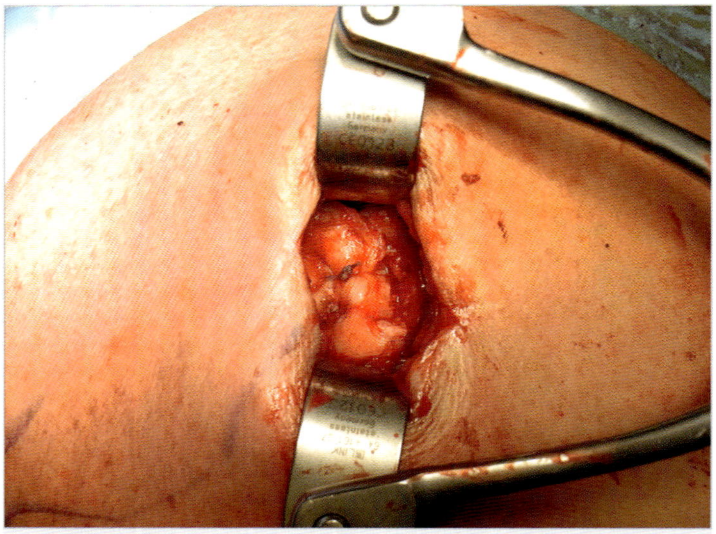

Abb. 4.18 Ruptur komplett rekonstruiert.

4.3 Schulterendoprothetik

4.3.1 Oberflächenersatz/Kopfersatz

Die Indikation für die verschiedenen Prothesen richtet sich nach dem Ausmaß der knöchernen Destruktion, vor allem aber nach dem Zustand der Rotatorenmanschette.

Auf die Darstellung einer anatomischen Schulterprothese wird hier bewusst verzichtet. Die Präparation und Versorgung der Pfanne und des Schaftes werden bei der inversen TEP aufgezeigt.

▸ **Indikation.** Destruktion Larsen III – V mit erheblicher klinischer Symptomatik bei destruiertem OA-Kopf. Keine große Rotatorenmanschettenruptur. Pfanne ohne größere Destruktion und Humeruskopf zentriert. Humeruskopfsituationen mit erheblicher fettiger Degeneration (MRT) der Rotatorenmanschette oder schwererer Osteoporose/Humeruskopfnekrose eignen sich nicht für einen Oberflächenersatz. Der Oberflächenersatz wird meist ohne Pfanne implantiert.

Bei der nicht seltenen Nekrose des Oberarmkopfs bei rheumatischen Erkrankungen bietet sich ein Humeruskopfersatz an.

▸ **Spezielle Aufklärung.** Prothesenlockerung. Sehnenruptur (auch sekundär). Prothesenluxation. Knochenfraktur/-perforation. Sensible Hautäste. Nervenschädigung (N. axillaris).

▸ **Instrumente.** Prothesenset Hersteller

▸ **Lagerung.** Beach-Chair-Positionierung. Röntgen muss möglich sein! Volle Streckung des Armes ist zu gewährleisten.

▸ **Zugang.** Deltoideopektoraler Zugang. Siehe auch ▸ Abb. 4.19.

▸ **Entscheidende Schritte.** Schutz des N. axillaris (z. B. auch Hakendruck). Gegebenenfalls Resektion einer subakromialen Bursa. Sehnensaum der Subskapularissehne von ca. 5 mm am Tuberculum minus für die spätere Refixation belassen. Alternativ Lösen der M. subscapularis mit Osteotom knöchern. Sehr exaktes Platzieren der Ausrichtlehre für die Kopfresektion.

▸ **OP-Technik.** Siehe ▸ Abb. 4.20, ▸ Abb. 4.21, ▸ Abb. 4.22, ▸ Abb. 4.23, ▸ Abb. 4.24, ▸ Abb. 4.25, ▸ Abb. 4.26, ▸ Abb. 4.27, ▸ Abb. 4.28, ▸ Abb. 4.29, ▸ Abb. 4.30.

▸ **Spezifische Komplikationen.** Nahtinsuffizienz M. subscapularis. Schädigung N. axillaris.

▸ **Postoperative Nachbehandlung.** Sofortige allgemeine Mobilisation. Gilchrist für 2 Tage, dann Abduktionskissen (3 Wochen). Zunächst passive Abduktion 70°, Außenrotation 10°, Anteversion 90°. Später ab der 3. Woche aktiv assistiert. Frühes Beüben der Finger.

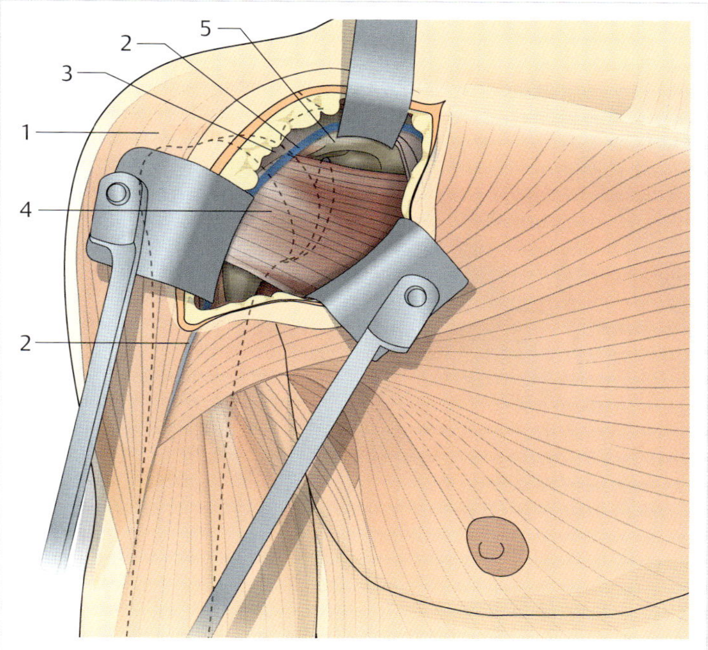

Abb. 4.19 Schemazeichnung Zugangsweg. Gute Möglichkeiten, bei intraoperativer Komplikation (z. B. Fraktur) Schnittführung zu erweitern.
1 M. deltoideus
2 V. cephalica
3 Caput breve m. bicipitis brachii
4 M. subscapularis
5 Processus coracoideus

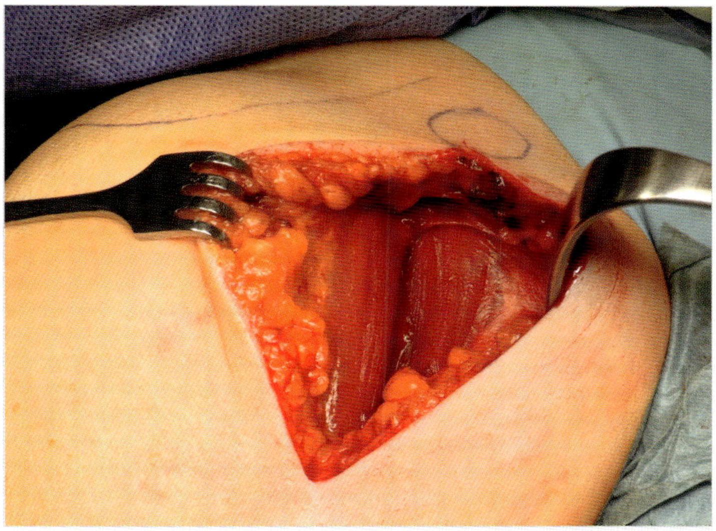

Abb. 4.20 Hautschnitt vom Processus coracoideus (angezeichnet) entlang des Sulcus deltoideopectoralis. Präparation in die Tiefe auf den Sulcus deltoideopectoralis. Stumpfe Präparation des Sulkus. Die V. cephalica wird zusammen mit Fasern des M. deltoideus nach lateral gehalten.

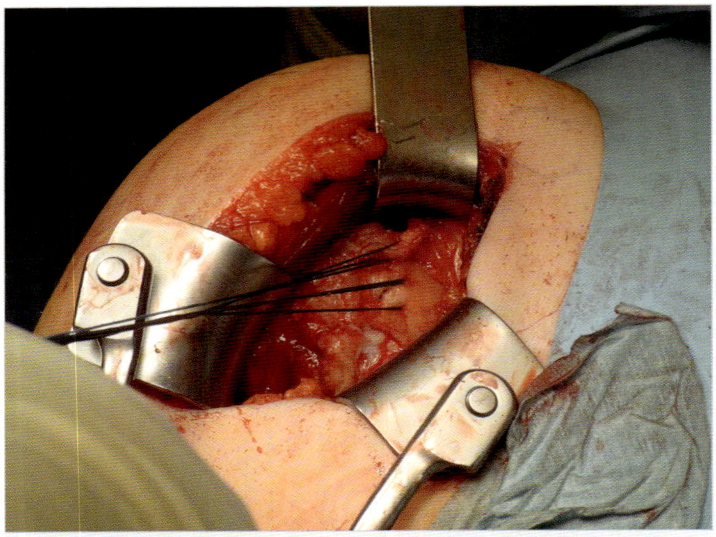

Abb. 4.21 Anschlingen der Sehne des M. subscapularis mit mindestens 3 Haltefäden. Ein mindestens 5 mm breiter Sehnenstreifen wird am Humeruskopf belassen zur späteren Refixation. Alternativ: Lösen einer knöchernen Schuppe am Humerus mit anheftender Sehne (cave bei osteoporotischen Knochenverhältnissen).

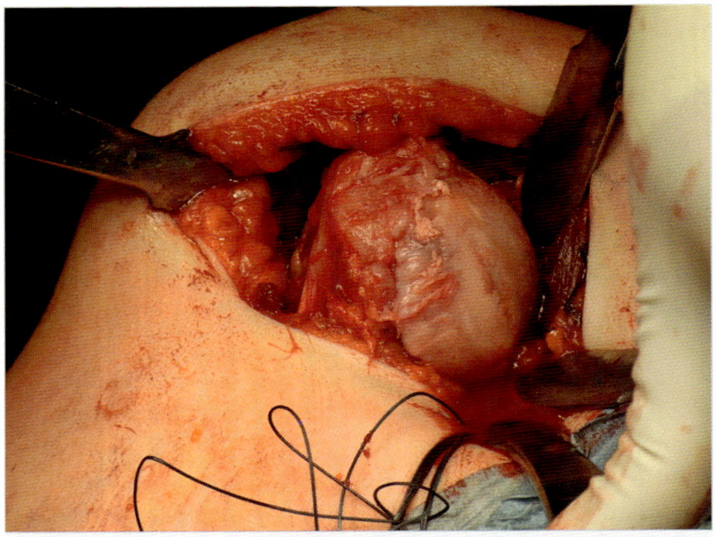

Abb. 4.22 Mobilisieren des Oberarmkopfs. Alle Osteophyten werden abgetragen. Lösen der Kapsel knochennah am Oberarmkopf. Bei kontrakten Verhältnissen und schlechter Außenrotation Kerbung des M. pectoralis.

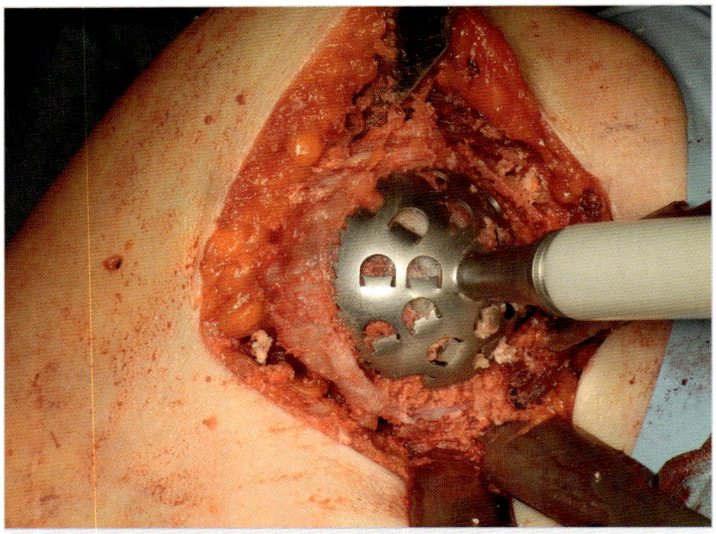

Abb. 4.23 Einbringen eines zentralen Markierungsdrahts mit einer Schablone. Bei der Größenwahl der Schablone (Röntgenplanung!) keine zu große Schablone – führt zu einem Overstuffing. Die Schablone wird exakt den knöchernen Grenzen des Humeruskopfs angepasst. Die Knorpel-Knochen-Grenze erlaubt eine exakte Orientierung der Frässchablone dreidimensional – Anpassung an die vorliegenden anatomischen Verhältnisse. Über einen zentralen Markierungsdraht erfolgt das Auffräsen des Oberarmkopfs.

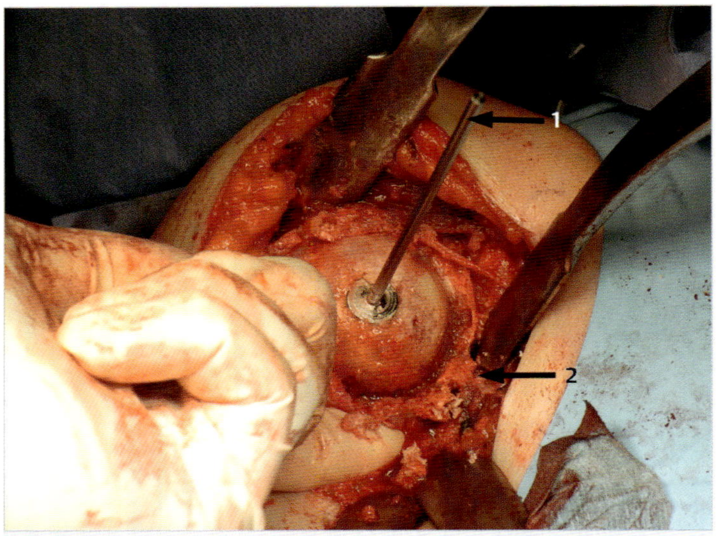

Abb. 4.24 Anbringen des Ausrichtungsstabs (1). Hierüber kann die Größe der Fräse und auch die Frästiefe nochmals angepasst werden. Entfernen der knöchernen Überstände (2).

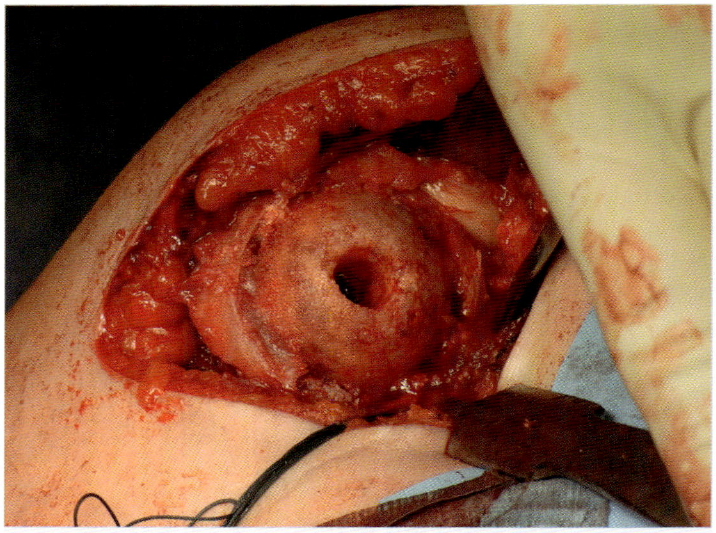

Abb. 4.25 Vorbereitung des Oberarmkopfs mit Überbohren des zentrierten Eintrittspunkts.

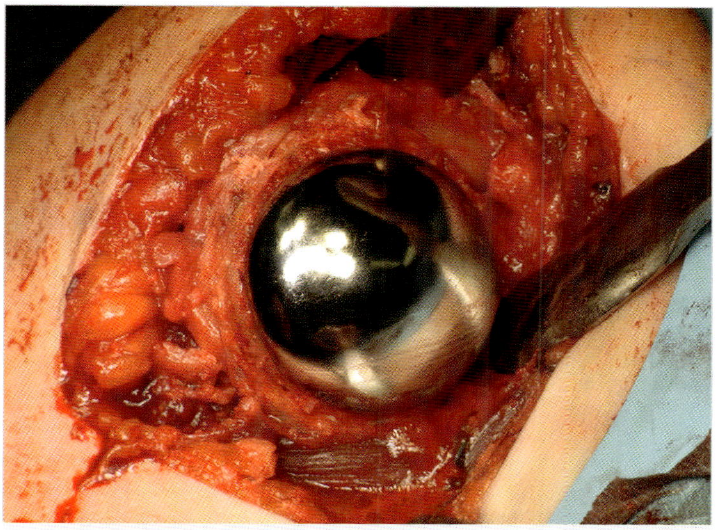

Abb. 4.26 Endgültig platzierte Metallkalotte.

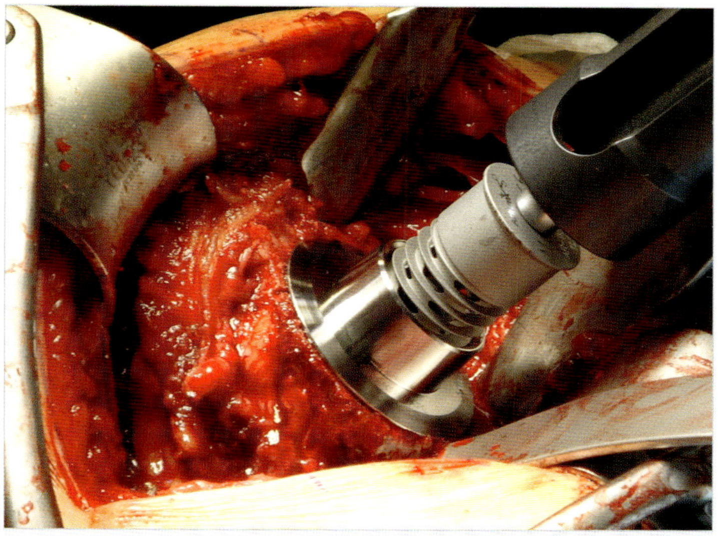

Abb. 4.28 Einbringen der zentralen Verankerungsschraube.

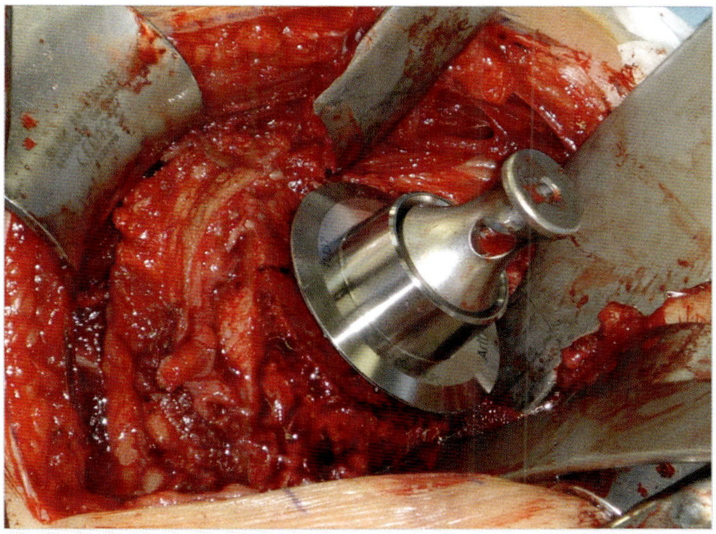

Abb. 4.27 Bei Vorliegen einer Humeruskopfnekrose und gleichzeitiger ausreichender Knochenqualität des Humerus bietet sich die Option zum Humeruskopfersatz an. Der Humeruskopf wird an der Knorpelgrenze osteotomiert, diese kann nach Abtragung der Osteophyten gut dargestellt werden. Die natürliche Retrotorsion des Humeruskopfs kann so gut respektiert werden. Gleichzeitig ist hier die eine bessere Versorgungsmöglichkeit mit einer Pfanne gegeben, was sich beim Rheumatiker und erhaltener Rotatorenmanschette als positiv herausgestellt hat. Beim reinen Oberflächenersatz wird darauf meist verzichtet; die Versorgung mit einer Pfanne kann deutlich erschwert sein.

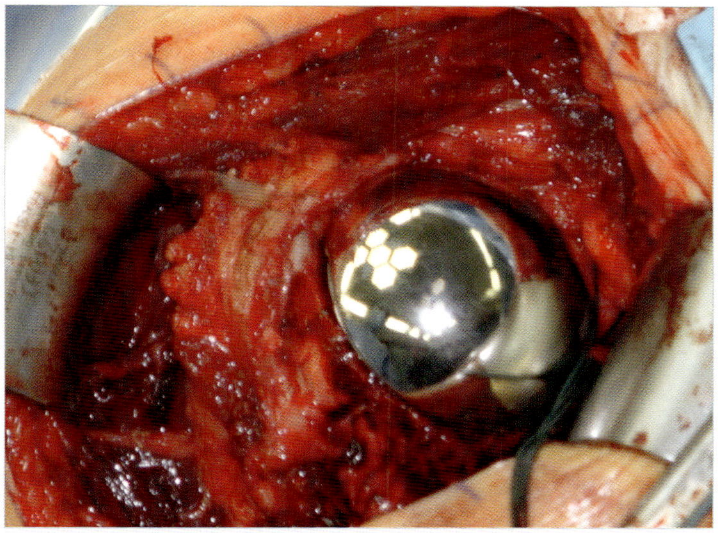

Abb. 4.29 Verklemmen der Kopfkalotte.

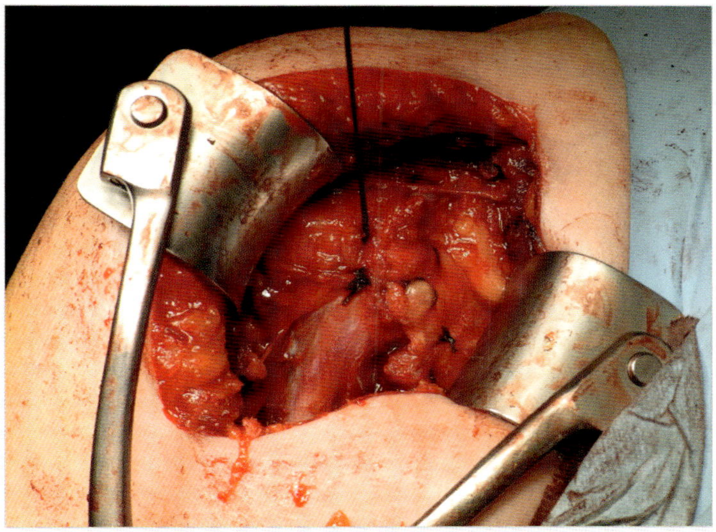

Abb. 4.30 Rekonstruktion der Muskelmanschette und des M. subscapularis mit Mason-Allen-Nähten.

4.3.2 Inverse Schulterprothese

Eingriff, der lange Erfahrung bei der operativen Versorgung der Schulter voraussetzt. Oft erschwerte Exposition des Glenoids.

▸ **Indikation.** Nichtrekonstruierbare Destruktion der Rotatorenmanschette bei Gelenkdestruktion Larsen IV – V mit erheblicher klinischer Symptomatik. Alter über 65 Jahre wegen fehlender Rückzugsmöglichkeiten.

▸ **Spezielle Aufklärung.** Prothesenlockerung. Funktionseinschränkung Schulter. Prothesenluxation. Knochenfraktur/-perforation. Skapulanotching. Rocking-Horse-Phänomen.

▸ **Instrumente.** Prothesenset Hersteller

▸ **Lagerung.** Beach-Chair-Lagerung. Durchleuchtung muss möglich sein!

▸ **Besonderheiten.** Schaft zementfrei oder zementiert implantierbar. Konkaver Anteil der TEP am Glenoid fixiert (Verlagerung des Drehzentrums nach distal und medial). Beweglichkeit über die Aktion des M. deltoideus. Präoperativ MRT-/CT-Darstellung empfohlen zur korrekten Ausrichtung des Glenoids, bei Voroperation der betroffenen Schulter neurologische Abklärung des N. axillaris zwingend.

▸ **Zugang.** Deltoideopektoral, alternativ superolateral (McKenzie-Zugang).

▸ **Entscheidende Schritte.** Ausrichtung der vorbereitenden Lehren für den Humerus und die Präparation der Pfanne (exakte Ausrichtung der Metaglene!). Cave: exakte Platzierung der Schrauben im Glenoid. Wichtig ist die einwandfreie Einstellung der Spannung bei der Probereposition!

Zugang wie beim Oberflächenersatz an der Schulter (siehe dort).

▸ **OP-Technik.** Siehe ▸ Abb. 4.31, ▸ Abb. 4.32, ▸ Abb. 4.33, ▸ Abb. 4.34, ▸ Abb. 4.35, ▸ Abb. 4.36, ▸ Abb. 4.37, ▸ Abb. 4.38, ▸ Abb. 4.39.

▸ **Spezifische Komplikationen.** Notching. Rocking. Bewegungsdefizit. (Sub-)Luxationen. Schädigung des N. axillaris.

▸ **Postoperative Nachbehandlung.** Sofortige allgemeine Mobilisation.

Für 6 Wochen: passive Abduktion und Anteversion 90°, vorsichtige Außenrotation/Innenrotation, keine Abstützbewegungen. Gegebenenfalls Abduktionskissen (reduzierte Spannung auf den M. deltoideus). Danach zunehmend freie aktive Nutzung

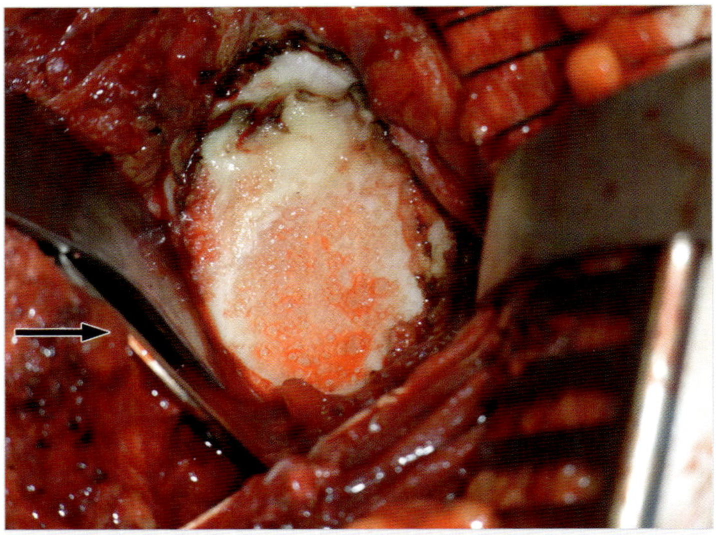

Abb. 4.31 Darstellung der destruierten Pfanne. Häufig ausgeprägtes Kapselrelease erforderlich (knochennah) sowohl am Humerusschaft als auch zirkulär um die Pfanne. Nach Osteotomie des Humeruskopfs wird der Schaft durch eine spezielle Abdeckplatte (s. Pfeil) geschützt, um einer Schädigung durch Hakendruck vorzubeugen.

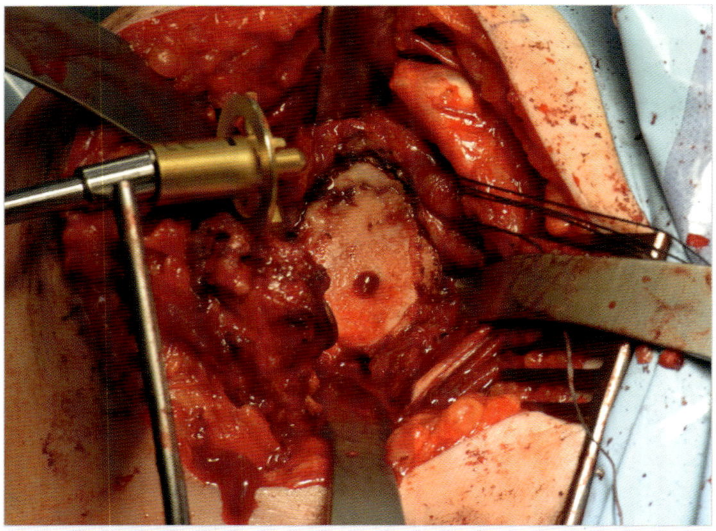

Abb. 4.32 Präparation des Glenoids nach OP-Anleitung des verwendeten Modells. Wichtig: Wahl des Eintrittspunkts zur Pfanne. Die präoperative CT-Untersuchung gibt Aufschluss über die Lokalisation der Destruktion der Pfanne und eine eventuell erforderliche Korrektur der Fräsrichtung, um eine plane Auflagefläche zu erzielen.

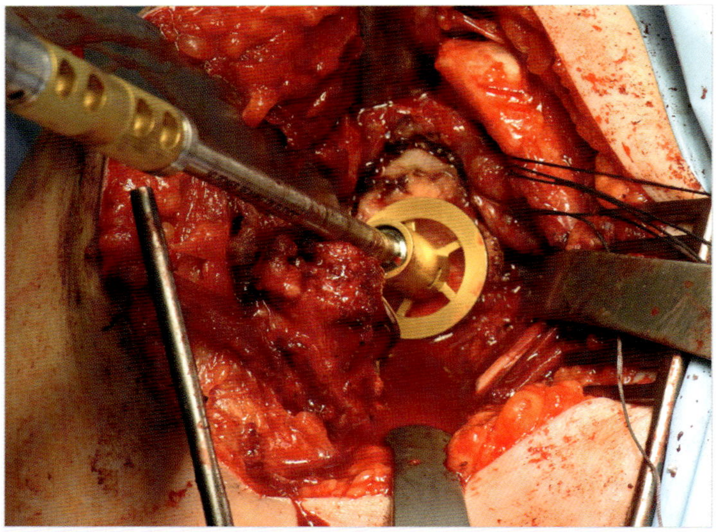

Abb. 4.33 Auffräsen der sklerotischen Glenoidanteile. Die Position der Pfanne ist wichtig, um eine späteres Skapulanotching zu verhindern (unterer Pfannenrand).

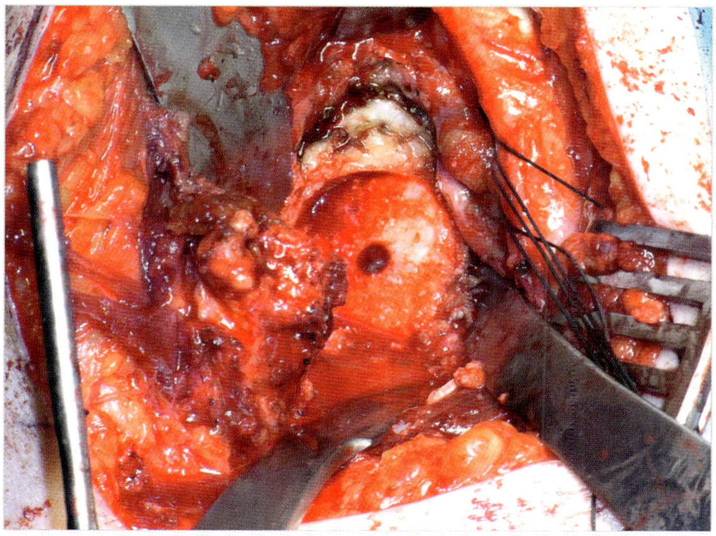

Abb. 4.34 Darstellung der vorbereiteten Glenoidoberfläche.

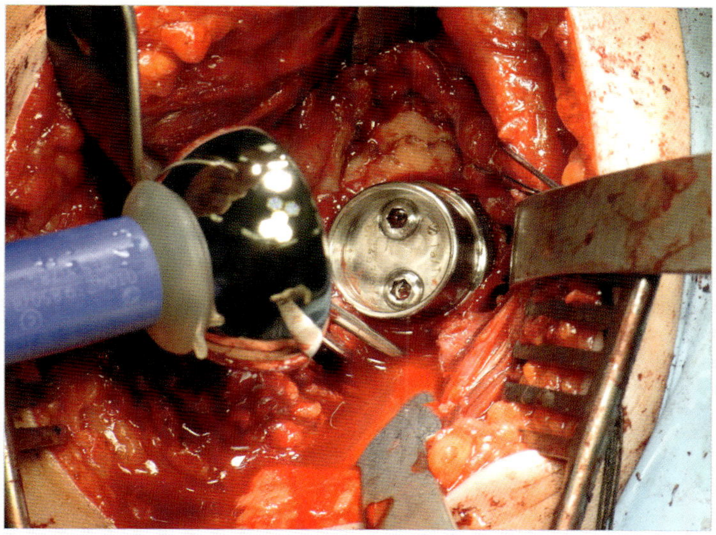

Abb. 4.35 OP-Situs mit Basisplatte vor Aufsetzen des Metaglene.

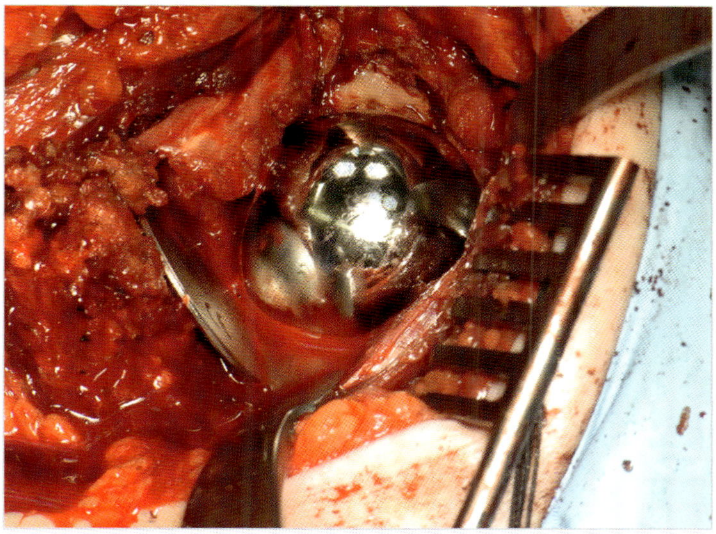

Abb. 4.36 In-situ-Positionierung des Metaglene. Links Humerus mit Abdeckplatte.

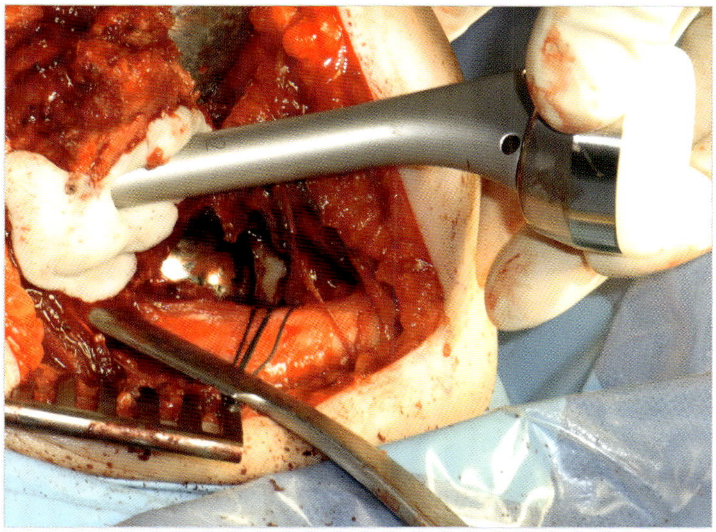

Abb. 4.37 Zementiertes Einbringen des Humerusschafts nach Aufraspeln des Humerus.

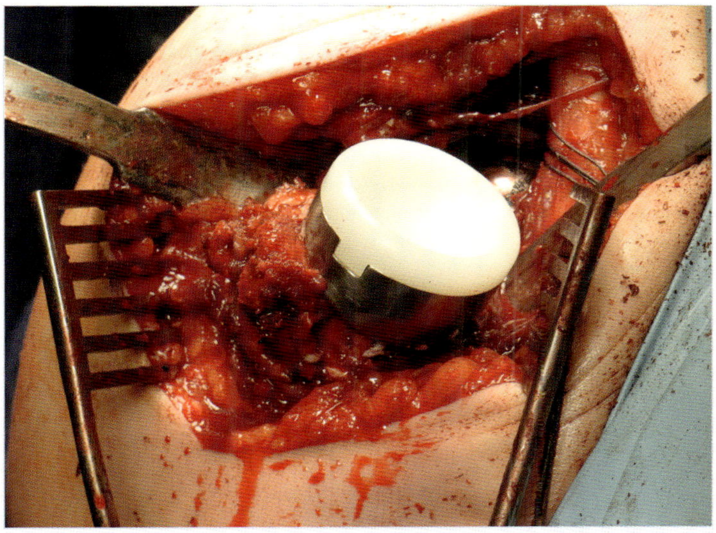

Abb. 4.38 Situation nach Einbringen des zementierten Humerusschafts mit Inlay.

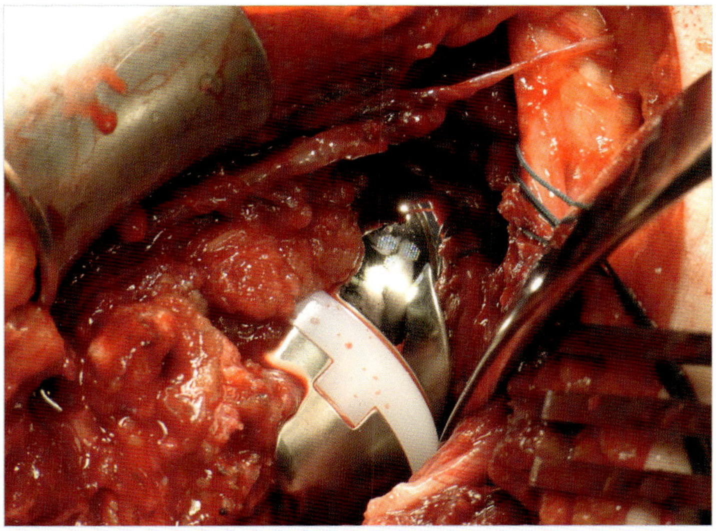

Abb. 4.39 Artikulation der Prothesenanteile unter optimaler Spannung.

Kapitel 5

Fuß

5 Fuß

S. Sell, S. Rehart, M. Henniger, B. Kurosch

5.1 Indikation und Therapieplan

Bei rheumatischen Erkrankungen ist der Fuß in 85 – 100% der Fälle betroffen, zum Teil auch schon zu Beginn der Erkrankung. Meist ist der Vorfuß, gefolgt von Mittelfuß und Sprunggelenk involviert.

Auch hier gilt das Grundprinzip der Therapie: von proximal nach distal. Eine Destruktion des unteren Sprunggelenks sollte also tendenziell eher angegangen werden als die Vorfußbeteiligung. Es muss jedoch berücksichtigt werden, dass der Rheumatiker immer ein sehr individuelles Vorgehen erfordert.

Synovialektomien im Vorfußbereich sind selten. Es setzen sich jedoch auch beim rheumatischen Vorfuß immer mehr gelenkerhaltende Eingriffe durch. Den entscheidenden Faktor für die Indikationsstellung bilden hier – mehr als beim nichtrheumatischen Vorfuß – die Weichteile des Fußes. Im Laufe des entzündlichen Prozesses werden einerseits die Weichteile kontrakt und können nur noch bedingt ausgeglichen werden. Diese bestimmen weit mehr als die Ausprägung der knöchernen Abweichung die Indikation zum gelenkerhaltenden Eingriff. Ist das Großzehengrundgelenk präoperativ z. B. nicht mehr in die Neutralstellung reponierbar, so erhöht das nach unserer Erfahrung die Rezidivwahrscheinlichkeit ungemein und es ist zu überlegen, ob hier nicht einer Arthrodese der Vorzug gegeben werden sollte. Dies ist umso mehr zu berücksichtigen, wenn die Großzehenabweichung zur Verschiebung der Zehen II – V nach fibular geführt hat. Man sollte hier also eher auf einen stabilen und korrigierten 1. Strahl setzen.

Andererseits spielt der Zustand der medialen Kapsel eine entscheidende Rolle bei der Indikationsstellung. Beim Rheumatiker sind diese Strukturen manchmal extrem elongiert und führen trotz eines knöchern guten Korrekturergebnisses zum Rezidiv. Präoperativ ist allerdings der Zustand der medialen Kapsel nur sehr schwer zu erfassen. Wir besprechen deshalb mit diesen Patienten ganz offen, dass wir den Eingriff – gelenkerhaltend oder versteifend – endgültig während der Operation festlegen, in Abhängigkeit von der Weichteilsituation.

Die Zehen II – V sind insgesamt schwieriger zu korrigieren als die große Zehe. Dies sollte bei der Indikationsstellung berücksichtigt werden.

Diese Fehlstellungen der Zehen sind häufig kombiniert mit zusätzlichen anatomischen Veränderungen:

- Strecksehnenverkürzungen (Strecksehnenverlängerung),
- Luxation der Grundgelenke (Arthrolyse des Gelenks, Weil-Osteotomie mit dorsalem Keil),
- seitliche Elongation der Kapsel mit fibularer Abweichung der Zehe (Kapselplastik mit Doppelung).

Unverändert stellt die Mittelfußköpfchenresektion am Vorfuß trotz der aufkommenden gelenkerhaltenden Operationen den „Goldstandard“ dar, gleichzeitig ist sie einer der „Winner“-Operationen, genauso erfolgreich und subjektiv zufriedenstellend für den Patienten wie Hüft- und Knieprothesen. Wir beginnen unseren Operationsplan, den wir mit dem Patienten besprechen, gerne auch mit dieser Operation. Ob diese Operation von plantar oder dorsal durchgeführt wird, hängt von der jeweiligen „Schule“ ab; beide Vorgehensweisen, die wir dargestellt haben, liefern gute Ergebnisse. Um Krankenhausaufenthalte zu minimieren, sind beidseitige Vorfußkorrekturen nicht selten.

Bei der Korrektur des 1. Strahles ist bei kontrakten Verhältnissen die Arthrodese der Standard. Die Swanson-Prothese stellt eine Alternative dar bei Gelenkdestruktion und korrigierbaren Weichteilverhältnissen.

Da die Weichteile eine zentrale Position sowohl in der Indikation als auch im operativen Vorgehen einnehmen, gilt es, sie in der Nachbehandlung auch entsprechend in ihrem Heilungsprozess durch Orthesen oder individuelle ergotherapeutische Anfertigungen zu schützen.

Hauptproblem beim Rheumatiker sind Wundheilungsstörungen – sowohl durch die Grunderkrankung als auch die begleitende medikamentöse Therapie.

5.2 Basisnahe Umstellungsosteotomie

► **Indikation.** Schwerer rheumatischer Spreizfuß. Rheumatischer Spreizfuß mit einem Intermetatarsalwinkel von ≥ 18°. Weichteile korrigierbar. Destruktion Larsen I – II.

► **Spezielle Aufklärung.** Wundheilungsstörungen. Pseudarthrose. Nekrose der Mittelfußköpfchen mit Folgen (Arthrodese). Gelenksteife. Rezidiv. Infektion. Sehnenverletzung. Gefäß-, Nervenverletzung.

► **Instrumente.** Winkelstabile Platte. Bei L- oder Z-förmiger Technik Schraubenosteosynthese (2,7 – 4,0 mm) Spongiosaschraube.

Alternativ: bogenförmige Osteotomie der Basis des Os metatarsale I.

► **Lagerung.** Rückenlagerung. Fuß orthograd gelagert. Gegebenenfalls Beckenstütze, um durch Tischkippung eine bessere Position des Fußes zu erzielen. Absenken des kontralateralen Fußes. Der Fuß liegt mit Beginn der Ferse über dem Tischende.

Intraoperative Röntgenkontrolle nur sehr selten erforderlich.

► **Entscheidende Schritte.** Intermetatarsaler Hautschnitt zwischen 1. und 2. Zehe zur Weichteilkorrektur: Lösen des M. adductor hallucis und situationsadaptiertes laterales Relase (s. Kap. 5.3).

► **OP-Technik.** Siehe ► Abb. 5.1, ► Abb. 5.2, ► Abb. 5.3, ► Abb. 5.4, ► Abb. 5.5.

► **Postoperative Nachbehandlung.** Orthesenversorgung zum Schutz der Weichteile für 6 Wochen ganztägig, für weitere 6 Wochen nachts. Vorfußentlastungsschuh für 6 Wochen, anschließend Röntgenkontrolle und Freigabe zur Vollbelastung. Weichbettende Einlagenversorgung nach Abschwellen des Fußes.

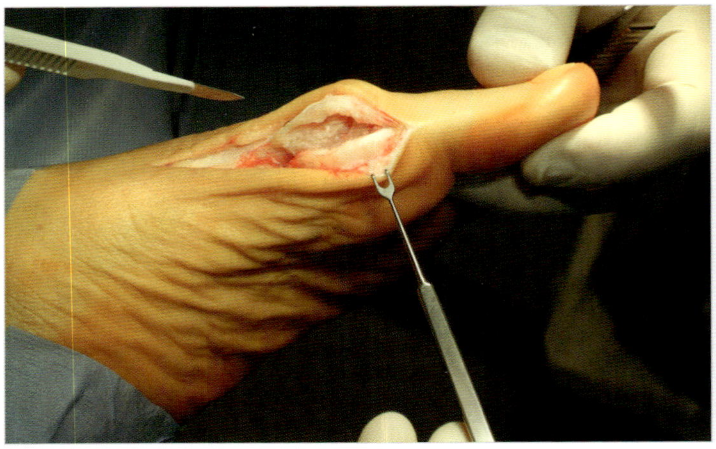

Abb. 5.1 Longitudinaler Hautschnitt von der Basis des Metatarsale I bis zum Grundgelenk D1. Longitudinale Spaltung der Kapsel. Alternativ 2 getrennte Hautschnitte: 3 cm langer longitudinaler Schnitt mehr dorsal gelegen, beginnend Basis Os metatarsale I und gleicher Schnitt am Grundgelenk D1 mehr proximal gelegen. Wir haben jedoch hierbei keine reduzierte Rate an Wundheilungsstörungen gefunden, sodass wir aufgrund der besseren Übersicht häufig dem längeren Schnitt den Vorzug geben. Darstellung des dorsomedial gelegenen Gefäß-Nerven-Bündels. Der sensible Hautnerv kreuzt am distalen Ende das mehr longitudinal verlaufende Gefäß von dorsal nach plantar.

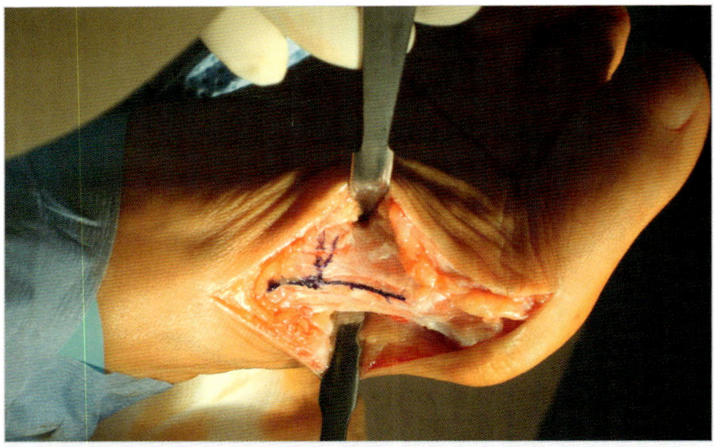

Abb. 5.2 Markieren der Schaftachse Os metatarsale I und der geplanten Osteotomieebene, die basisnah gelegt wird. Hier wurde Closed-Wedge-Osteotomie angezeichnet. Bei L-förmiger Osteotomie und Schraubenosteosynthese entsprechendes Vorgehen. Eine Alternative stellt auch die basisnahe kurze Z-förmige Osteotomie dar.

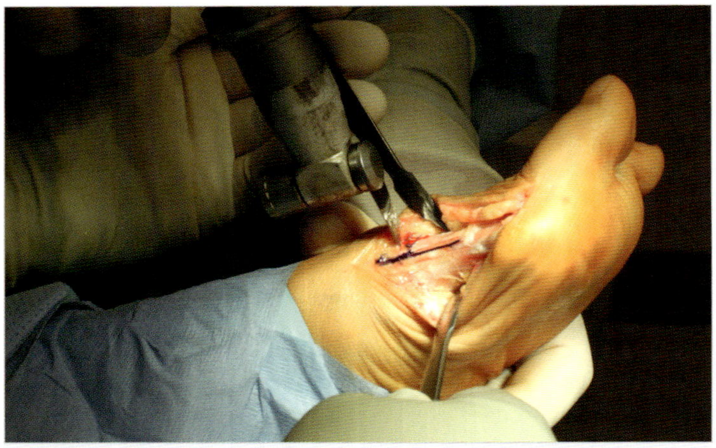

Abb. 5.3 Die Osteotomie wird unter dem Schutz von 2 Hohmann-Hebeln durchgeführt. Bei der Open-Wedge-Technik bleibt die laterale Kortikalis intakt. Mit 2 Osteotomiemeißeln wird die Osteotomie dann vorsichtig aufgedehnt, um die Integrität der lateralen Kortikalis zu bewahren.

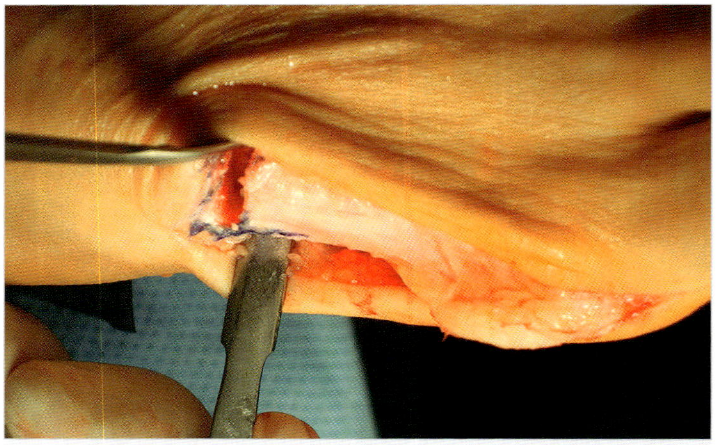

Abb. 5.4 Die Osteotomieebene ist aufgedehnt. Das Ausmaß der Korrektur ist auf der präoperativen Aufnahme determiniert und wird operativ umgesetzt. Bei tendenziell instabilen oder sehr osteoporotischen Verhältnissen ggf. temporäre Fixierung mit einem K-Draht.

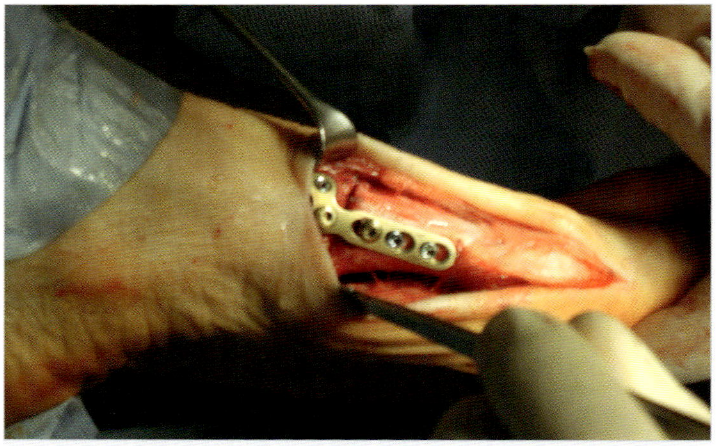

Abb. 5.5 Fixation mit einer winkelstabilen Platte. (ggf. auch plantares Plattensystem.) Der Osteotomiespalt sollte dorsal und plantar gleich weit bleiben. Auch eine Plantarisierung des Os metatarsale I ist möglich, indem der Spalt dorsal weiter geöffnet bleibt. Begleitender medialer Weichteileingriff am Kapselapparat am Grundgelenk (s. Kap. 5.3).

5.3 Scarf-Osteotomie

▶ **Indikation.** Schwerer rheumatischer Spreizfuß. Rheumatischer Hallux valgus mit einem Intermetatarsalwinkel von 10 – 18° (20°). Weichteile korrigierbar. Destruktion Larsen I – II.

▶ **Spezielle Aufklärung.** Wundheilungsstörungen. Pseudarthrose. Nekrose der Mittelfußköpfchen mit Folgen (Arthrodese). Rezidiv. Infektion. Gelenksteife. Sehnenverletzung. Gefäß-, Nervenverletzung.

Nach Scarf-Osteotomie keine Prothese möglich.

▶ **Instrumente.** 2,3- bzw. 2,7-mm-Schraube mit plattem Kopf. Spezielle versenkbare Schrauben mit 2 unterschiedlichen Gewinden („Herbert"-Schraube).

▶ **Lagerung.** Rückenlagerung. Fuß orthograd gelagert. Gegebenenfalls Beckenstütze, um durch Tischkippung eine bessere Position des Fußes zu erzielen. Absenken des kontralateralen Fußes. Der Fuß liegt mit Beginn der Ferse über dem Tischende.

Intraoperative Röntgenkontrolle nur sehr selten erforderlich.

▶ **Zugang.** Siehe ▶ Abb. 5.6, ▶ Abb. 5.7.

▶ **OP-Technik.** Siehe ▶ Abb. 5.8, ▶ Abb. 5.9, ▶ Abb. 5.10, ▶ Abb. 5.11, ▶ Abb. 5.12, ▶ Abb. 5.13.

▶ **Postoperative Nachbehandlung.** Orthesenversorgung zum Schutz der korrigierten Weichteile für 6 Wochen ganztägig, für weitere 6 Wochen nachts. Vorfußentlastungsschuh für 6 Wochen, anschließend Röntgenkontrolle und Freigabe zur Vollbelastung. Weichbettende Einlagenversorgung nach Abschwellen des Fußes.

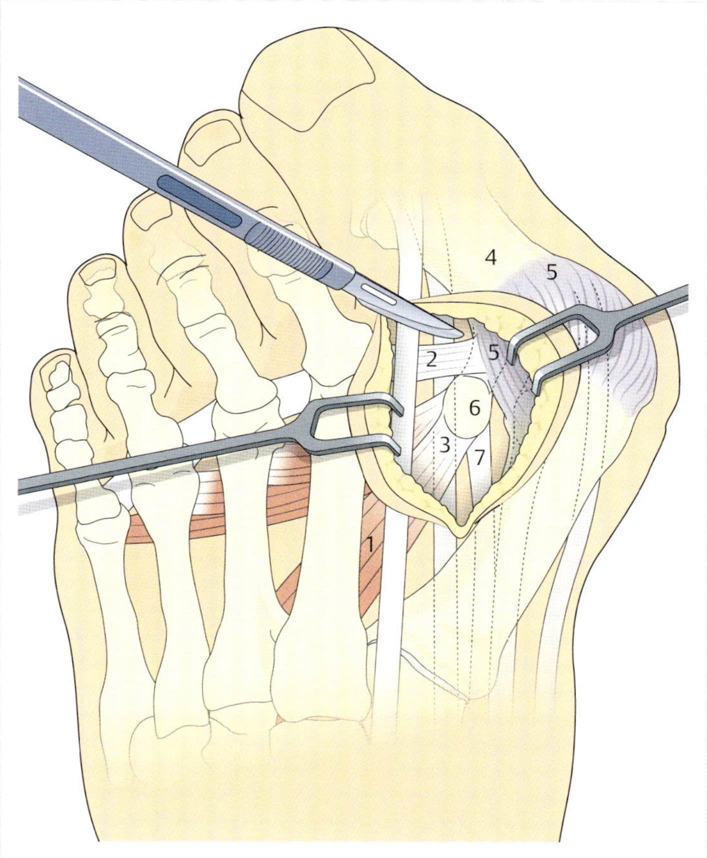

Abb. 5.7 Schemazeichnung Zugang. Eingang direkt am Os metatarsale I, da hier die Blutungsgefahr geringer ist. Freipräparation stumpf bis zum M. adductor hallucis. Dieser wird dargestellt, ggf. mit der Klemme unterfahren und tenotomiert. Darstellung des lateralen Sesambeins (tasten). Mit einem longitudinalen Schnitt wird dieses gelöst und die laterale Release komplettiert. Durch leichten Druck muss es unter das Mittelfußköpfchen I reponierbar sein. Das Release ist beendet, wenn das Grundgelenk locker in die gewünschte Korrekturstellung reponierbar ist, anderenfalls wird die laterale Gelenkkapsel mit mehreren Stichinzisionen geschwächt. Durch ein Brisement en force lässt sich die Korrekturstellung der Großzehe letztendlich erreichen.

1 M adductor hallucis
2 Lig. metatarseum transversum
3 Adductor-hallucis-Sehne
4 Grundphalanx
5 Kapsel des MTP-Gelenks der Großzehe
6 fibulares Sesambein
7 M. flexor hallucis brevis

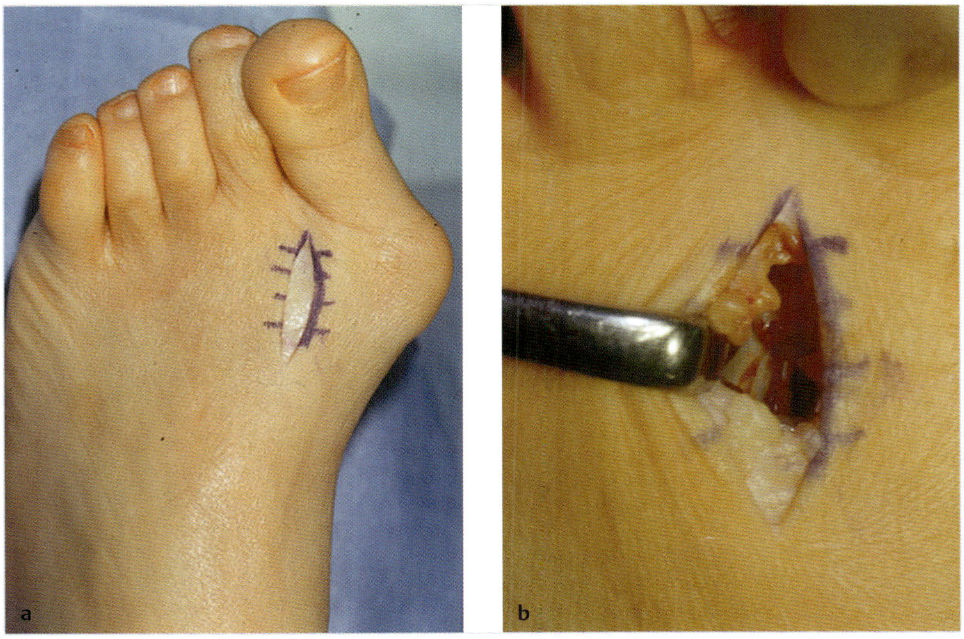

Abb. 5.6 a u. **b** Longitudinaler oder S-förmiger Hautschnitt. Bei ebenfalls geplanter Versorgung des MTP-II-Gelenks empfiehlt sich ein S-förmig zum Metatarsale II geschwungener Schnitt. Sehr sorgfältige Blutstillung, häufig zeigen sich ausgeprägte Venengeflechte.

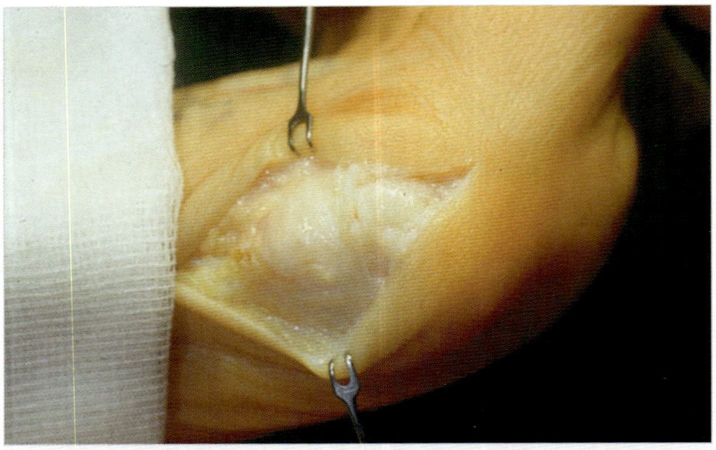

Abb. 5.8 Darstellung der Kapsel. Darstellung des dorsomedial gelegenen Gefäß-Nerven-Bündels. Der sensible Hautnerv kreuzt am distalen Ende das mehr longitudinal verlaufende Gefäß von dorsal nach plantar. Standardmäßig longitudinale Eröffnung der Kapsel. Nur bei ausgeprägten Deformitäten L-förmige Kapseleröffnung.

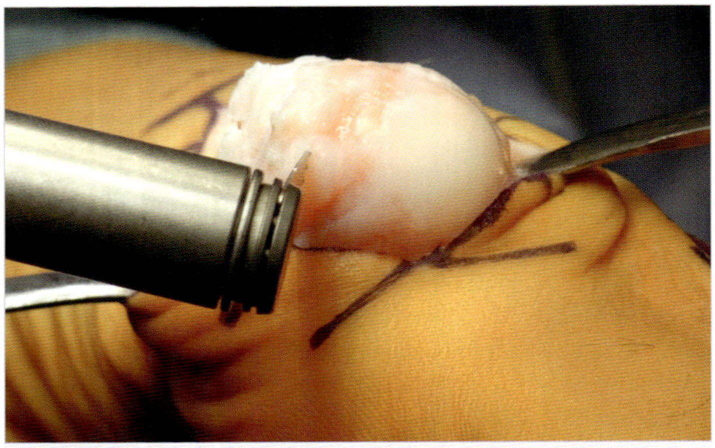

Abb. 5.9 Nach Eröffnung der Kapsel kann das Mittelfußköpfchen I dargestellt werden Die entzündlichen Veränderungen werden synovialektomiert. Die Pseudoexostose wird tangential zur Schaftachse osteotomiert. Die „Begrenzungsrille" muss erhalten werden, sonst besteht die Gefahr einer Varusfehlstellung, diese ist beim Rheumatiker allerdings relativ gering.

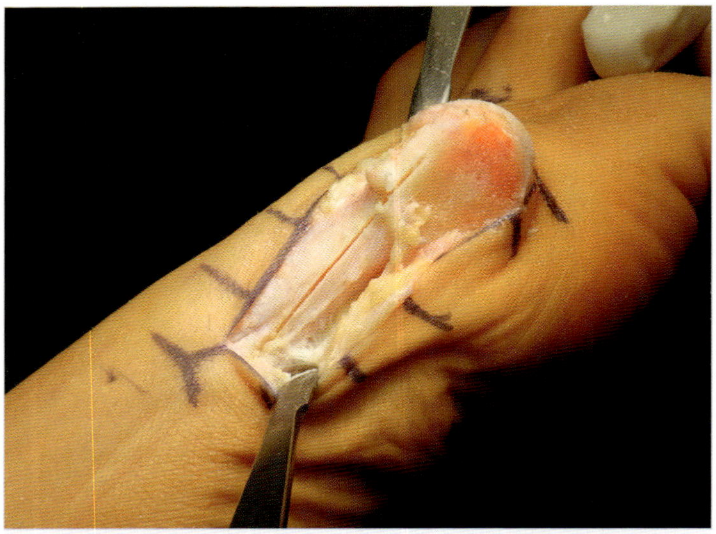

Abb. 5.10 Horizontale Osteotomie des Os metatarsale I, wobei die Osteotomie proximal im plantaren Drittel des Schaftes liegt und distal im dorsalen. Beim Sägeschnitt wird mit der Osteotomie auf das 4. Metatarsale gezielt. Ist bei einer besonders starken Metatarsalgie D2 eine zusätzliche Plantarisierung geplant, so wird die Osteotomieebene leicht nach plantar abgesenkt.

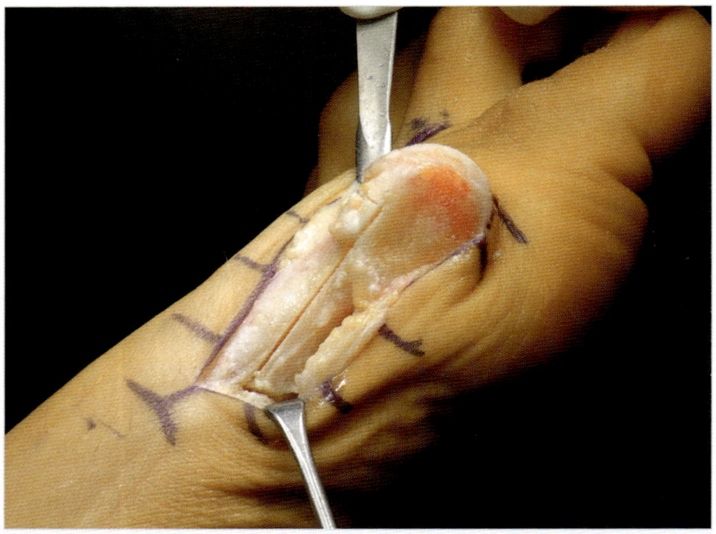

Abb. 5.11 Die komplettierenden proximalen und distalen Schnitte werden in einem Winkel von ca. 60° gesetzt. Die führt zu einer besseren Verkeilung und erhöhten Stabilität der Osteotomiefragmente. Die Ausrichtung der proximalen und distalen Osteotomie bestimmt die Verlängerung (nach medial abfallend) bzw. Verkürzung (nach medial aufsteigend) des Metatarsale I. Dies wird in der OP-Planung bestimmt.

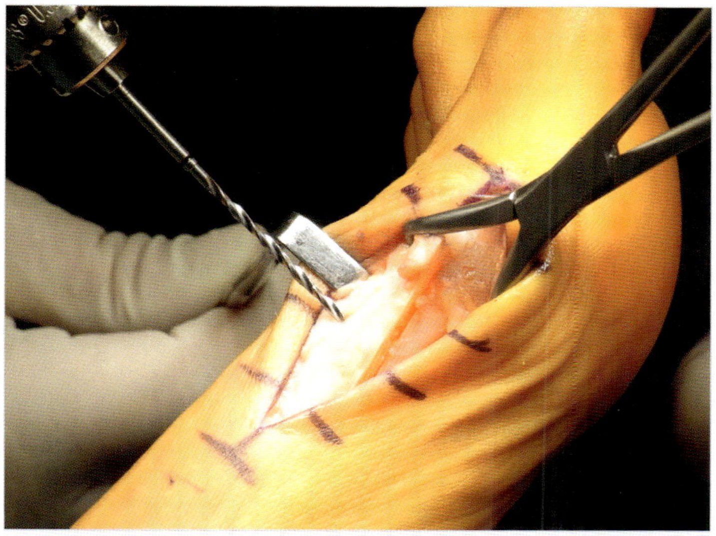

Abb. 5.12 Die Fragmente werden reponiert. Klinisch muss das Mittelfußköpfchen I in direkten Kontakt zum Mittelfußköpfchen II kommen. Dies wird nochmals unter Belastung des Fußes (Spreizfußprovokation) überprüft. In der Regel entspricht 1 mm Korrektur 1° des Intermetatarsalwinkels. Der DMAA-Winkel wird klinisch über eine Rotation des distalen Fragmentendes eingestellt. Wir verschrauben die Fragmente mit 3 2,3-mm-Schrauben mit plattem Kopf.

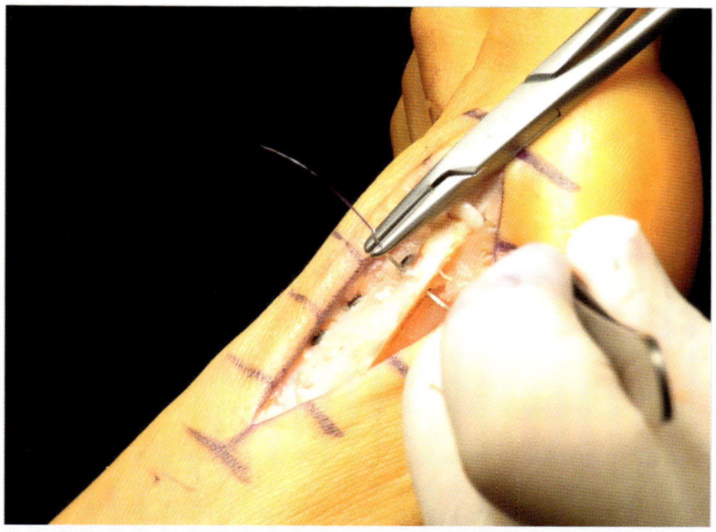

Abb. 5.14 Mediale Kapselplastik. Häufig findet sich beim Rheumatiker sehr elongiertes Kapselgewebe. In diesen Fällen setzen wir ein intraossäres Verankerungsloch (1,1 mm). Es empfiehlt sich, die Kapsel distal mit besonderer Stichtechnik zu fassen, bewährt hat sich hier die in der Schulterchirurgie routinemäßig eingesetzte Mason-Allen-Technik. Hierbei wir ein querer Stich durch die Kapsel durch eine longitudinalen Stich nochmals hinterstochen. Anschließend erfolgt der komplette Verschluss der Kapsel.

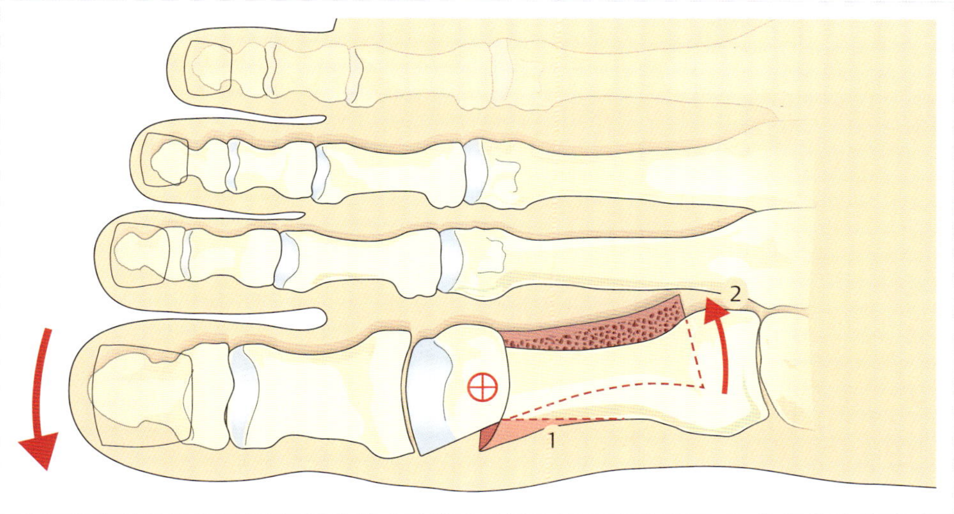

Abb. 5.13 Schematische Darstellung der Verschiebung der Osteotomieflächen.
Das Ausmaß der lateralen Verschiebung wird durch den Intermetatarsalwinkel bestimmt (hier entsprechen 1 mm Verschiebung ca. 1° Korrektur) (1).
Der DMAA wird klinisch bestimmt. Die Rotation der Fragmente (2) korrigiert den DMAA. Dies kann nach Reposition klinisch kontrolliert werden.

5.4 Arthrodese Metatarsophalangealgelenk Großzehe

► **Indikation.** Destruktion Großzehengrundgelenk Larsen III – V mit erheblicher klinischer Symptomatik. Kontrakter passiv nicht korrigierbarer Hallux (varus et valgus) bei schwerem rheumatischem Spreizfuß (► Abb. 5.15).

► **Spezielle Aufklärung.** Wundheilungsstörungen. Pseudarthrose. Infektion. Sehnenverletzung. Gefäß-, Nervenverletzung.

► **Instrumente.** Platte, kombiniert mit einer 2,7-mm-Zugschraube. Gekreuzte 2,7-mm-Schraube. Winkelstabiles Plattensystem.

► **Lagerung.** Rückenlagerung. Fuß orthograd gelagert. Gegebenenfalls Beckenstütze, um durch Tischkippung eine bessere Position des Fußes zu erzielen. Absenken des kontralateralen Fußes. Der Fuß liegt mit Beginn der Ferse über dem Tischende.

Intraoperative Röntgenkontrolle nur sehr selten erforderlich.

► **Zugang.** Siehe ► Abb. 5.16.

► **OP-Technik.** Siehe ► Abb. 5.17, ► Abb. 5.18, ► Abb. 5.19, ► Abb. 5.20, ► Abb. 5.21, ► Abb. 5.22, ► Abb. 5.23.

► **Postoperative Nachbehandlung.** Vorfußentlastungsschuh für 6 Wochen, anschließend Röntgenkontrolle und Freigabe zur Vollbelastung. Weichbettende Einlagenversorgung nach Abschwellen des Fußes.

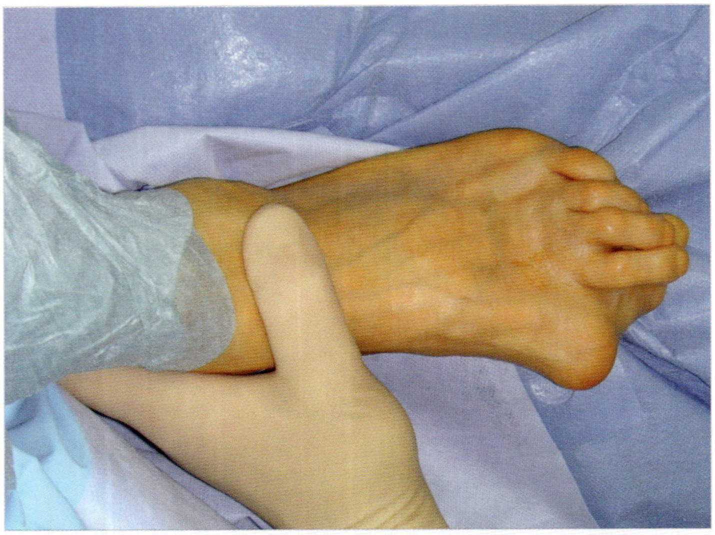

Abb. 5.15 Schwerer rheumatischer Spreizfuß. Hallux valgus klinisch nicht mehr reponierbar. Die Indikation zur Arthrodese ergibt sich schon aufgrund der insuffizienten Weichteile.

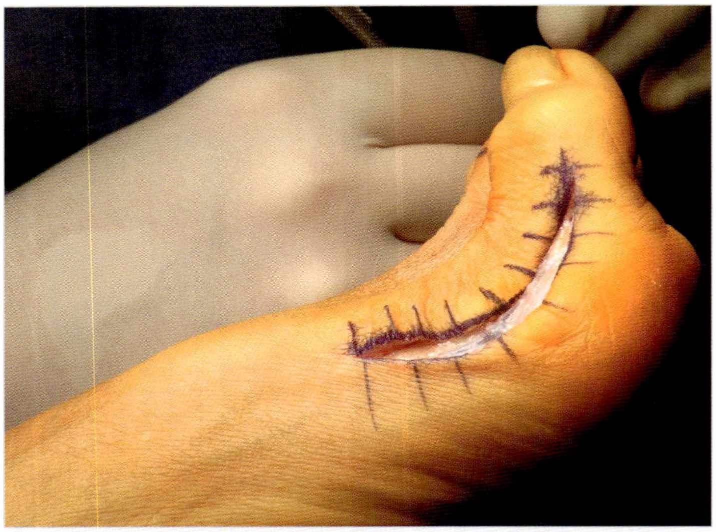

Abb. 5.16 Longitudinaler Hautschnitt, dorsomedial gelegen, ca. 3 cm proximal und distal des Großzehengrundgelenks. Darstellung des dorsomedial gelegenen Gefäß-Nerven-Bündels. Der sensible Hautnerv kreuzt am distalen Ende das mehr longitudinal verlaufende Gefäß von dorsal nach plantar.

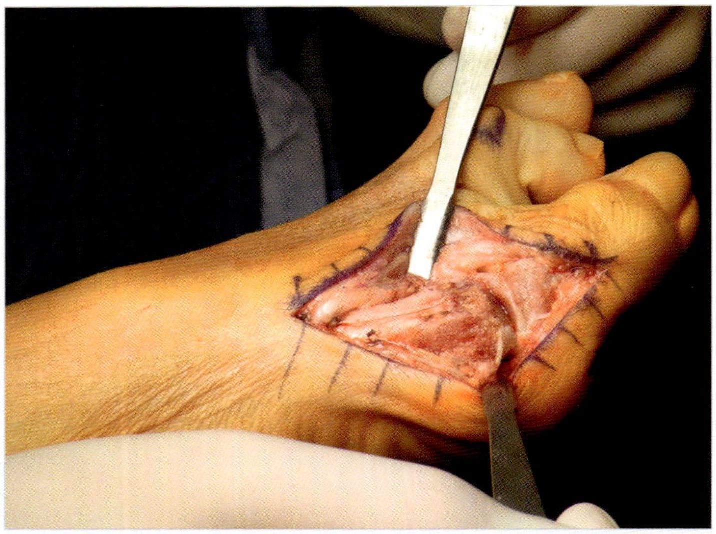

Abb. 5.17 Das Gelenk wird dargestellt. Entfernung von Osteophyten, ggf. Synovialektomie des Gelenks. Resektion der Pseudoexostose tangential zur Schaftachse. Hierbei wird die knöcherne „Rille“ im Gegensatz zur Umstellungsosteotomie auch reseziert.

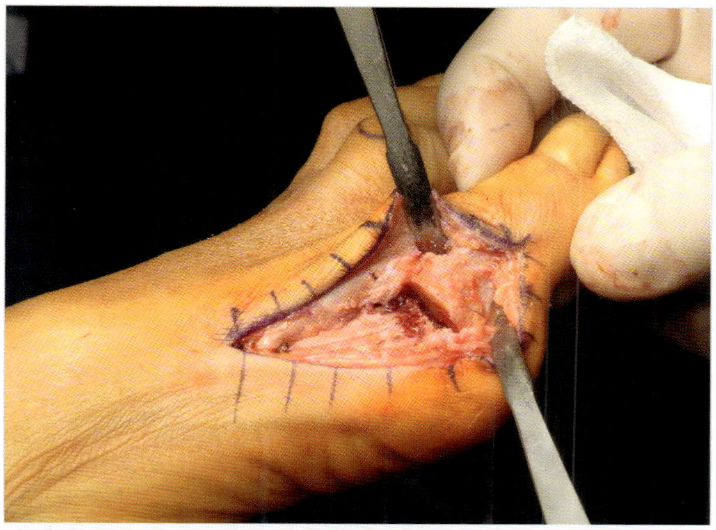

Abb. 5.18 Umfahren des Mittelfußköpfchens mit Hohmann-Hebeln und sparsame Osteotomie der Gelenkfläche. Dabei wird die Minisäge als Richtungszeiger zur Schaftachse benutzt, die Osteotomie – je nach anatomischem Bild – liegt ungefähr 3–4° zur Schaftachse geneigt, um eine diskrete Dorsalextension der Zehe zu realisieren. Gleiches Vorgehen im Bereich der Grundgliedbasis. Falls das Gelenk immer noch nicht in eine gute Korrekturstellung reponierbar ist, muss ein zusätzliches Weichteilrelease durchgeführt werden. Wichtig ist eine Mobilisation des Sesambeinkomplexes, da hier meistens erhebliche Adhäsionen vorliegen. Bei stark sekundär arthrotischen Veränderungen führen wir eine plastische Umformung durch.

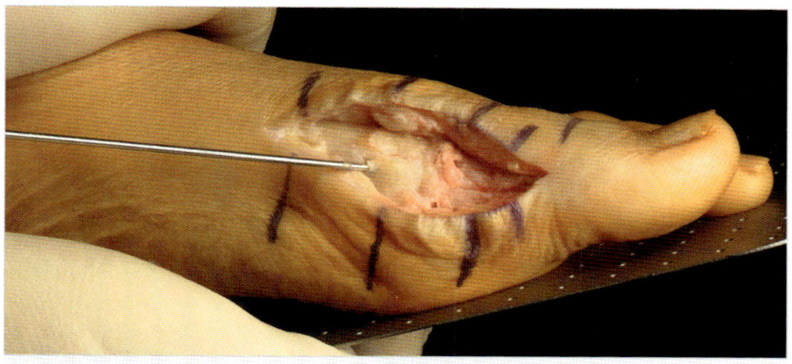

Abb. 5.19 Transfixation des Korrekturergebnisses mit einem K-Draht. Jetzt wird die korrekte Einstellung der Arthrodese in allen Ebenen überprüft. Hierzu wird eine Bodenauftrittsplatte benutzt – hierzu reicht meist eine Siebdeckel, der ungefähr die Länge eines Fußes hat. Der Fuß wird unter axialer Kompression aufgestellt, ähnlich der Belastung beim Auftritt. Der Abstand der Zehenkuppe zur Platte sollte ca. 3–4 mm betragen, die große Zehe liegt in einer Linie mit den korrigierten übrigen Zehen. Die verbliebene Beweglichkeit im Endgelenk der Großzehe lässt bei diesem Test eine Berührung der Platte bei Plantarflexion und einen Bodenabstand von mindestens 1 cm bei Dorsalextension zu.

5

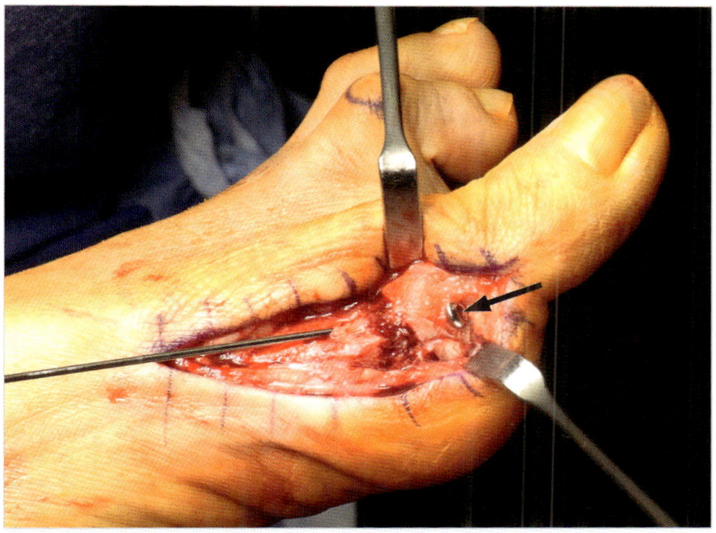

Abb. 5.20 Nach korrekter Einstellung der Arthrodese wird diese unter Kompression gebracht. Es erfolgt das Setzen einer interfragmentären 2,7-mm-Kompressionsschraube von distal nach proximal, die Schraube sollte dabei in der plantaren Schafthälfte liegen.

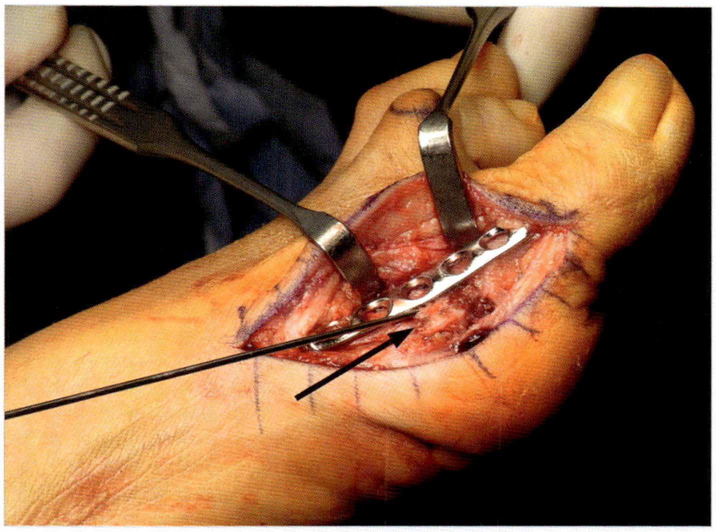

Abb. 5.21 Anlage einer 5-Loch-Neutralisationsplatte oder insbesondere bei stark osteoporotischen Verhältnissen einer winkelstabilen Platte von dorsal. Eine alternative Technik wäre eine zweite interfragmentäre Kompressionsschraube (s. Pfeil) von proximal. Bei sehr osteoporotischem Knochen setzen wir auch beide Techniken in Kombination ein.

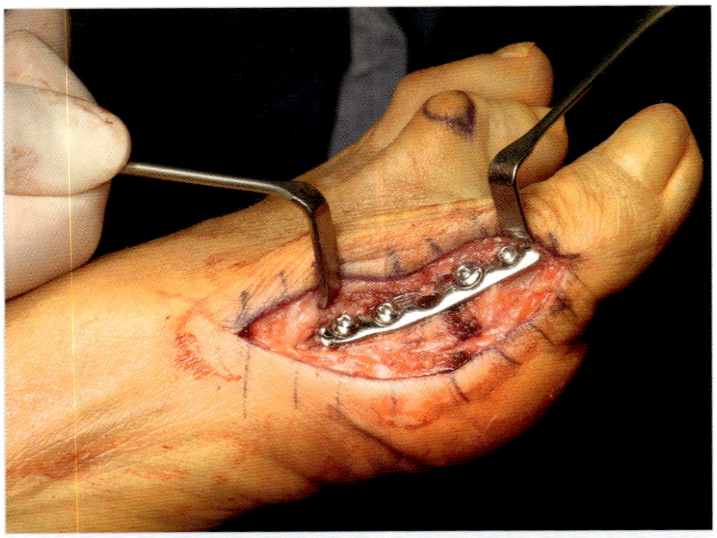

Abb. 5.22 Besetzen der Platte mit jeweils 2 Schrauben proximal und distal. Besonderes Augenmerk gebührt der zweiten proximalen Schraube, da sie meist genau in Höhe des Sesambeinkomplexes liegt. Bei stark osteoporotischem Knochen bedarf das Ausmessen der Schraubenlänge einer besonderen Aufmerksamkeit. Im Zweifelsfall sollte plantar visuell kontrolliert werden, um keine Überlänge der Schrauben zu erzielen.

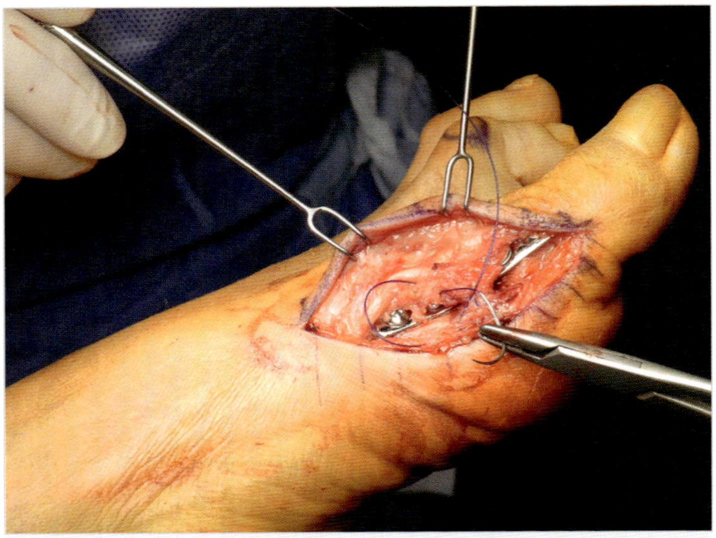

Abb. 5.23 Für die Metalldeckung und Wundheilung ist ein guter Kapselverschluss wichtig.

5.5 Prothese Metatarsophalangealgelenk Großzehe

► **Indikation.** Destruktion Großzehengrundgelenk Larsen IV – V mit erheblicher klinischer Symptomatik. Hallux varus et valgus bei schwerem rheumatischem Spreizfuß.

► **Spezielle Aufklärung.** Wundheilungsstörungen. Prothesenlockerung. Infektion mit Folgen (Prothesenausbau). Prothesenbruch. Sehnenverletzung. Gefäß- und Nervenverletzung.

► **Instrumente.** Spezifische Instrumente, je nach Hersteller des Prothesensystems.

► **Lagerung.** Rückenlagerung, Fuß orthograd gelagert, ggf. Beckenstütze, um durch Tischkippung eine bessere Position des Fußes zu erzielen. Absenken des kontralateralen Fußes. Der Fuß liegt mit Beginn der Ferse über dem Tischende.

Intraoperative Röntgenkontrolle nur sehr selten erforderlich.

► **Zugang.** Siehe ► Abb. 5.24.

► **OP-Technik.** Siehe ► Abb. 5.25, ► Abb. 5.26, ► Abb. 5.27, ► Abb. 5.28, ► Abb. 5.29, ► Abb. 5.30, ► Abb. 5.31, ► Abb. 5.32, ► Abb. 5.33.

► **Postoperative Nachbehandlung.** Vorfußentlastungsschuh für 6 Wochen, anschließend Röntgenkontrolle und Freigabe zur Vollbelastung. Weichbettende Einlagenversorgung nach Abschwellen des Fußes.

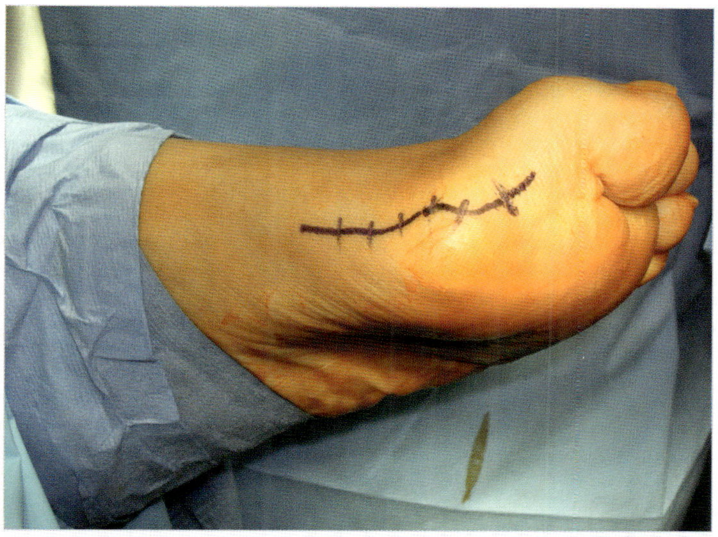

Abb. 5.24 Dorsomedialer Schnitt über dem Großzehengrundgelenk. Darstellung des dorsomedial verlaufenden Gefäß-Nerven-Bündels. Insbesondere der sensible Hautnerv wird exponiert und zur Seite gehalten (s. a. Kap. 5.2).

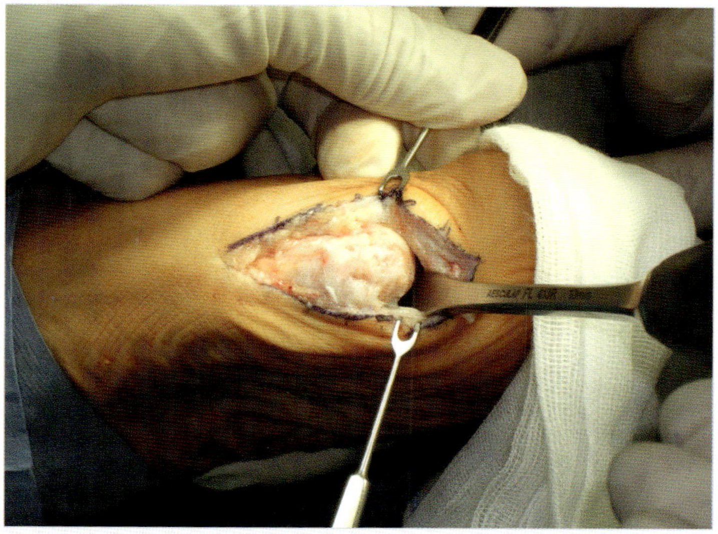

Abb. 5.25 Longitudinale Inzision der Kapsel und Darstellung des Grundgelenks. Beginn der Arthrolyse des Grundgelenks. Kontrakturen werden gelöst, insbesondere auf der lateralen Seite.

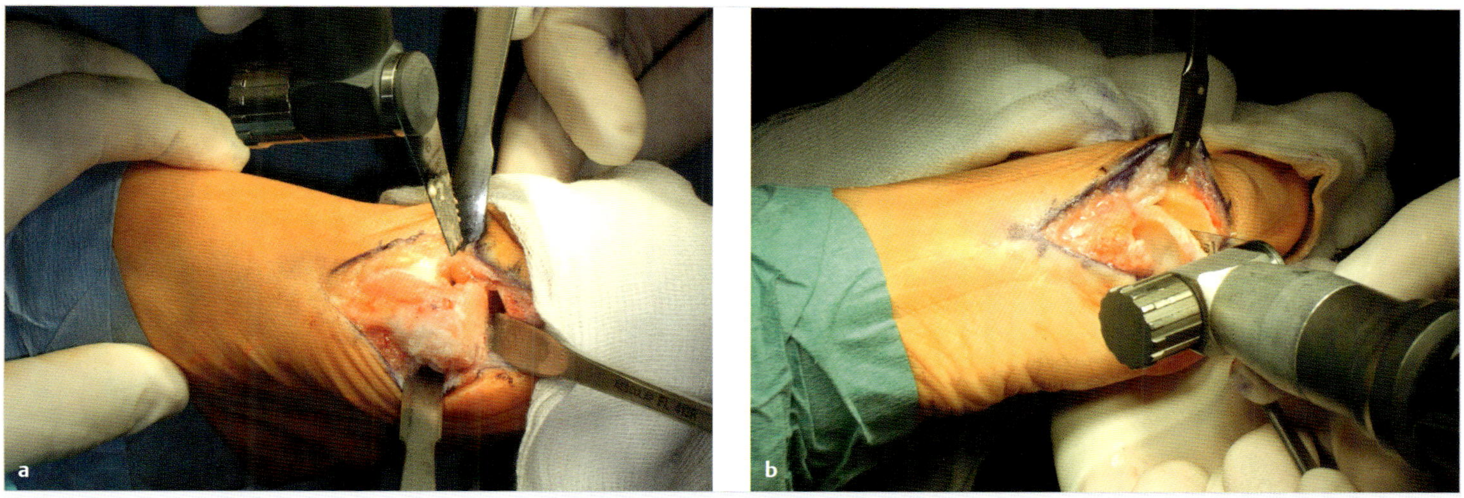

Abb. 5.26 a u. **b** Sparsame Osteotomie am Mittelfußköpfchen D1 sowie an der Basis des Grundgliedes (b).

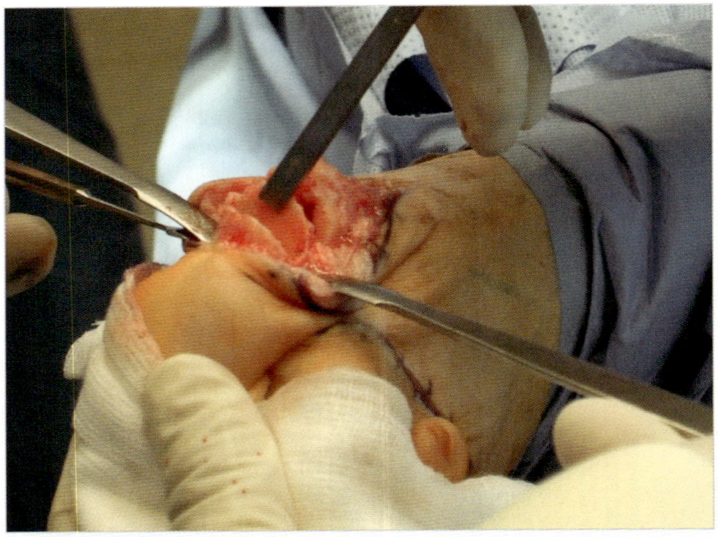

Abb. 5.27 Sparsame Osteotomie an der Grundgliedbasis D1.

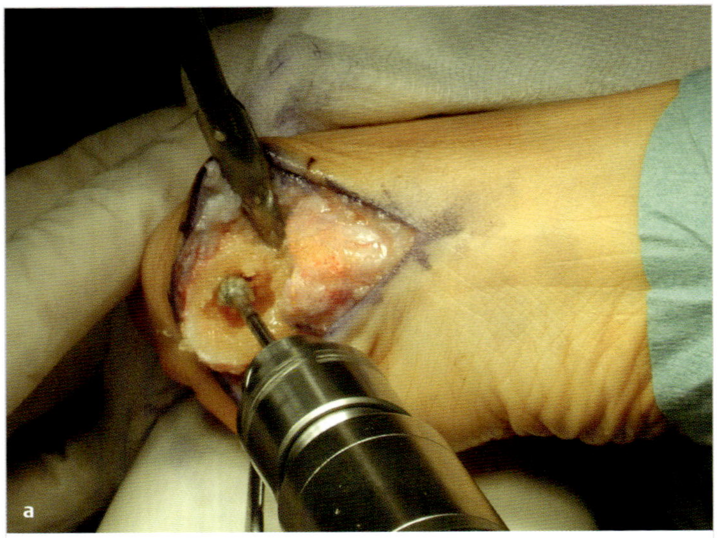

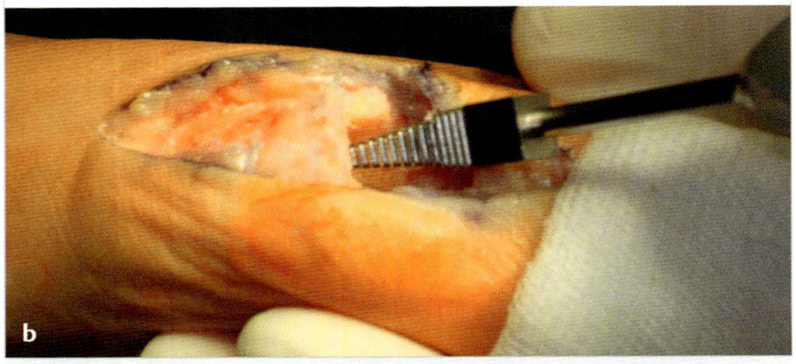

Abb. 5.28 a u. **b** Aufraspeln mit den spezifischen Reibahlen. Gegebenenfalls Vorbereitung mit Fräsern.

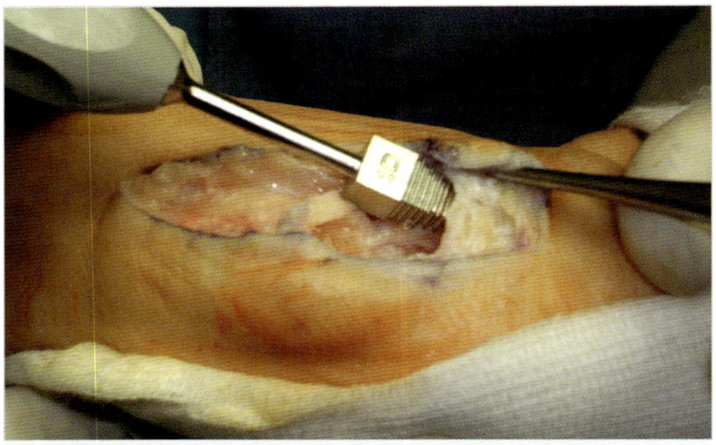

Abb. 5.29 Distales Aufraspeln mit den spezifischen Reibahlen.

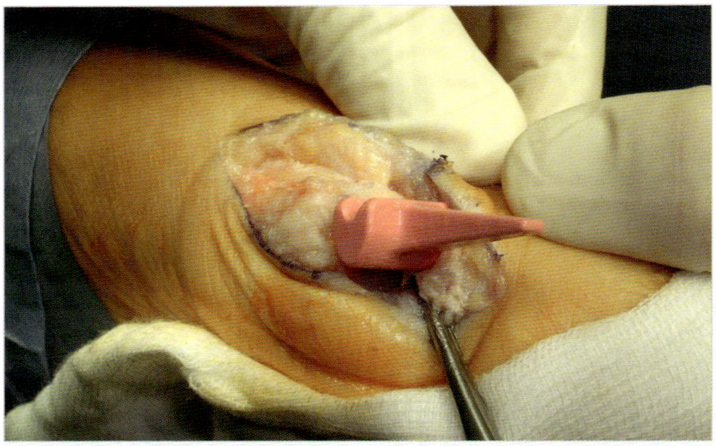

Abb. 5.30 Einbringen der Probeprothese und Überprüfen der korrekten Lage und Spannung des Implantates – auch unter Funktion und Belastung.

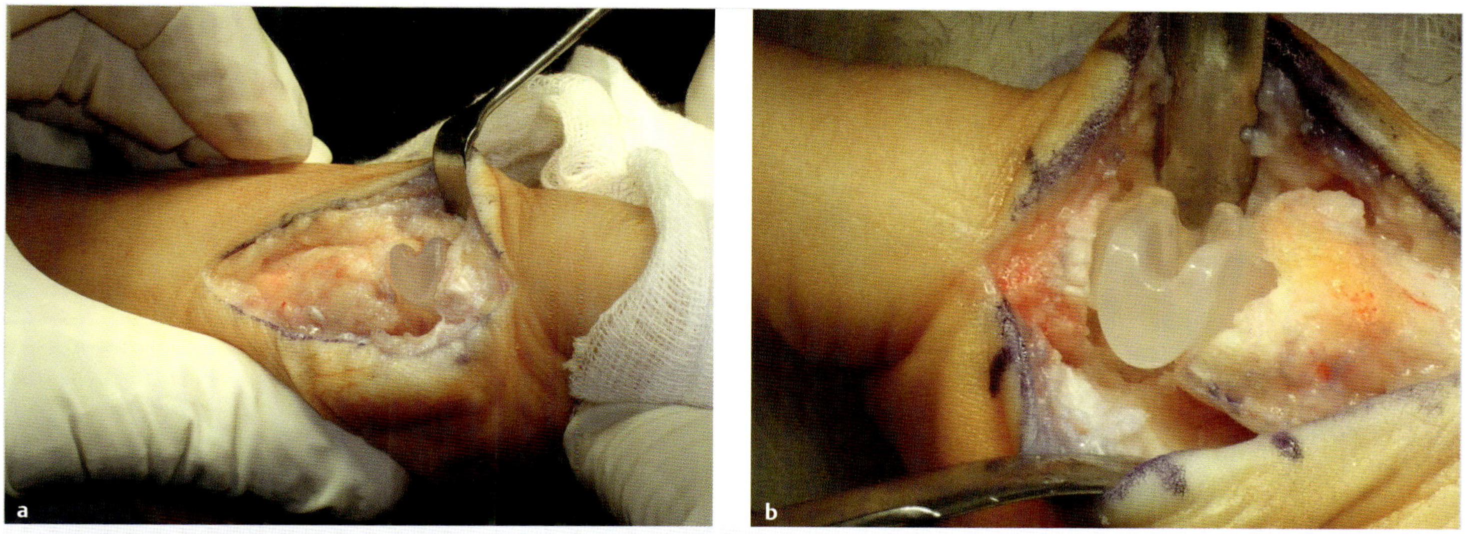

Abb. 5.31 **a** u. **b** Einbringen des Originalimplantats. Die Stabilität wird überprüft.

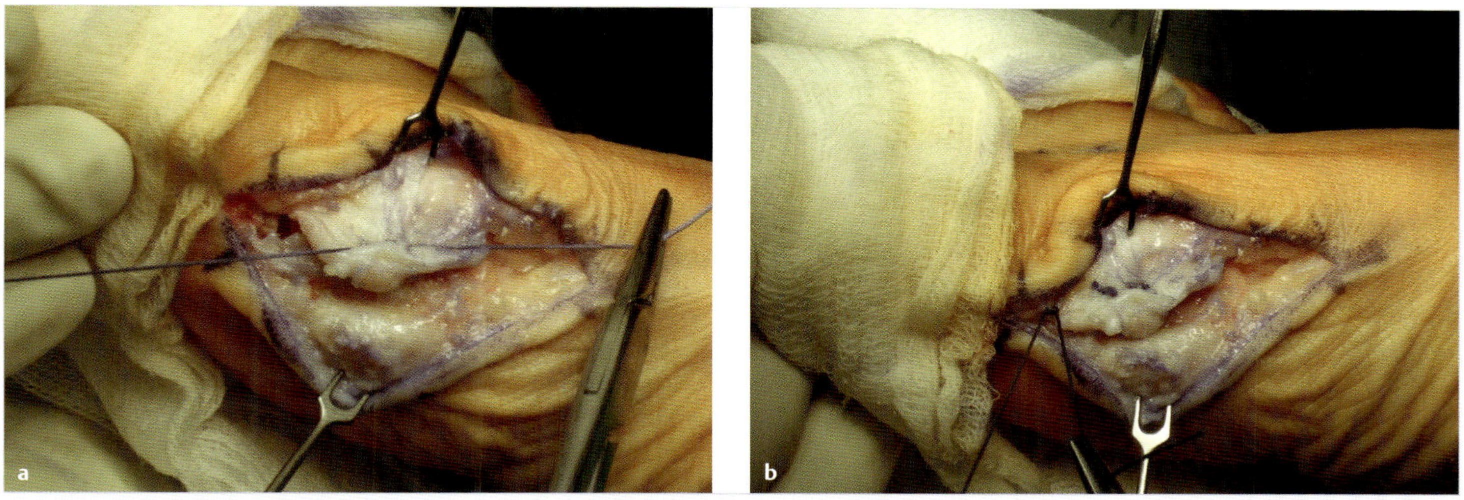

Abb. 5.32 **a** u. **b** Sehr sorgfältiger Kapselverschluss (Luxationsgefahr). Cerclage fibreux zur Reposition des Sesambeinkomplexes.

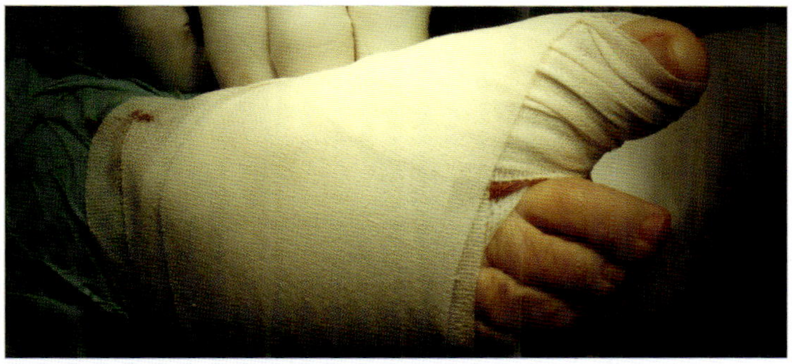

Abb. 5.33 Redressionsverband.

5.6 Helal-Osteotomie

▶ **Indikation.** Schwere therapieresistente Metatarsalgie. Keine schweren Destruktionen Larsen IV – V der Mittelfußköpfchen.

▶ **Spezielle Aufklärung.** Wundheilungsstörungen. Pseudarthrosen. Infektion. Sehnenverletzung. Gefäß-, Nervenverletzung. Rezidiv-Metatarsalgie. Köpfchennekrose.

▶ **Lagerung.** Rückenlagerung. Fuß orthograd gelagert. Gegebenenfalls Beckenstütze, um durch Tischkippung eine bessere Position des Fußes zu erzielen. Absenken des kontralateralen Fußes. Der Fuß liegt mit Beginn der Ferse über dem Tischende.

▶ **Zugang.** Siehe ▶ Abb. 5.34.

▶ **OP-Technik.** Siehe ▶ Abb. 5.35, ▶ Abb. 5.36.

▶ **Postoperative Nachbehandlung.** Schmerzadaptierte Vollbelastung für 6 Wochen. Weichbettende Einlagenversorgung nach Abschwellen des Fußes.

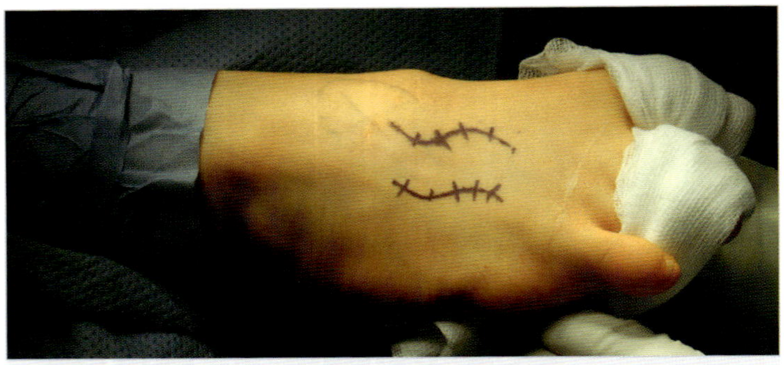

Abb. 5.34 S-förmige geschwungene Schnittführung, meist zwischen dem 2. und 3. und dem 3. und 4. Os metatarsale, an der Basis des Os metatarsale gelegen.

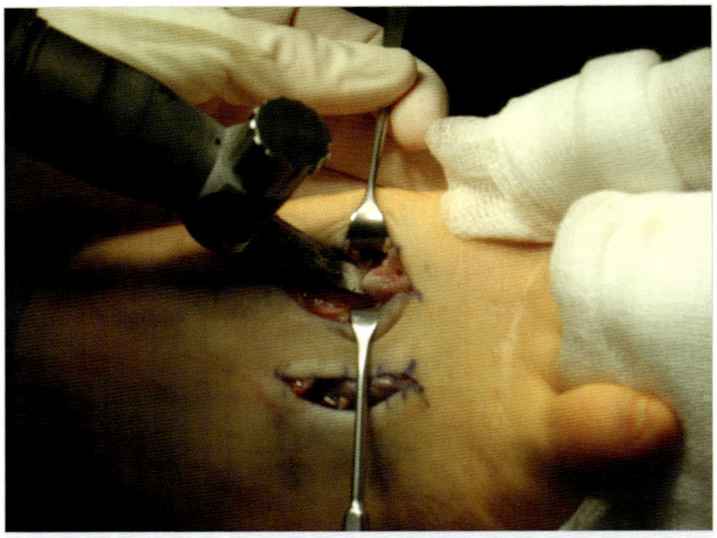

Abb. 5.35 Das Os metatarsale II wird am Übergang vom proximalen zum mittleren Drittel dargestellt, die Strecksehne wird zur Seite gehalten. Die Säge wird von proximal in einem Winkel von ca. 45° angesetzt und dann nach distal osteotomiert. Beim Helal wird keine Osteosynthese durchgeführt, der Kopf findet unter Belastung seine Position.

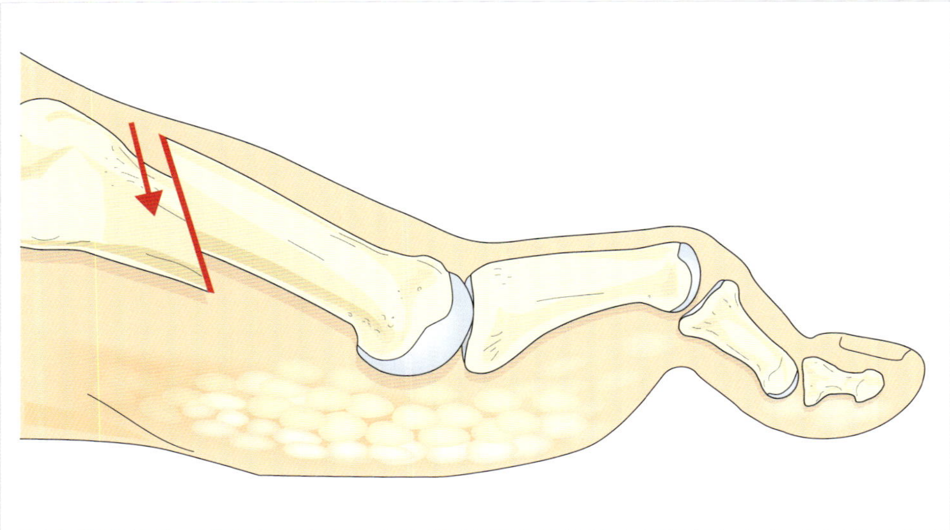

Abb. 5.36 Schemazeichnung Helal-Osteotomie.

5.7 Weil-Osteotomie

▶ **Indikation.** Schwerer rheumatischer Spreizfuß. Ausgeprägte Metatarsalgien. Luxation der MTP-Gelenke. Weichteile müssen korrigierbar sein. Destruktion Larsen I – II (III).

▶ **Spezielle Aufklärung.** Wundheilungsstörungen. Pseudarthrose. Nekrose der Mittelfußköpfchen mit Folgen. Rezidiv. Gelenksteife. Sehneninsuffizienz. Infektion. Sehnenverletzung. Gefäß-, Nervenverletzung.

▶ **Instrumente.** 2,0-mm-Schraube mit plattem Kopf. Spezielle versenkbare Schrauben mit 2 unterschiedlichen Gewinden („Herbert"-Schraube).

▶ **Lagerung.** Rückenlagerung, Fuß orthograd gelagert. Gegebenenfalls Beckenstütze, um durch Tischkippung eine bessere Position des Fußes zu erzielen. Absenken des kontralateralen Fußes. Der Fuß liegt mit Beginn der Ferse über dem Tischende.

Intraoperative Röntgenkontrolle nur sehr selten erforderlich.

▶ **Zugang.** Siehe ▶ Abb. 5.37, ▶ Abb. 5.38.

▶ **OP-Technik.** Siehe ▶ Abb. 5.39, ▶ Abb. 5.40, ▶ Abb. 5.41, ▶ Abb. 5.42, ▶ Abb. 5.44 ▶ Abb. 5.45.

▶ **Postoperative Nachbehandlung.** Sofortige Bewegungsübungen nach der Operation wichtig (Gelenksteife). Orthesenversorgung zum Schutz der Weichteile für 6 Wochen ganztägig, für weitere 6 Wochen nachts. Vorfußentlastungsschuh für 6 Wochen, anschließend Röntgenkontrolle und Freigabe zur Vollbelastung. Weichbettende Einlagenversorgung nach Abschwellen des Fußes. Siehe auch ▶ Abb. 5.43.

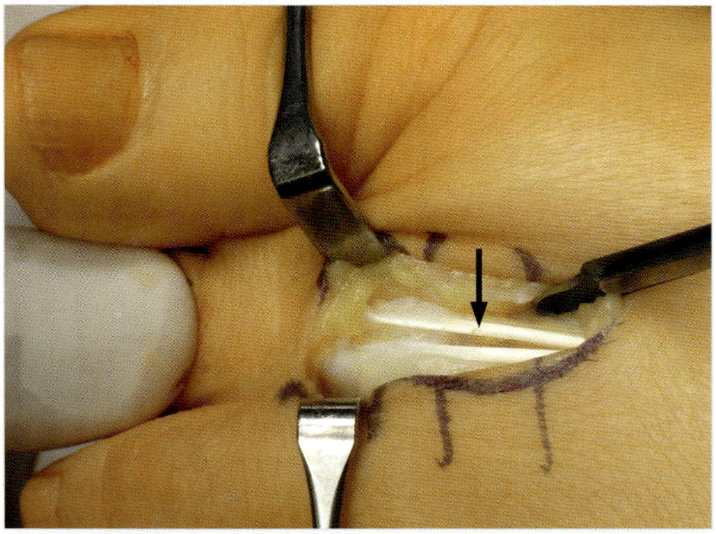

Abb. 5.37 Die 2. Zehe wird meist über den S-förmigen Zugang zur Adduktortenotomie an D1 mit versorgt. Ansonsten bietet sich ein intermetarsaler Hautschnitt zwischen 3. und 4. Zehe zur operativen Versorgung der weiteren Zehen an. Eine alternativer Zugang ist ein kompletter querer Zugang zu allen Grundgelenken (s. auch 9.8.1 dorsaler Zugang MFK-Resektion). Postoperative Ruhigstellung in einer vorgefertigten Gipslagerungsschale. Die Strecksehne (s. Pfeil) wird longitudinal gespalten, beim sehr empfindlichen rheumatischen Gewebe ist beim Verschluss die Rekonstruktion der Sehnen leichter zu gewährleisten als die des sehr vulnerablen Reservestreckapparats. Bei seitlichen Luxationen des Streckapparats (meist nach fibular) wird fibular der Strecksehnen eingegangen. Beim Verschluss wird versucht, den tibialen Anteil zu doppeln.

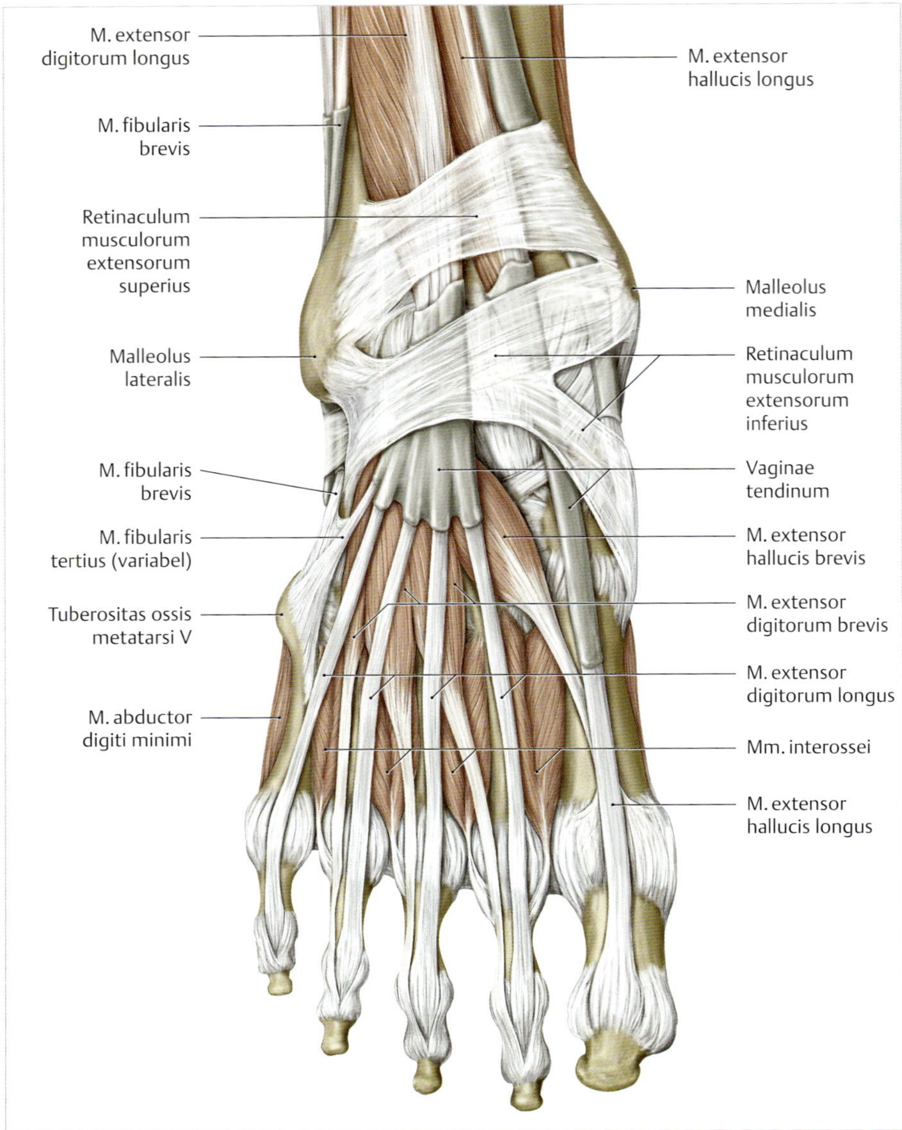

Abb. 5.38 Anatomie der Strecksehnen.
Der Extensor digitorum longus wird Z-förmig tenotomiert. Bei Bedarf wird der M. extensor digitorum brevis ebenfalls tenotomiert und dann spannungsfrei mit dem M. extensor digitorium longus vernäht.
Aus: Schünke M, Schulte E, Schumacher U. Prometheus. LernAtlas der Anatomie: Allgemeine Anatomie und Bewegungssysteme. Illustrationen von M. Voll und K. Wesker. 2. Aufl. Stuttgart: Thieme; 2007.

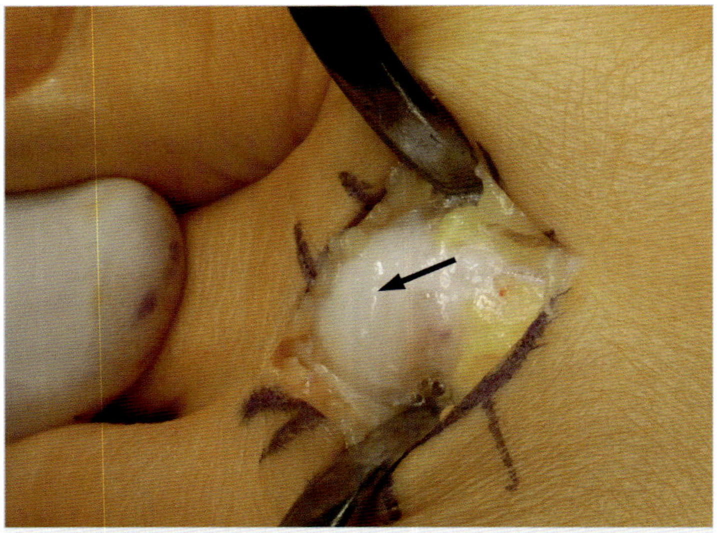

Abb. 5.39 Longitudinale Inzision der Gelenkkapsel. Synovialektomie des Gelenks bei Bedarf. Ausgiebige Arthrolyse des Gelenks. Ist das Gelenk nicht reponierbar, muss ggf. der dorsale Anteil des Seitenbandapparats gelöst werden. Das Mittelfußköpfchen (s. Pfeil) wird sehr knochennah mit Hohmann-Hebeln umfahren, um die benachbarten Strukturen bei der Osteotomie nicht zu gefährden.

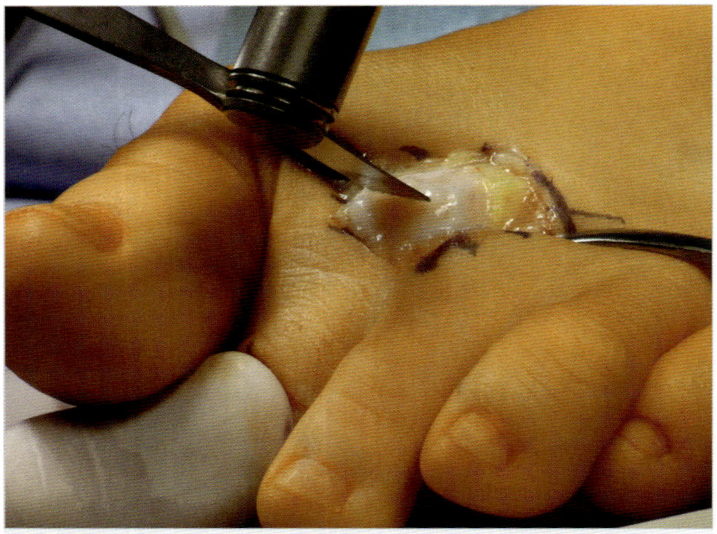

Abb. 5.40 Osteotomie möglichst tangential zur Schaftachse. Cave: Eine zu steile Osteotomie führt zur Plantarisierung des Mittelfußköpfchens mit potenziell verstärkter Metatarsalgie. Durchführung der Osteotomie mit doppeltem Sägeblatt oder zweite parallele Osteotomie, die nochmals eine Scheibe von ca. 2 mm entnimmt, um der Plantarisierung entgegenzuwirken.

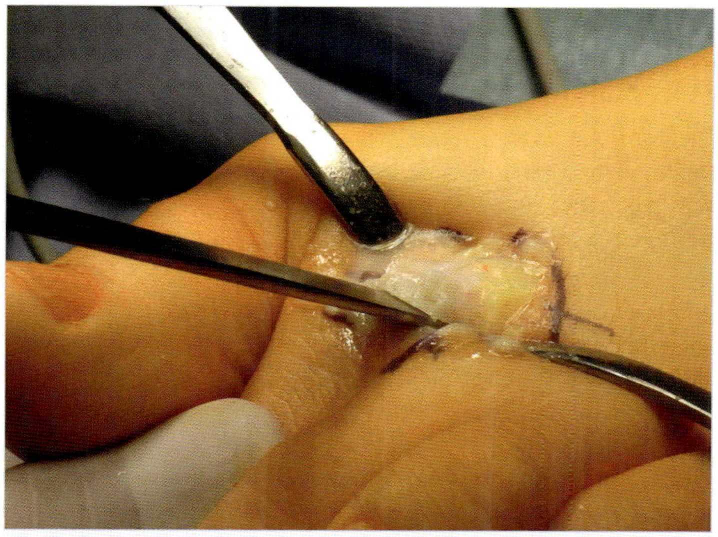

Abb. 5.41 Die Osteotomien werden vorsichtig mit dem Meißel mobilisiert. Kein Hebeln (!) nach dorsal, dies gefährdet das dünnere dorsale Fragment.

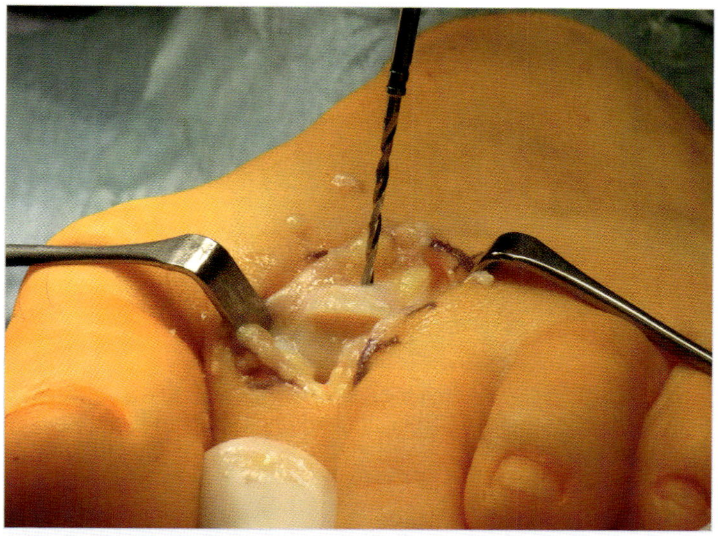

Abb. 5.42 Bei der Reposition werden keine Hohmann-Hebel eingesetzt, da sie das physiologische Repositionsmanöver behindern. Das Ausmaß der proximalen Verschiebung wird auf dem präoperativen Röntgenbild festgelegt. Ziel ist es ein physiologische Gesamtalignement aller Mittelfußköpfchen zu erzielen. Die dazu notwendige Distanz in mm kann präoperativ auf dem Röntgenbild abgelesen und dann in situ übertragen werden. Die Fragmente haben die Tendenz sich spontan in die gewünschte Korrekturstellung einzustellen, wenn sie gut releast sind. Einer seitlichen Luxation des Köpfchens kann bei dem Verfahren ebenfalls Rechnung getragen werden. Hier wird das Mittelfußköpfchen in der seitlichen Ebene leicht zur luxierten Seite verschoben und kann die Luxation so besser abfangen.

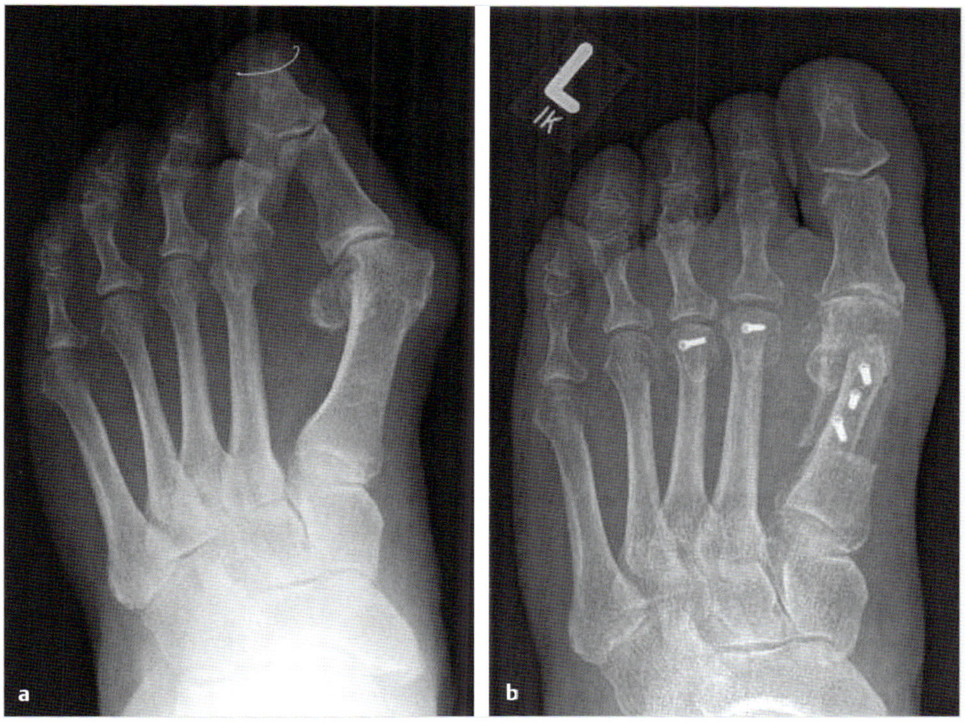

Abb. 5.43 **a** u. **b** Röntgenaufnahmen.
a Präoperativ.
b Postoperativ.

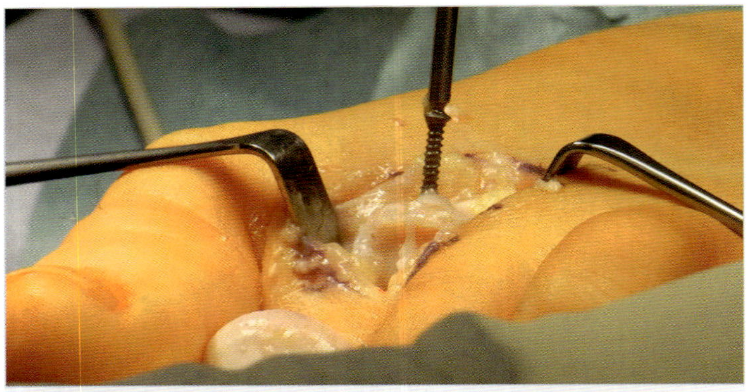

Abb. 5.44 In der Regel kann die Reposition gut fixiert werden, indem der Operateur mit der Gegenhand gleichzeitig die betroffene Zehe beugt und von plantar Druck gegen das gut tastbare Mittelfußköpfchen nach dorsal ausübt. Die Osteotomiefragmente werden mit einer 2-0-mm-Schraube fixiert. Meist ergibt sich für die Zehen II–IV eine Länge von 12 mm, bei D 5 10 mm. Die Schraube sollte schon vor dem Bohren vorbereitet sein, um sie direkt nach dem Bohren fixieren zu können. Dies verhindert ein Verrutschen des Repositionsergebnisses. Der weiche rheumatische Knochen toleriert keine mehrfachen Bohrmanöver.

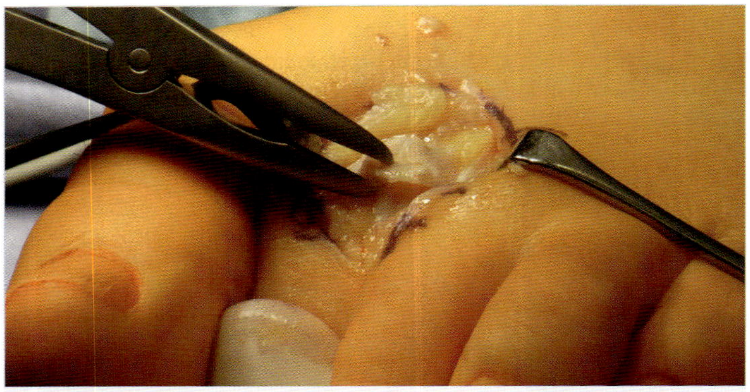

Abb. 5.45 Der knöcherne Überstand wird abgetragen, seine Länge kann nochmals mit der radiologischen Planungslänge der Verkürzung verglichen werden. Naht der Strecksehne.

5.8 Resektion Mittelfußköpfchen II – V

Die Mittelfußköpfchenresektion mit plantarem oder dorsalem operativem Zugang erbringt exzellente Ergebnisse. Die Wahl des Zugangs hängt im Wesentlichen von der Erfahrung des Operateurs mit dem jeweiligen Verfahren ab.

5.8.1 Dorsaler Zugang (Hoffmann)

▶ **Indikation.** Destruktion Larsen III – V mit erheblicher klinischer Symptomatik, schwerer rheumatischer Spreizfuß.

▶ **Spezielle Aufklärung.** Wundheilungsstörungen. Infektion. Sehnenverletzung. Gefäß-, Nervenverletzung. Rezidiv. Neokallusbildung.

▶ **Instrumente.** Bei stark kontrakten Verhältnissen Fixation mit einem 1,4-mm-K-Draht.

▶ **Lagerung.** Rückenlagerung. Fuß orthograd gelagert. Gegebenenfalls Beckenstütze, um durch Tischkippung eine bessere Position des Fußes zu erzielen. Absenken des kontralateralen Fußes. Der Fuß liegt mit Beginn der Ferse über dem Tischende.

Gipslagerungsschale mit Fuß in Dorsalextension, um möglichst wenig Spannung auf die OP-Inzision in der Wundheilungsphase zu erzielen.

▶ **Zugang.** Siehe ▶ Abb. 5.46.

▶ **OP-Technik.** Siehe ▶ Abb. 5.47, ▶ Abb. 5.48, ▶ Abb. 5.49, ▶ Abb. 5.50, ▶ Abb. 5.51, ▶ Abb. 5.52.

▶ **Postoperative Nachbehandlung.** Vorfußentlastungsschuh für 6 Wochen. Weichbettende Einlagenversorgung nach Abschwellen des Fußes.

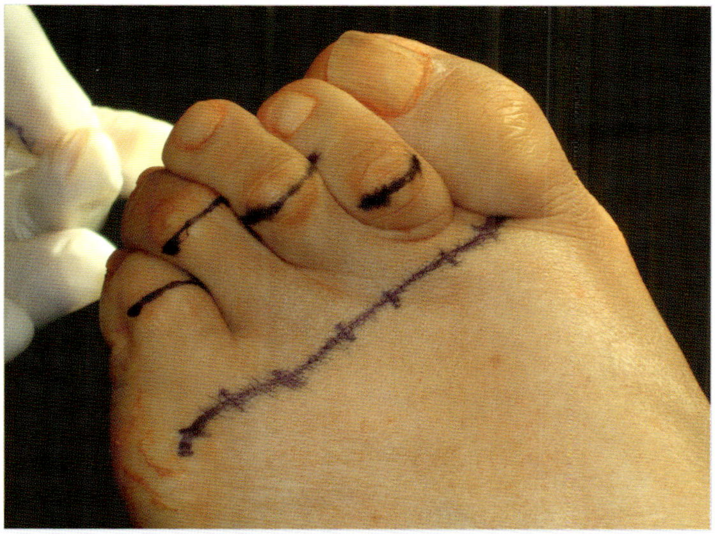

Abb. 5.46 OP-Inzisionen sind eingezeichnet. Für die Mittelfußköpfchen ist ein querer Zugang geplant, alternativ möglich sind 2 Längsinzisionen im 2.–3. und 4.–5. Intermetatarsalraum.

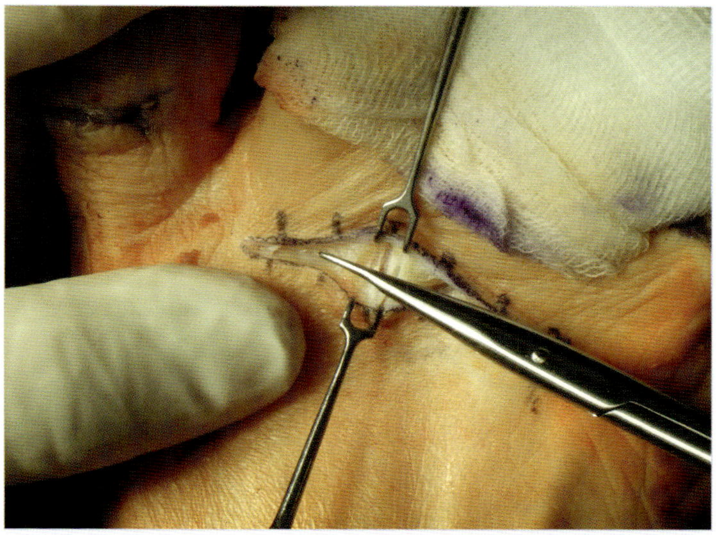

Abb. 5.47 Darstellung der Strecksehnen. Diese werden meist Z-förmig tenotomiert und verlängert. Die Metatarsophalangealgelenke sind meist luxiert. Die Grundphalanx ist dann gut zu tasten. Die Gelenkkapsel wird quer durchtrennt. Unter manuellem Längszug an der Zehe erfolgt eine ausgiebige Arthrolyse bis zur Reposition des Gelenks. Gegebenenfalls ist auch eine Durchtrennung der Seitenbänder notwendig. Gelingt dies nur schwer, kann ein Raspatorium als Hebel in den Gelenkspalt eingeführt und hiermit reponiert werden.

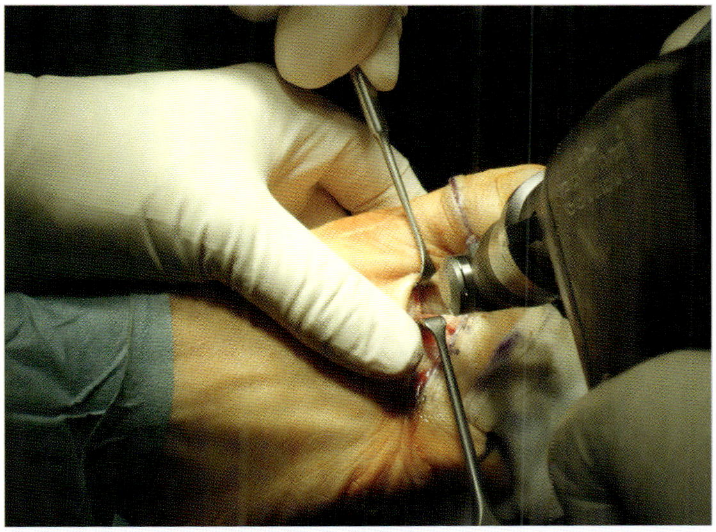

Abb. 5.48 Osteotomie der Mittelfußköpfchen. Die Osteotomieebene ist von dorsal distal nach plantar proximal geneigt.

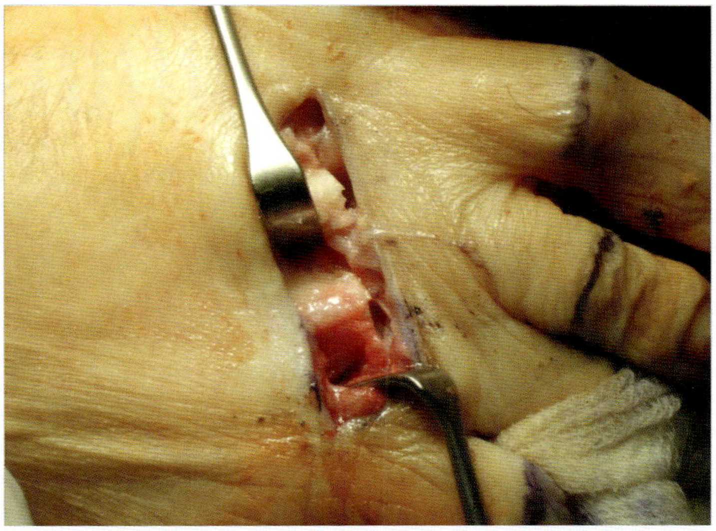

Abb. 5.49 Nach Resektion der Mittelfußköpfchen wird das Weichteilrelease ergänzt: weitere Mobilisation der Kapsel, bis die Zehen sich spontan einstellen.

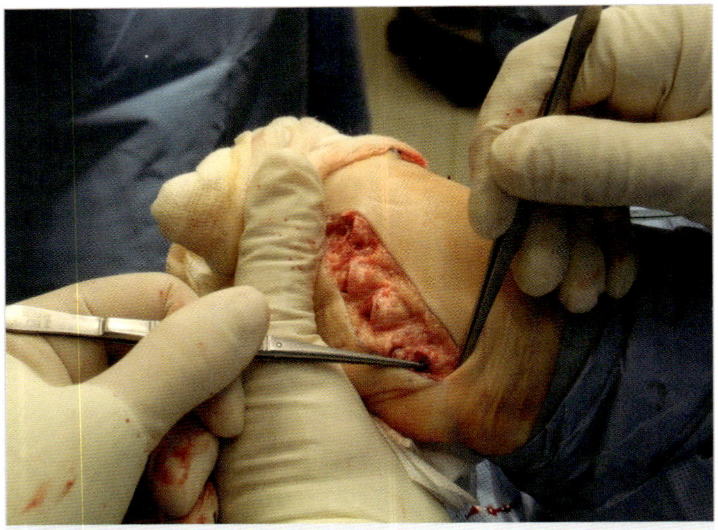

Abb. 5.50 Die Mobilisation der plantaren Kapsel erfolgt meist nach Resektion des Metatarsaleköpfchens. Resektion der Mittelfußköpfchen, wie beim plantaren Zugang von dorsal distal nach plantar proximal um ca. 30° abfallend, um keine Knochenspitzen beim Auftritt zu erzeugen. Am 5. Mittelfußköpfchen wird häufig senkrecht osteotomiert, um hier keine Spitzen entstehen zu lassen.

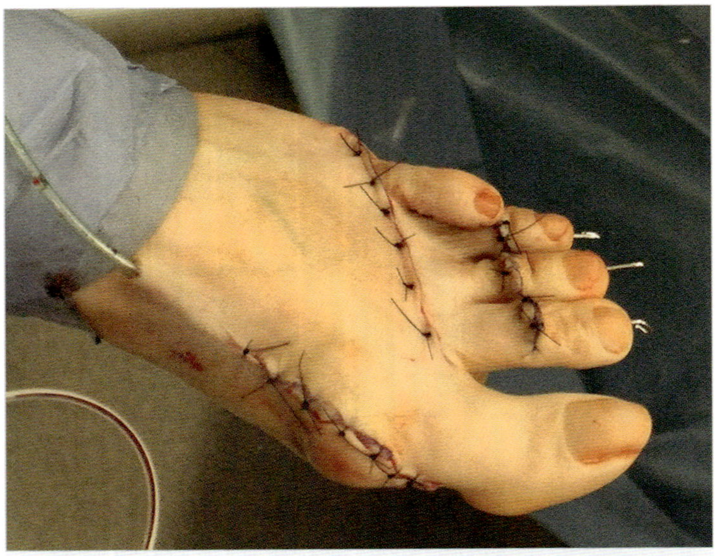

Abb. 5.51 Am 1. Zeh wurde eine Swanson-Prothese implantiert. In der Regel wird nur die Arthrodese des PIP-Gelenks mit einem K-Draht stabilisiert. In diesem Fall sind 2.–4. Zehe bei sehr kontrakten Verhältnissen mit K-Drähten fixiert. Die 5. Zehe muss ebenfalls mit einem K-Draht gesichert werden, da sie sich spontan nicht in die korrekte Position einstellt.

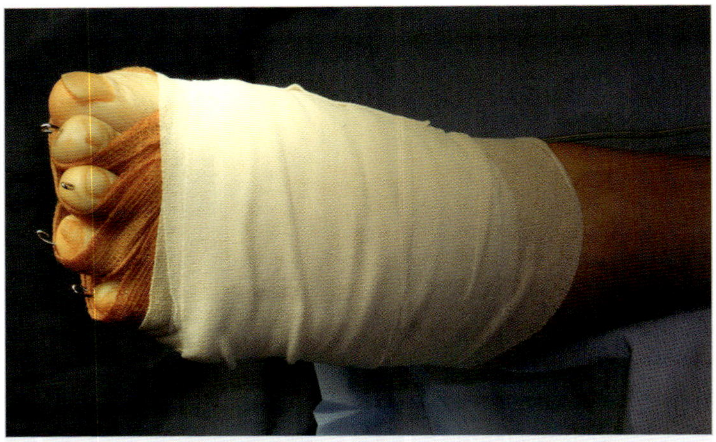

Abb. 5.52 Spezielle Verbandstechnik nach Vainio zur postoperativen Stabilisierung der Zehen – der Zug der Verbandsbinde vermittelt einen Zug nach plantar und zur großen Zehe.

5.8.2 Plantarer Zugang (Tillmann)

▸ **Indikation.** Destruktion Larsen III – V mit erheblicher klinischer Symptomatik. Schwere Metatarsalgien. Ausgeprägter rheumatischer Spreizfuß.

▸ **Spezielle Aufklärung.** Wundheilungsstörungen. Infektion. Sehnenverletzung. Gefäß-, Nervenverletzung. Rezidiv. Neokallusbildung.

▸ **Instrumente.** Bei stark kontrakten Verhältnissen Fixation mit einem 1,4-mm-K-Draht.

▸ **Lagerung.** Rückenlagerung. Fuß orthograd gelagert. Gegebenenfalls Beckenstütze, um durch Tischkippung eine bessere Position des Fußes zu erzielen. Absenken des kontralateralen Fußes. Der Fuß liegt mit Beginn der Ferse über dem Tischende.

▸ **Zugang.** Siehe ▸ Abb. 5.53.

▸ **OP-Technik.** Siehe ▸ Abb. 5.54, ▸ Abb. 5.55, ▸ Abb. 5.56, ▸ Abb. 5.57, ▸ Abb. 5.58, ▸ Abb. 5.59, ▸ Abb. 5.60, ▸ Abb. 5.61.

▸ **Postoperative Nachbehandlung.** Vorfußentlastungsschuh für 6 Wochen. Weichbettende Einlagenversorgung nach Abschwellen des Fußes.

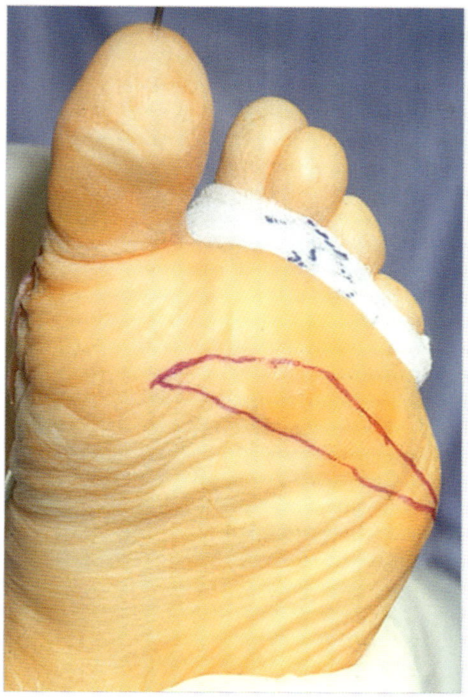

Abb. 5.53 Der Hautschnitt wird wetzsteinförmig direkt über den starken Klavi an der Fußsohle gelegt, das Ausmaß der Hautexzision den Klavi und dem Ausmaß der Luxation der Grundgelenke angepasst. Diese Schnittführung erzielt bei ausgeprägten Veränderungen zusätzlich einen Dermodeseeffekt.

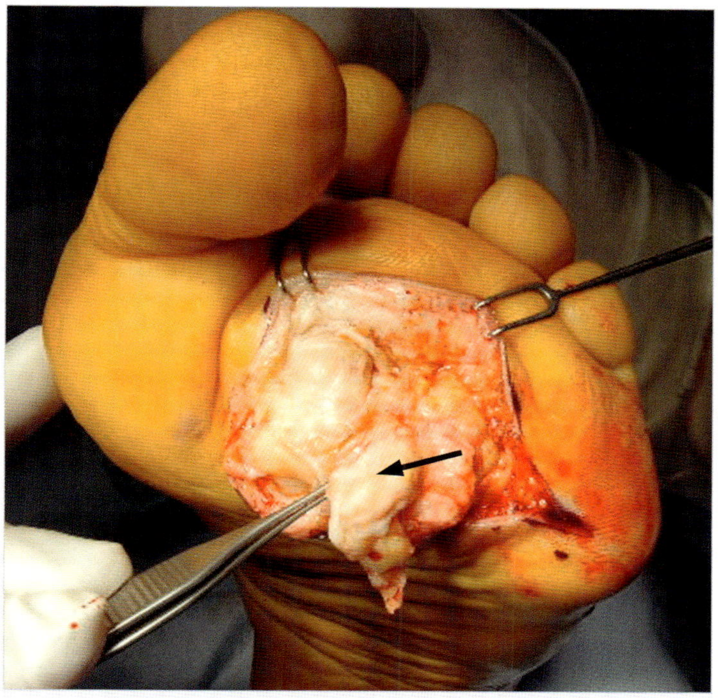

Abb. 5.54 Häufig zeigen sich direkt unter den Mittelfußköpfchen riesige Bursen. Diese werden vorsichtig exstirpiert. Bei der Resektion sollte das restliche verbliebene plantare Fettgewebe möglich komplett erhalten werden. Die Sehnen und Gefäß-Nerven-Bündel sind beim ausgeprägten rheumatischen Spreizfuß meist interdigital verlagert.

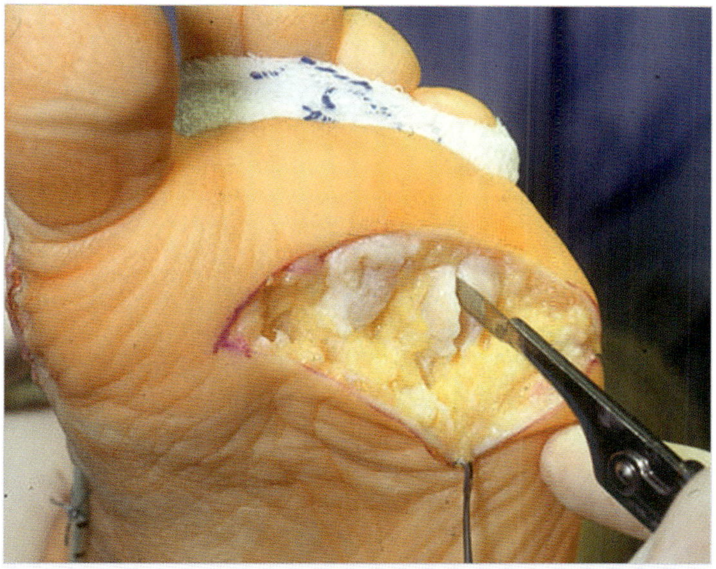

Abb. 5.55 Darstellung der Gelenkkapsel mit dem Beugesehnenapparat. Longitudinale Inzision. Bei starken Deformitäten sind die Beugesehnen zwischen die Mittelfußköpfchen luxiert. Je geringer die rheumatische Veränderung, desto wahrscheinlicher lassen sich die Sehnen noch an ihrem ursprünglichen Platz finden. Darstellen der Sehnen, diese werden zur Seite gehalten.

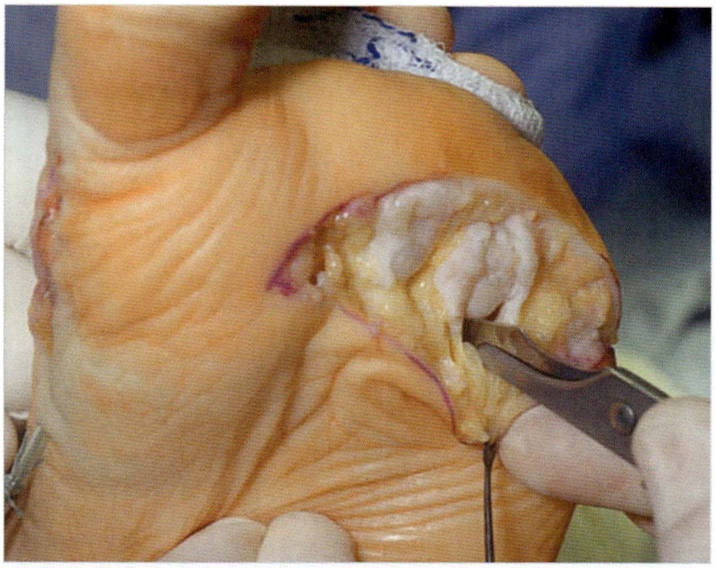

Abb. 5.56 Mit einer 11er-Klinge werden die proximalen Anheftungen der Gelenkkapsel gelöst. Dies sollte insbesondere bei starken Kontrakturen unter Sicht geschehen, da ansonsten die seitlich luxierten Beugesehnen gefährdet sind.

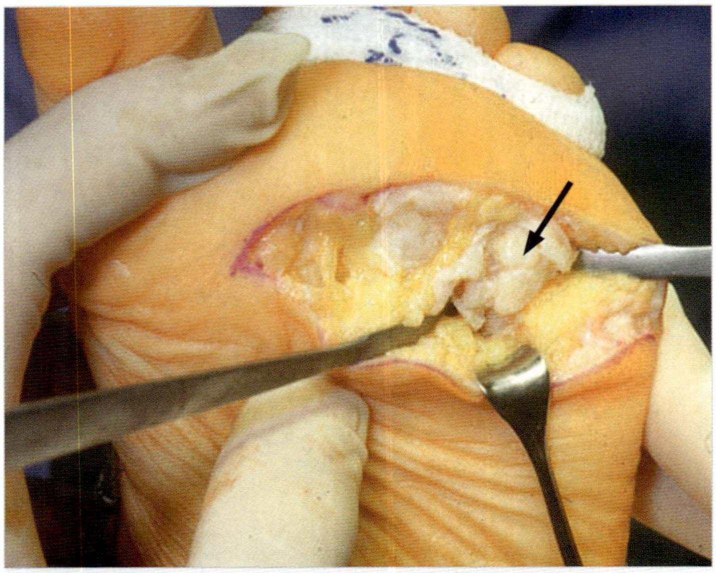

Abb. 5.57 Die Mittelfußköpfchen werden mit 2 Hohmann-Hebeln knochennah (!) umfahren. Cave: Die luxierten Sehnen müssen sicher zur Seite gehalten und geschützt werden. Platzierung der Hohmann Hebel in Höhe der Osteotomie.

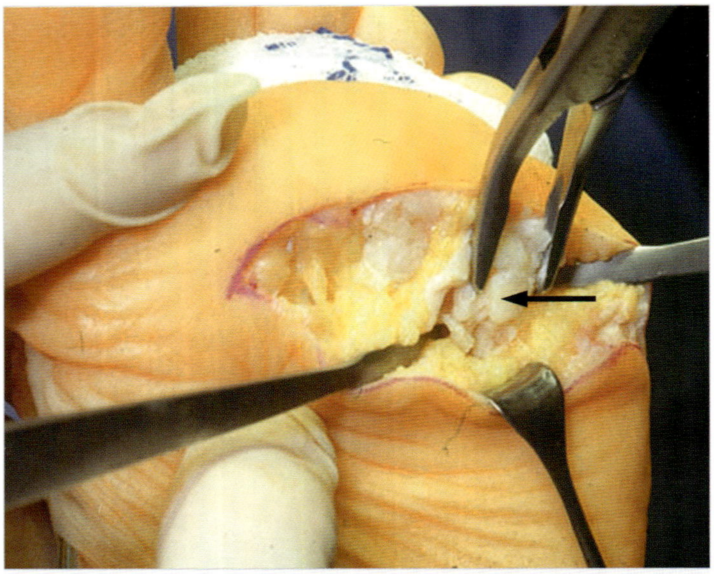

Abb. 5.58 Mit dem Luer wird der plantare Überhang des Mittelfußköpfchens (s. Pfeil) abgetragen. So kann der Übergang Mittelfußköpfchen zu Metatarsaleschaft exakt dargestellt werden. Der plantare Überhang ist ansonsten größer als der Übergang Köpfchen–Schaft. Ansonsten wird bei der ersten Osteotomie oft zu viel reseziert.

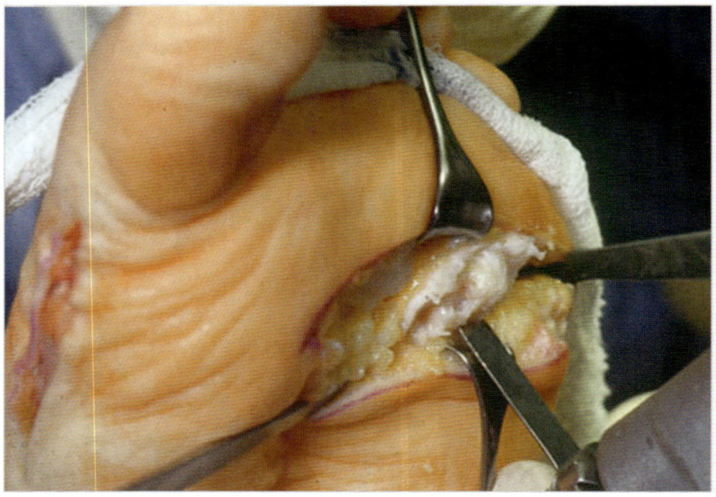

Abb. 5.59 Osteotomie des Mittelfußköpfchens exakt am Übergang zum Schaft. Die Osteotomie erfolgt von plantar proximal nach dorsal distal aufsteigend. Scharfe Kanten müssen mit dem Luer nachgeglättet werden. Es entsteht genügend Raum, um die luxierten Grundglieder spannungsfrei reponieren zu können, andernfalls muss die Kapsel dorsal komplett mobilisiert oder nachreseziert werden. Am Mittelfußköpfchen V wird häufig senkrecht osteotomiert, um keine scharfen Kanten entstehen zu lassen. Scharfes Auslösen der resezierten Mittelfußköpfchen nach Möglichkeit komplett. Halten mit einer Backhaus-Klemme. Der Luer zerstört meist das osteoporotische Köpfchen, schrittweises Herauslösen aus dem umgebenden Kapselgewebe. Das Entfernen vieler kleiner osteoporotischer Fragmente ist deutlich schwieriger, falls das Köpfchen nicht am Stück geborgen werden kann.

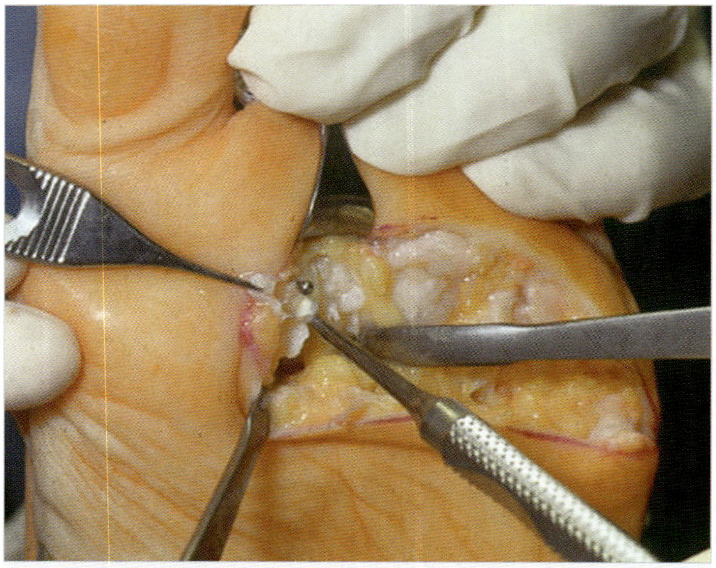

Abb. 5.60 Rekonstruktion der Weichteile. Die luxierte Sehne wird wieder rezentriert. Die Kapsel wird mit einer sich überkreuzenden X-Naht gerafft, um so eine bessere Weichteilrezentrierung des Nearthos zu erzielen.

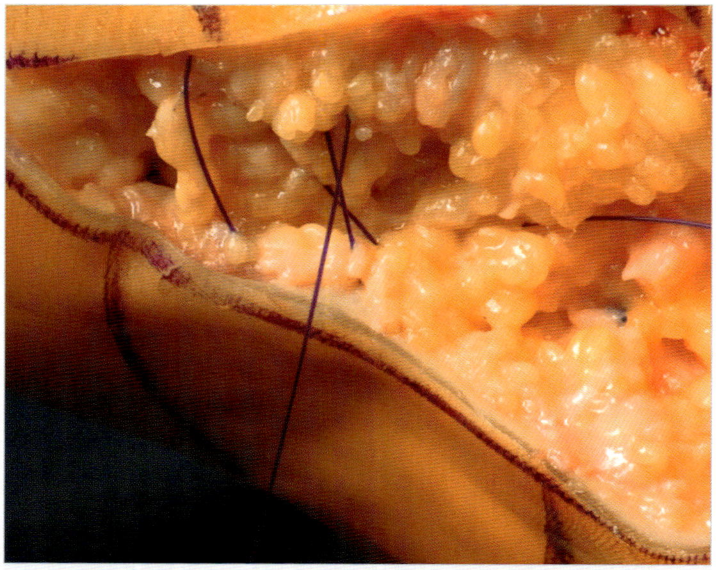

Abb. 5.61 Besonders wichtig ist die Rekonstruktion des plantaren Fettgewebes. Dieses wird mobilisiert, um es so über die resezierten Köpfchen zu verlagern und einen guten Auftritt zu ermöglichen. Technik: meist X-förmige Naht. Hautnaht mit stabilem Faden (3-0). Dünne Fäden schneiden bei der Mobilisation ein.

5.9 Arthrodese Interphalangealgelenk Großzehe

► **Indikation.** Rheumatischer Hallux valgus interphalangeus. Destruktion Larsen III – V mit erheblicher klinischer Symptomatik. Siehe auch ► Abb. 5.62, ► Abb. 5.63

► **Spezielle Aufklärung.** Wundheilungsstörung. Pseudarthrose. Infektion. Sehnenverletzung. Gefäß-und Nervenverletzung.

► **Instrumente.** Fixation mit 3,5- oder 4,5-mm-Spongiosaschraube.

► **Lagerung.** Rückenlagerung. Fuß orthograd gelagert. Gegebenenfalls Beckenstütze, um durch Tischkippung eine bessere Position des Fußes zu erzielen. Absenken des kontralateralen Fußes. Der Fuß liegt mit Beginn der Ferse über dem Tischende.

► **Zugang.** Siehe ► Abb. 5.64.

► **OP-Technik.** Siehe ► Abb. 5.65, ► Abb. 5.66, ► Abb. 5.67, ► Abb. 5.68.

► **Postoperative Nachbehandlung.** Vorfußentlastungsschuh für 6 Wochen. Weichbettende Einlagenversorgung nach Abschwellen des Fußes.

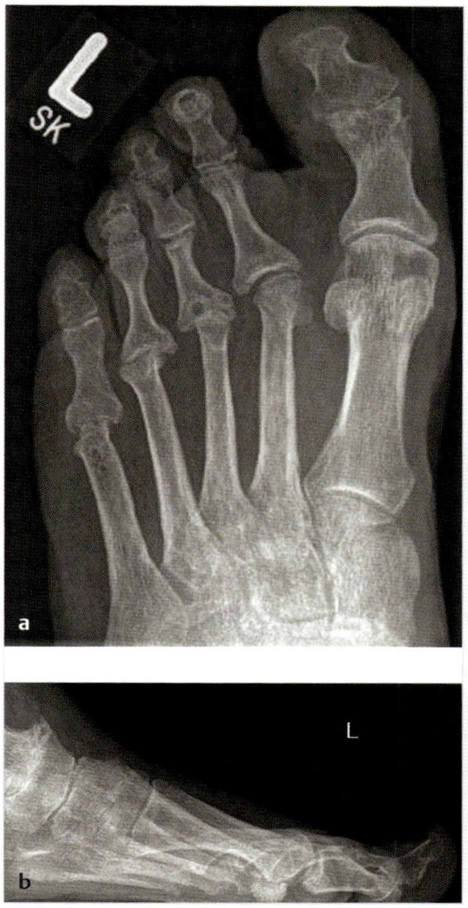

Abb. 5.62 a u. b Ausgeprägter rheumatischer Vorfuß. Der Spreizfuß mit zerstörten Mittelfußköpfchen ist klinisch stumm. Das Hauptproblem bildet der Hallux valgus interphalangeus mit Gelenkdestruktion des Interphalangealgelenks (IP).

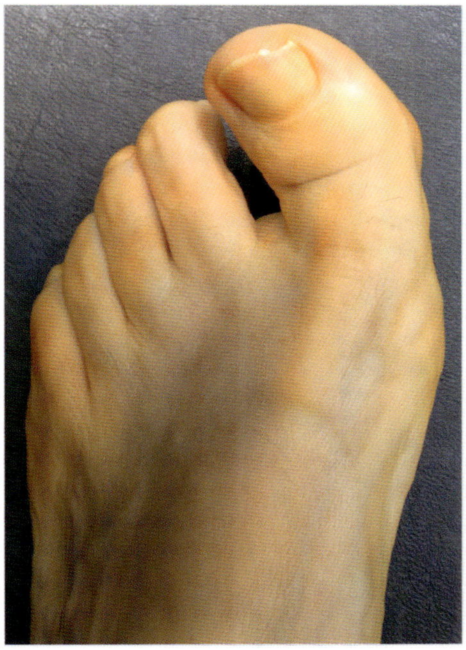

Abb. 5.63 Klinisches Bild.

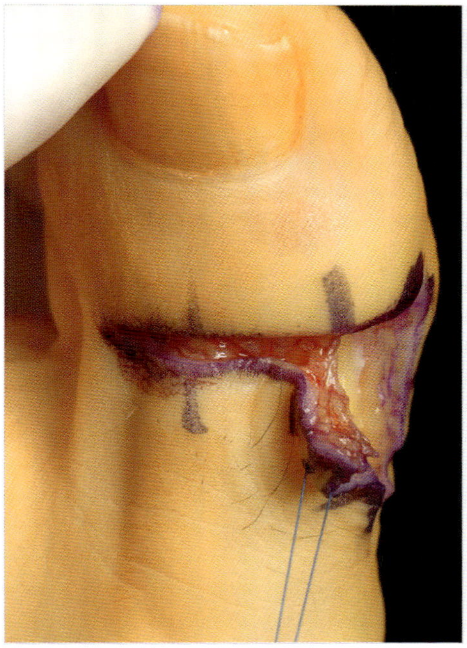

Abb. 5.64 L-förmige Schnittführung, der Wundrand wird mit Haltefäden armiert. Alternativ ist auch eine Y-förmige Schnittführung möglich.

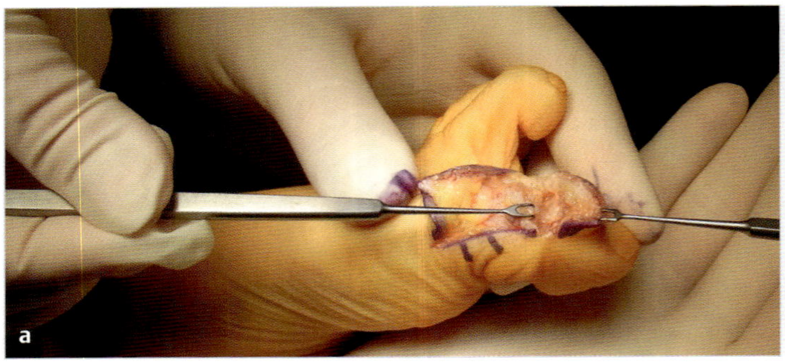

Abb. 5.65 Quere Eröffnung der Gelenkkapsel. Gegebenenfalls Synovialektomie des Gelenks. Darstellung der Gelenkflächen, ggf. Kerben bzw. Lösen des Seitenbandapparats. Entknorpelung der Gelenkflächen meist mit dem Luer. Nach der Schaffung von spongiösen Gelenkflächen werden diese in Korrekturstellung reponiert; die Einstellung der Arthrodese wird klinisch überprüft.

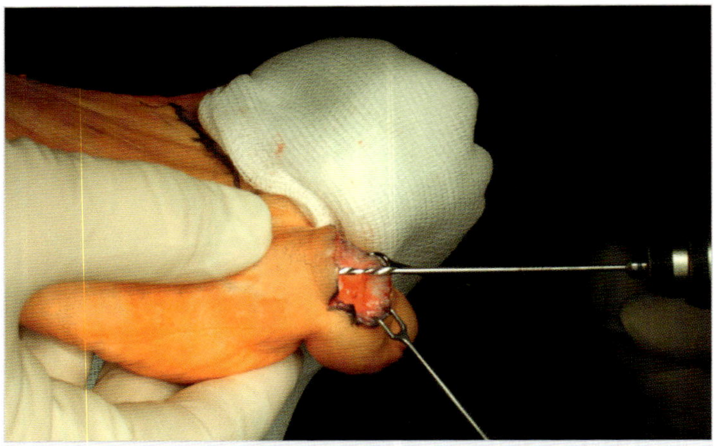

Abb. 5.66 Mit einem 2,7-(3,5-)mm-Bohrer wird das distale Fragment von proximal nach distal zentral durchbohrt. Es erfolgt ca. 1 mm plantar des Nagels eine Stichinzision. Der Bohrer wird dann von distal wieder durch das Bohrloch geführt und unter Sicht in Mitte des Grundglieds positioniert. Dieses wird dann zentral aufgebohrt. Cave rheumatischer Knochen!

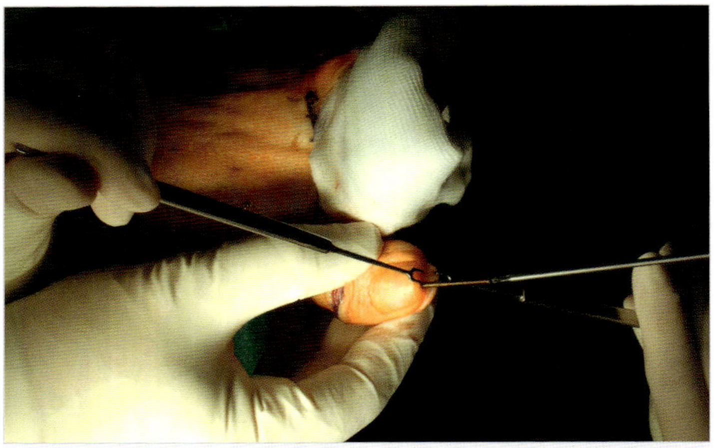

Abb. 5.67 Gleiches Vorgehen erfolgt mit der 3,5-(4,5-)-mm-Spongiosaschraube: Nach Einbringen durch das Endglied wird sie unter Sicht in das zentrale Bohrloch des Grundglieds gebracht. Dies ist wichtig, da beim rheumatischen Knochen auch ohne Vorbohren leicht neue Kanäle geschaffen werden können.

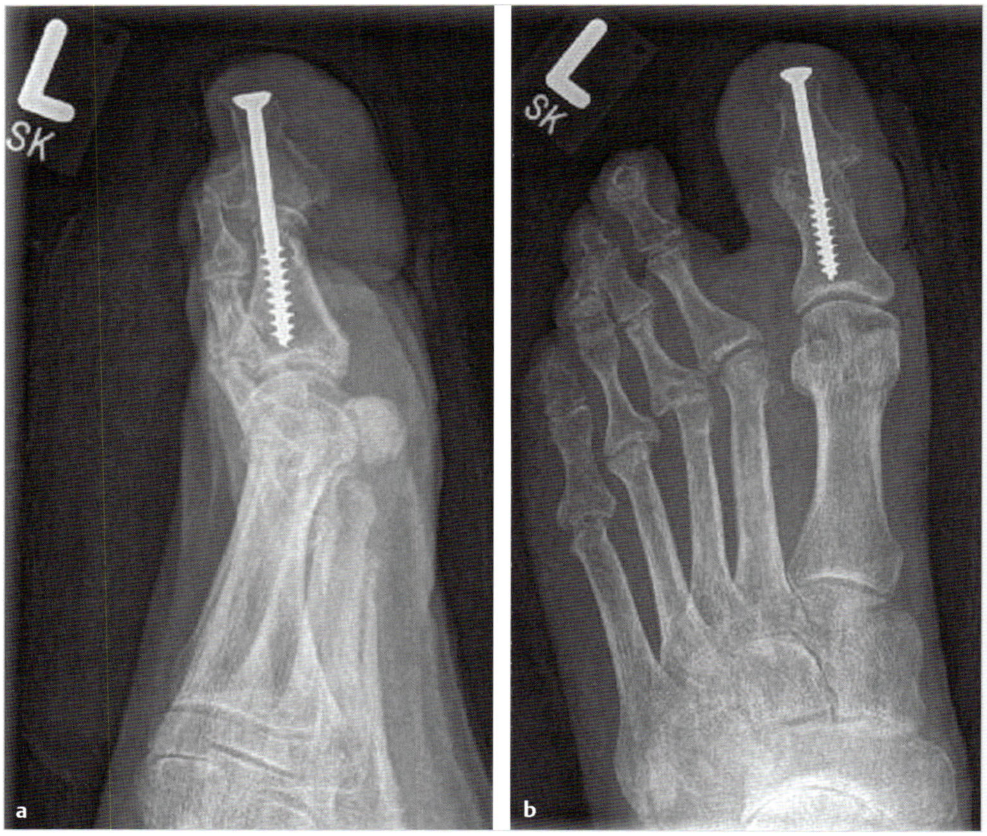

Abb. 5.68 a u. **b** Die Schrauben müssen ausreichend lang sein; nach unseren Erfahrungen ist bei zu kurzer Schraubenlänge das Pseudarthrosenrisiko deutlich erhöht.

5.10 Arthrodese proximales Interphalangealgelenk

► **Indikation.** Rheumatische Krallenzehe (► Abb. 5.69).

► **Spezielle Aufklärung.** Wundheilungsstörungen. Infektion.

Wir führen meist eine Arthrodese durch. Bei den häufig sehr kontrakten Verhältnissen beim Rheumatiker ist die Operation nach Hohmann mit einer größeren Rezidivrate versehen.

► **Instrumente.** Fixation mit K-Draht 1,2 mm, doppelt angespitzt.

► **Lagerung.** Rückenlagerung. Fuß orthograd gelagert. Gegebenenfalls Beckenstütze, um durch Tischkippung eine bessere Position des Fußes zu erzielen. Absenken des kontralateralen Fußes. Der Fuß liegt mit Beginn der Ferse über dem Tischende.

► **OP-Technik.** Siehe ► Abb. 5.70, ► Abb. 5.71, ► Abb. 5.72, ► Abb. 5.73, ► Abb. 5.74.

► **Postoperative Nachbehandlung.** K-Draht wird 6 Wochen belassen. Verbandsschuh für 6 Wochen. Weichbettende Einlagenversorgung nach Abschwellen des Fußes.

5

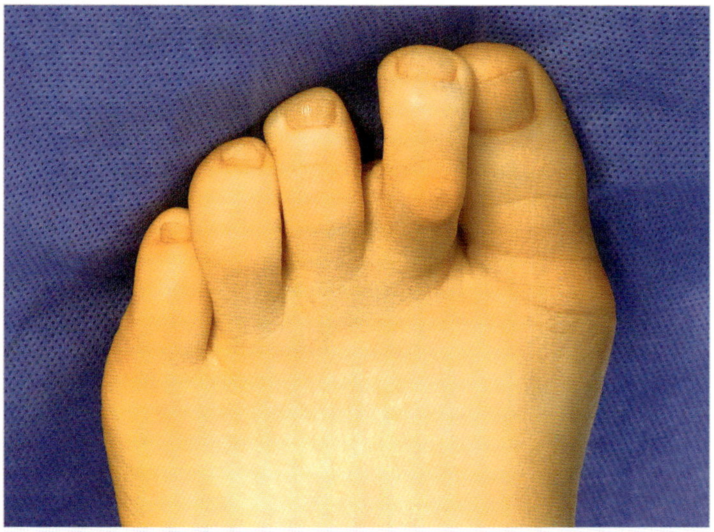

Abb. 5.69 Klinisch starke Klavusbildung am proximalen Interphalangealgelenk D2.

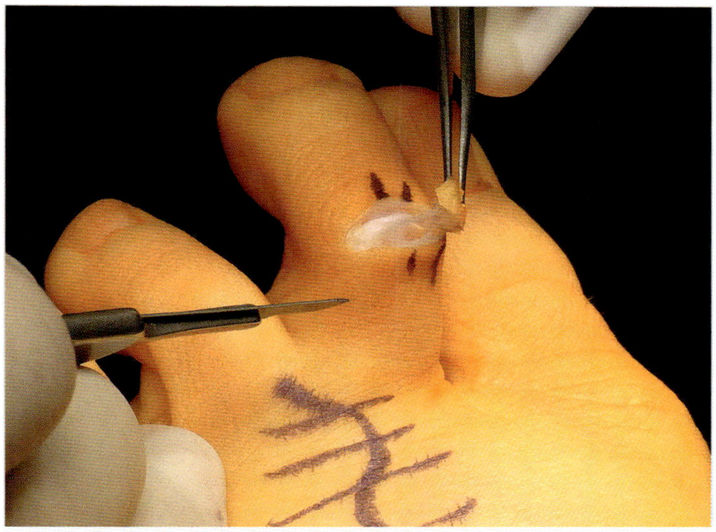

Abb. 5.70 Wetzsteinförmiger querer Hautschnitt, der Klavus wird exzidiert. Alternativ ist auch ein longitudinaler Hautschnitt möglich. Dieser tangiert jedoch häufig den Schnitt zur Revision der Grundgelenke. Angezeichnet ist ein S-förmiger Zugang zu den Grundgelenken II und III.

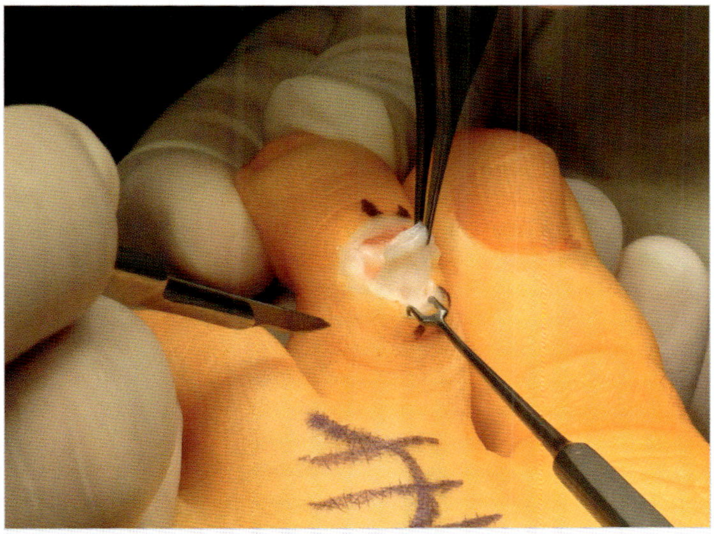

Abb. 5.71 Die Strecksehne wird quer durchtrennt.

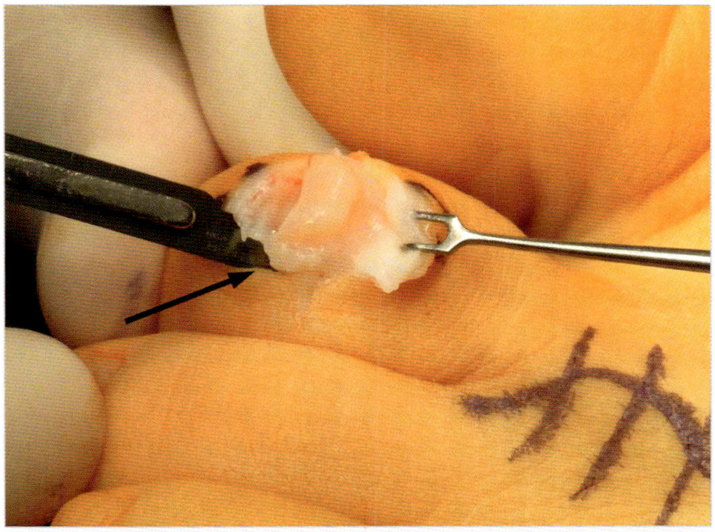

Abb. 5.72 Der Seitenbandapparat (s. Pfeil) des Gelenks wird medial und lateral gelöst.

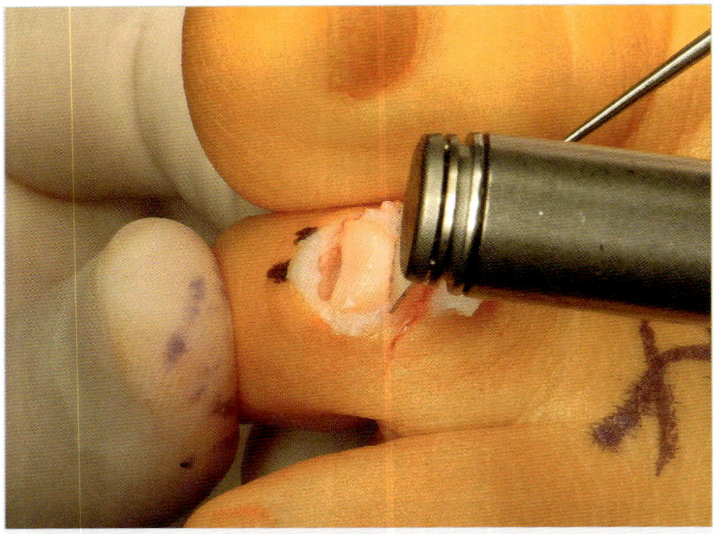

Abb. 5.73 Mit der Säge erfolgt die orthograde Resektion des proximalen Gelenkanteils senkrecht zur Schaftachse. Mit der Liston-Schere riskiert man eher, den rheumatischen Knochen zu „zerquetschen“.

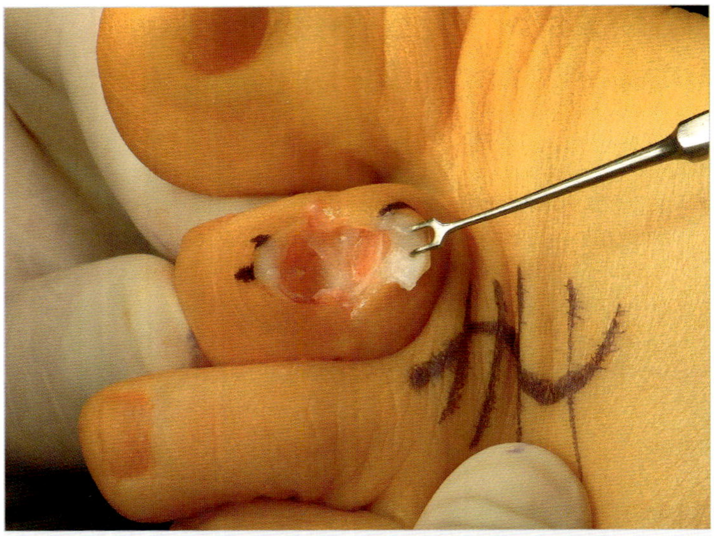

Abb. 5.74 Entknorpeln des distalen Gelenkanteils, es werden spongiöse Flächen geschaffen. Der doppelt angespitzte K-Draht wird zunächst von proximal durch das Endglied gebohrt. Er wird dann von distal mit der Bohrmaschine gefasst und zunächst unter Sicht im Mittelglied fixiert. Entscheiden wir uns statt einer Arthrodese zu einer Osteoklasie, so wird auch diese in Korrekturstellung mit einem perkutan intraossär einbrachten Draht fixiert. Naht der Strecksehne, Hautnaht mit Dermodeseeffekt.

Kapitel 6

Sprunggelenk

6

6 Sprunggelenk

S. Sell, S. Rehart, A. Lehr, V. Crnic

6.1 Arthroskopische – offene Synovialektomie/ Tenosynovialektomie oberes Sprunggelenk

► **Indikation.** Synovialitis oberes Sprunggelenk und/oder Tenosynovialitis bei maximal Stadium Larsen II, häufig ohne subjektive klinische Symptomatik des Patienten.

Alleinige Synovialitis des oberen Sprunggelenks sehr oft klinisch schwer zu erfassen (bedarf Zusatzdiagnostik: Sonografie, MRT). Die Synovialitis kann dann meist arthroskopisch angegangen werden.

► **Spezielle Aufklärung.** Sehnenverletzung/-ruptur (auch sekundär). Gefäß-, Nervenverletzung. Rezidivsynovialitis.

Offene Synovialektomie wird fast immer bei begleitender Tenosynovialitis durchgeführt.

Bei arthroskopischer Synovialektomie muss der Patient darüber aufgeklärt werden, dass potenziell intraoperativ auch auf ein offenes Verfahren umgestiegen werden muss.

► **Lagerung.** Rückenlagerung. Sprungelenk orthograd gelagert. Meist Lagerungskissen unter gleichseitigem Gesäß notwendig, um die Außenrotation in der Hüfte auszugleichen. Zum Teil kontralaterale Beckenstütze sinnvoll, um zusätzlich durch Tischkippung eine bessere Position des Sprunggelenks zu erzielen. Das Sprunggelenk liegt ca. 3 – 5 cm über dem Tischende.

► **Zugang.** Arthroskopische Synovialektomie siehe ► Abb. 6.1, ► Abb. 6.2. Offene Synovialektomie siehe ► Abb. 6.8, ► Abb. 6.9, ► Abb. 6.10.

► **OP-Technik.** Arthroskopische Synovialektomie siehe ► Abb. 6.3, ► Abb. 6.4, ► Abb. 6.5, ► Abb. 6.6.
Offene Synovialektomie siehe ► Abb. 6.11.

► **Postoperative Nachbehandlung.** Mobilisierung 3 Wochen unter Teilbelastung, bis wieder eine Regeneration der Synovia erwartet werden kann. Bei arthroskopischer Synovialektomie ist meist 6 Wochen postoperativ eine Radiosynoviorthese sinnvoll.

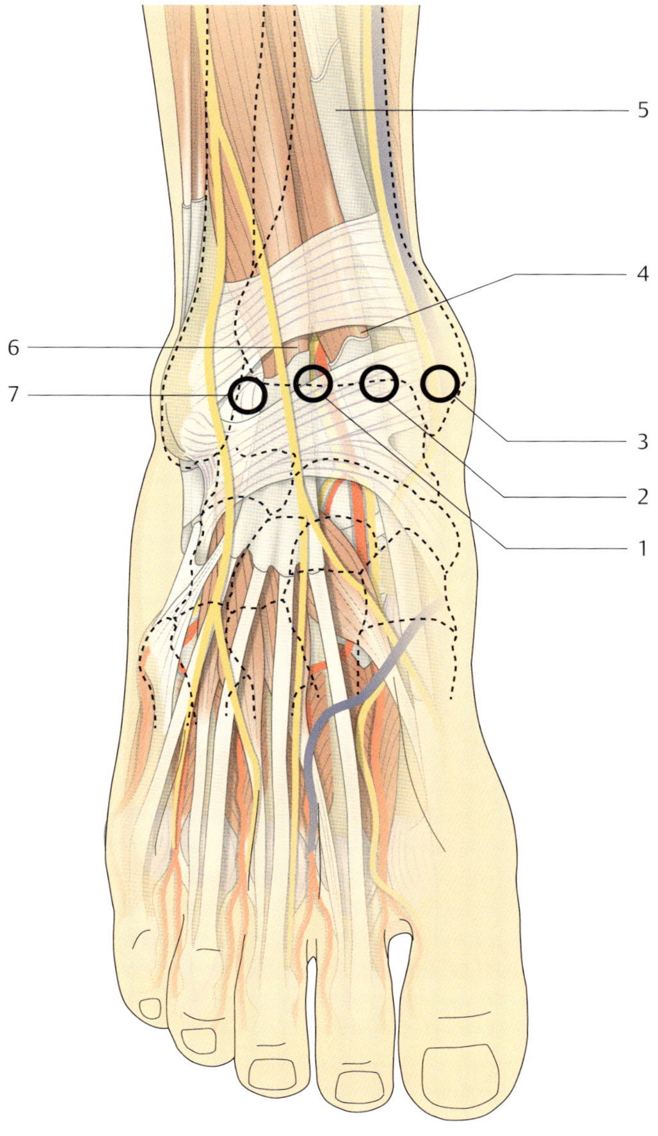

Abb. 6.1 Stichinzision. Angelegt wird meist ein vorderer lateraler und dann unter Sicht ein vorderer medialer Zugang. Bei schwieriger Lokalisation des Gelenks kann dieses vorher mit Flüssigkeit aufgefüllt werden. Häufig kann auf Distraktionseinrichtungen verzichtet werden. Auf hintere Zugänge wird in der Regel verzichtet, es sei denn, der präoperative MRT-Befund weist auf eine ausgeprägte dorsale Synovialitis hin. Zur vollständigen Synovialektomie müssen die Portale meist mehrmals gewechselt werden.
1 vorderer mittlerer Zugang
2 zusätzlicher vorderer Zugang
3 vorderer medialer Zugang
4 Extensor-hallucis-longus-Sehne
5 Tibialis-anterior-Sehne
6 Extensor-digitorum-longus-Sehne
7 vorderer lateraler Zugang

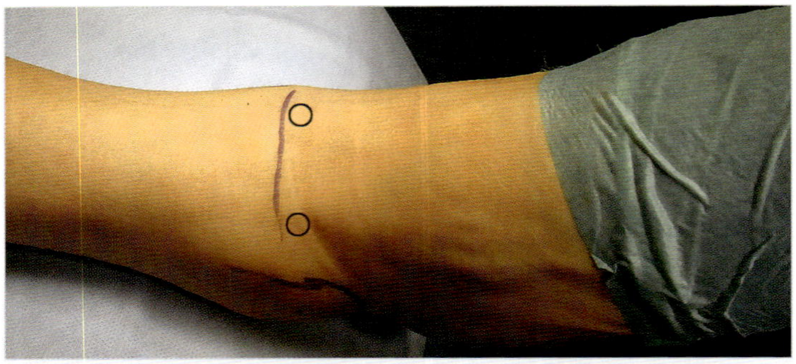

Abb. 6.2 Vorderer medialer Zugang (medial der Tibialis-anterior-Sehne). Vorderer lateraler Zugang (lateral der Extensor-digitorum-longus-Sehne). Gegebenenfalls wird zunächst das Gelenk mit einer Injektionsnadel mit Flüssigkeit aufgefüllt.

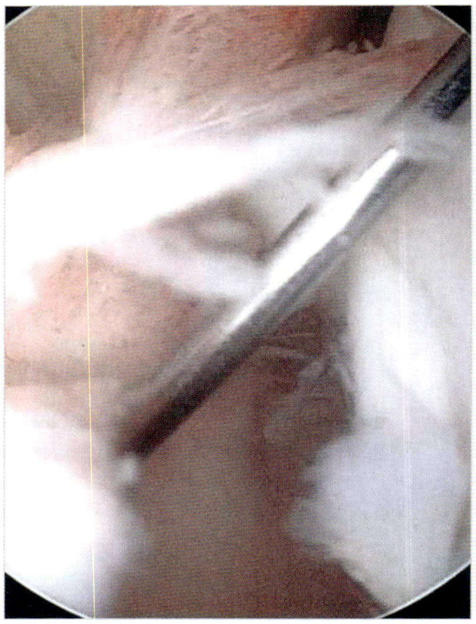

Abb. 6.3 Nach Anlage des lateralen Zugangs wird das mediale Portal unter Sicht gesetzt. Häufig erschwert bei ausgedehnter Synovialitis.

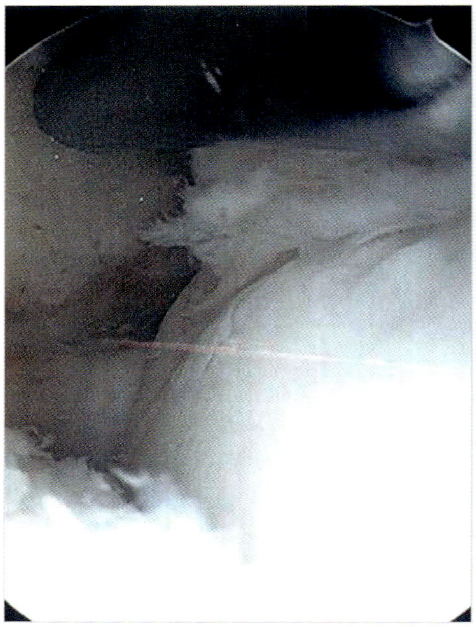

Abb. 6.4 Inspektion des gesamten Gelenks. Synovialektomie zunächst im zentralen Gelenkbereich: Tibiakante und Talus. Anschließend ist häufig die Sicht deutlich verbessert.

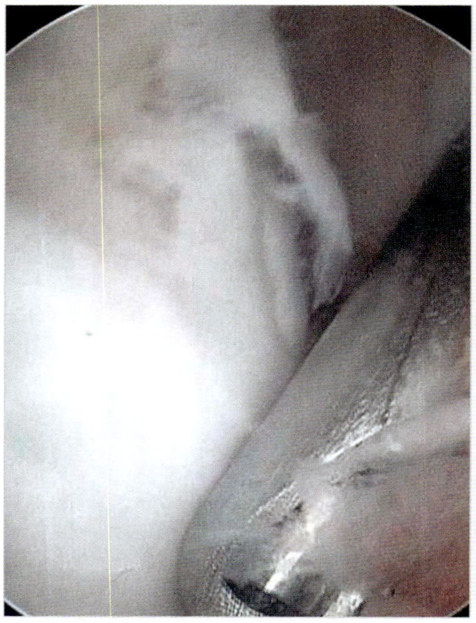

Abb. 6.5 Anschließend Komplettierung durch Synovialektomie im medialen und lateralen Kompartment.

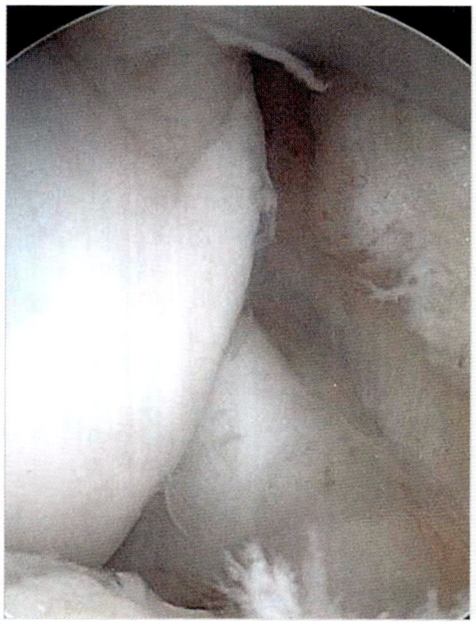

Abb. 6.6 Synovialektomie abgeschlossen, Knorpelverhältnisse noch recht intakt.

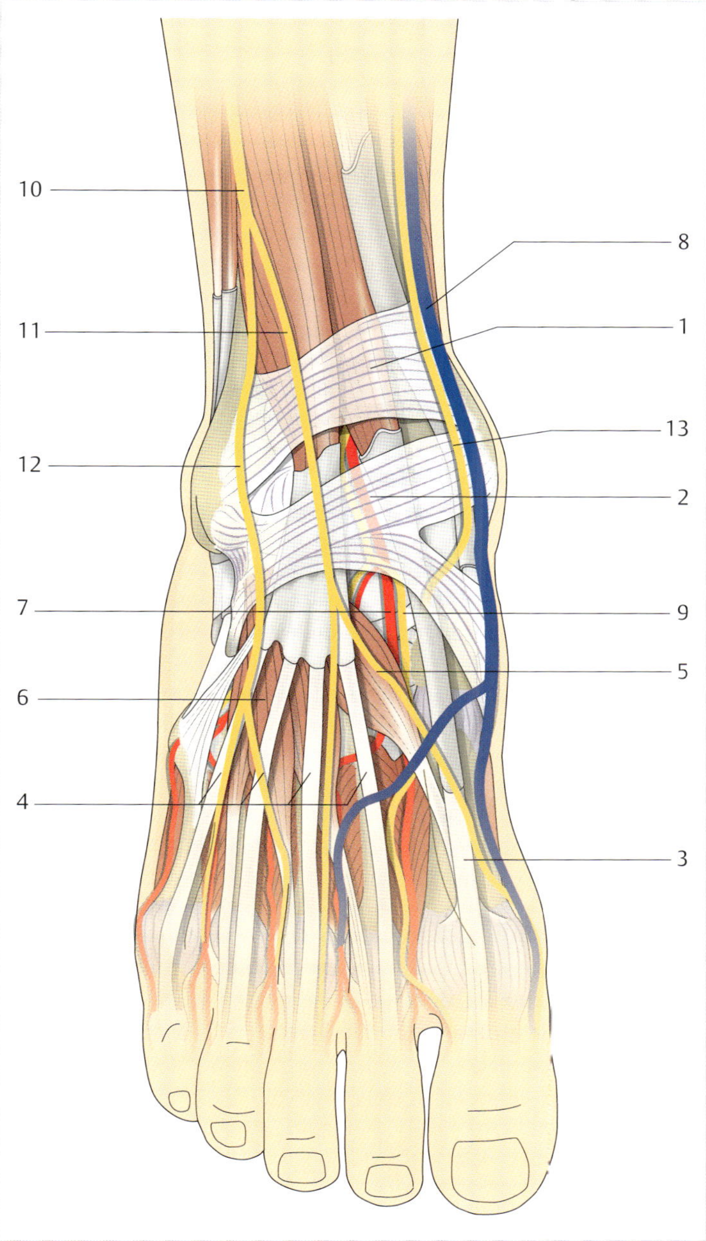

Abb. 6.7 Schemazeichnung Anatomie. Beachte die genaue Lage von Gefäß- und Nervenstrukturen für die anatomischen Zugänge.
1 Retinaculum mm. extensorum superius
2 Retinaculum mm. extensorum inferius
3 Tendo m. extensoris hallucis longi
4 Tendines m. extensoris digitorum longi
5 M. extensor hallucis brevis
6 M. extensor digitorum brevis
7 A. dorsalis pedis
8 V. saphena magna
9 N. peroneus profundus
10 N. peroneus superficialis
11 N. cutaneus dorsalis intermedius
12 N. cutaneus dorsalis medialis
13 N. saphenus

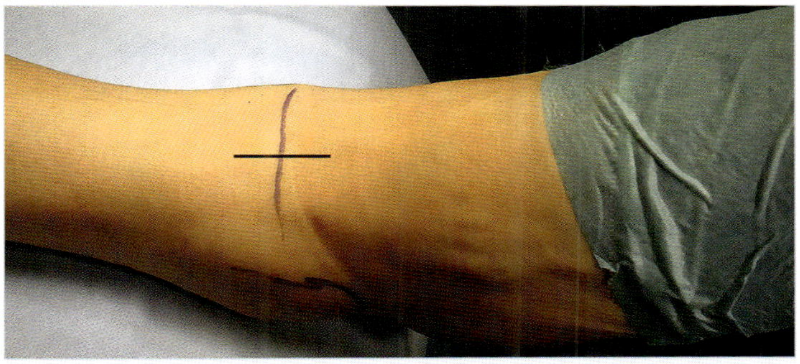

Abb. 6.8 Zentraler Hautschnitt in Höhe der tastbaren Sehne des M. tibialis anterior. Markiert ist die Lage des oberen Sprunggelenks, die unter Bewegung palpiert werden muss.

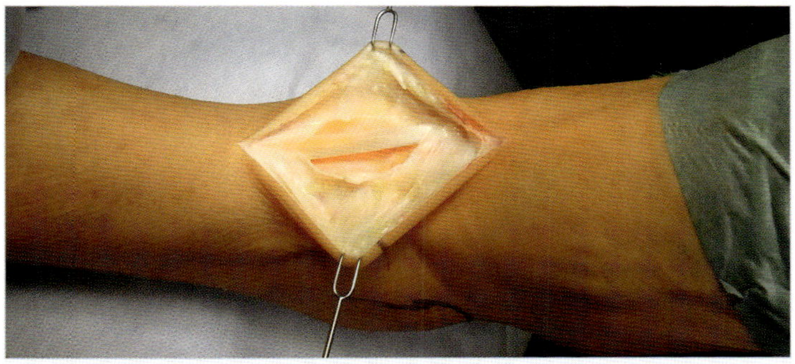

Abb. 6.9 Retinaculum flexorum. Sehne des M. tibialis anterior. Der extrafasziale Verlauf des N. peroneus superficialis von lateral proximal nach medial distal ist bei der Präparation des Subkutangewebes zu beachten (s. ▶ Abb. 6.7). Bei stark entzündlichen Veränderungen und starker Verlagerung empfiehlt es sich, den Nerv bewusst darzustellen und zur Seite zu halten, da er sonst im distalen Schnittbereich gefährdet ist. Darstellung des Retinaculum extensorum, welches in Höhe des M. tibialis anterior gespalten wird. Hinter der Sehne des M. tibialis anterior wird zur Tibia eingegangen. Begonnen wird die Präparation möglichst weit proximal, da hier der Abstand zum Gefäß-Nerven-Bündel größer ist. Die Präparation wird nach distal fortgesetzt. Das Gefäß-Nerven-Bündel kann so gut nach lateral weggehalten werden (s. ▶ Abb. 6.7). Meist sind die Sehnen stark synovialitisch verändert, diese müssen dann ebenfalls synovialektomiert werden.

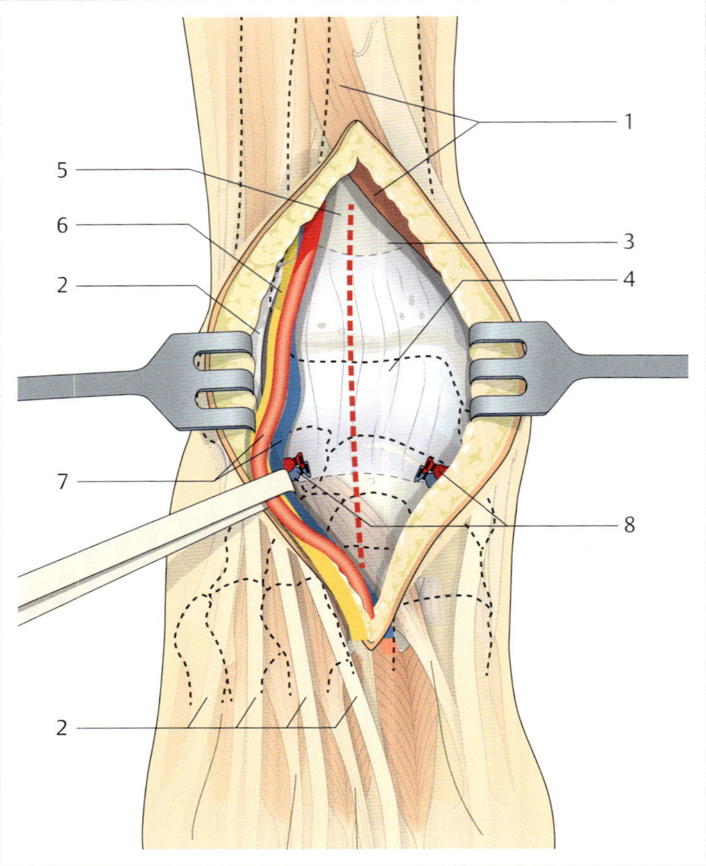

Abb. 6.10 Schemazeichnung Zugang.
1 M. extensor hallucis longus
2 Tendines m. extensoris digitorum longi
3 Fascia cruris
4 Capsula articularis articulationis talocruralis
5 Tibia
6 N. peroneus profundus
7 A. et V. tibialis anterior
8 A. et V. malleolaris anterior medialis et lateralis

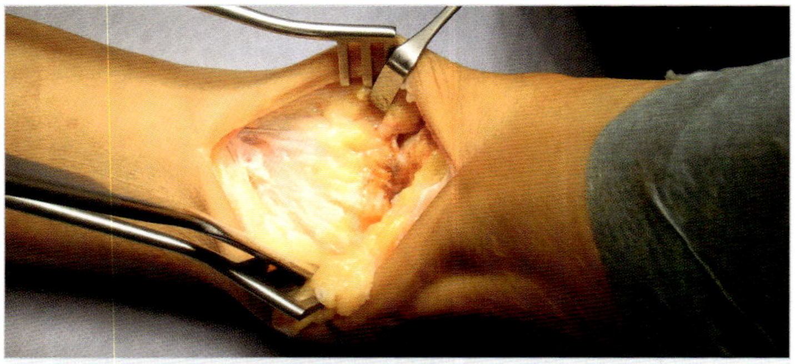

Abb. 6.11 Bei der Eröffnung des Gelenks gilt es, auf eine gute Blutstillung der zahlreichen vor dem Gelenk kreuzenden Gefäße zu achten. Diese sind bei starker Synovialitis häufig vermehrt. Offenhalten des Situs mit großem Spreizer. Cave: möglichst geringer Hakenzug, Wundheilungsstörungen! Synovialektomie unter Distraktion, hierbei können beim rheumatischen Gelenk, das häufig durch die Entzündung in seinen Strukturen elongiert ist, alle Kompartimente erreicht werden: ventral-mediale Knöchelregion, laterales Kompartiment.

6.2 Prothese oberes Sprunggelenk

▶ **Indikation.** Destruktion Larsen III – V mit erheblicher klinischer Symptomatik. Achsdeformitäten, wenn möglich unter 15°. Schwerere Deformitäten bedürfen häufig Zusatzeingriffen (gleichzeitige Korrekturarthrodese unteres Sprunggelenk).

▶ **Spezielle Aufklärung.** Prothesenlockerung. Sehnenruptur (auch sekundär). Inlayluxation. Fraktur medialer, lateraler Malleolus (besondere Gefahr beim Rheumatiker). Infektion mit Folgen. Gefäß-, Nervenverletzung.

▶ **Instrumente.** Prothesenset Hersteller. Dargestellt ist eine Taric-Prothese, Firma Implantcast.

▶ **Lagerung.** Rückenlagerung. Sprunggelenk orthograd gelagert. Meist Lagerungskissen unter Gesäß notwendig, um die Außenrotation in der Hüfte auszugleichen. Röntgen möglich!

▶ **OP-Technik.** Siehe ▶ Abb. 6.12, ▶ Abb. 6.13, ▶ Abb. 6.14, ▶ Abb. 6.15, ▶ Abb. 6.16, ▶ Abb. 6.17, ▶ Abb. 6.18, ▶ Abb. 6.19.

▶ **Vorgehen bei Bandinstabilität.** Supramalleoläre Ursachen als Ursachen für Fehlstellungen des Gelenks sind beim Rheumatiker eher selten.

Voraussetzung ist ein Ausgleich einer Achsabweichung/Deformität des unteren Sprunggelenks. Diese sollte vor einer artikulären Balancierung ausgeglichen werden. Dies kann bei intaktem USG eine Kalkaneusosteotomie bedeuten. Ist das untere Sprunggelenk in der Destruktion mit beteiligt, bietet sich die Arthrodese des unteren Sprunggelenks mit Korrektur der Achse an (s. Kap. 6.4). Dieses Vorgehen kann prinzipiell ein- oder zweizeitig erfolgen.

Sind diese Ursachen ausgeschlossen, so kann die Korrektur meist artikulär erfolgen.

Der größte Anteil der Fehlstellungen ist korrigiert und balanciert nach:

- Entfernung aller Osteophyten,
- Lösen aller Weichteilverklebungen (ausgiebige Arthrolyse),
- orthograder Knochenresektion mit partieller Möglichkeit der Balancierung über die knöcherne Resektion.

▶ **Valgus.** Beim Rheumatiker ist die Valgusfehlstellung häufiger. Das Vorgehen ähnelt in gewisser Weise dem Vorgehen bei der Kniegelenkprothetik.

- **Knöcherner Defekt als Ursache/medialer Bandapparat intakt**: Meist ist kein erweitertes Vorgehen notwendig. Finden sich Hinweise auf eine laterale Bandinstabilität, ist ggf. eine Raffung der Bandstrukturen oder auch eine laterale Bandplastik notwendig.
- **Medialer Bandapparat insuffizient**: je nach Schweregrad Raffung/Augmentation des medialen Bandapparats. Schwere Instabilitäten des medialen Bandapparates schließen für uns einen endoprothetischen Ersatz des oberen Sprunggelenks aus.

▸ **Varus.** Varusfehlstellungen sind beim Rheumatiker eher selten. Persistierende Instabilitäten nach standardisiertem Vorgehen sind meist auf ein kontraktes Deltaband zurückzuführen. Hier kommen eine verlängernde Innenknöchelosteotomie und ein Ausgleich über ein erhöhtes Inlay infrage.

▸ **Postoperative Nachbehandlung.** Sofortige allgemeine Mobilisation. Bei stabiler Endoprothese Mobilisation im Stabilschuh (z. B. Vacoped) für 6 Wochen unter Vollbelastung. Gegebenenfalls auch Mobilisation im Unterschenkelgehgips.

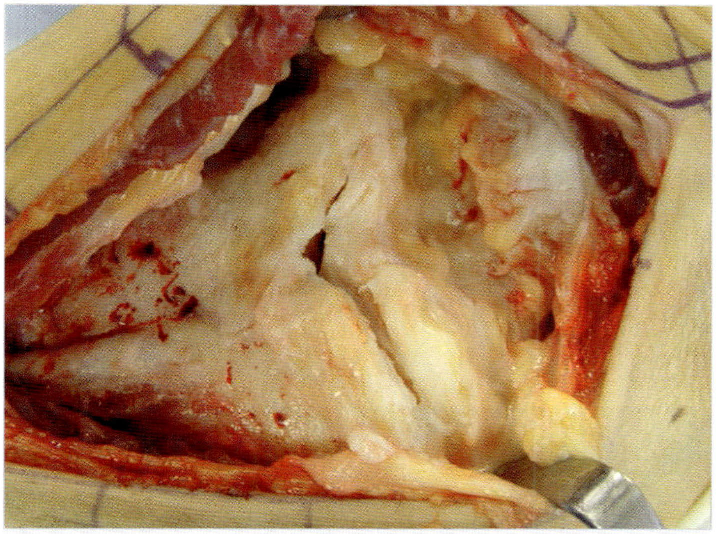

Abb. 6.12 Zentraler Hautschnitt (auch medialer oder lateraler Zugang möglich). Beschreibung Zugang s. Kap. 6.1. Zunächst Abtragung aller Osteophyten, um einen guten Überblick über das Gelenk zu erhalten. Wichtig ist es, alle Verwachsungen zu lösen. Ein großer Anteil der Fehlstellungen lässt sich durch Osteophytenabtragung und Weichteilrelease bereits ausgleichen.

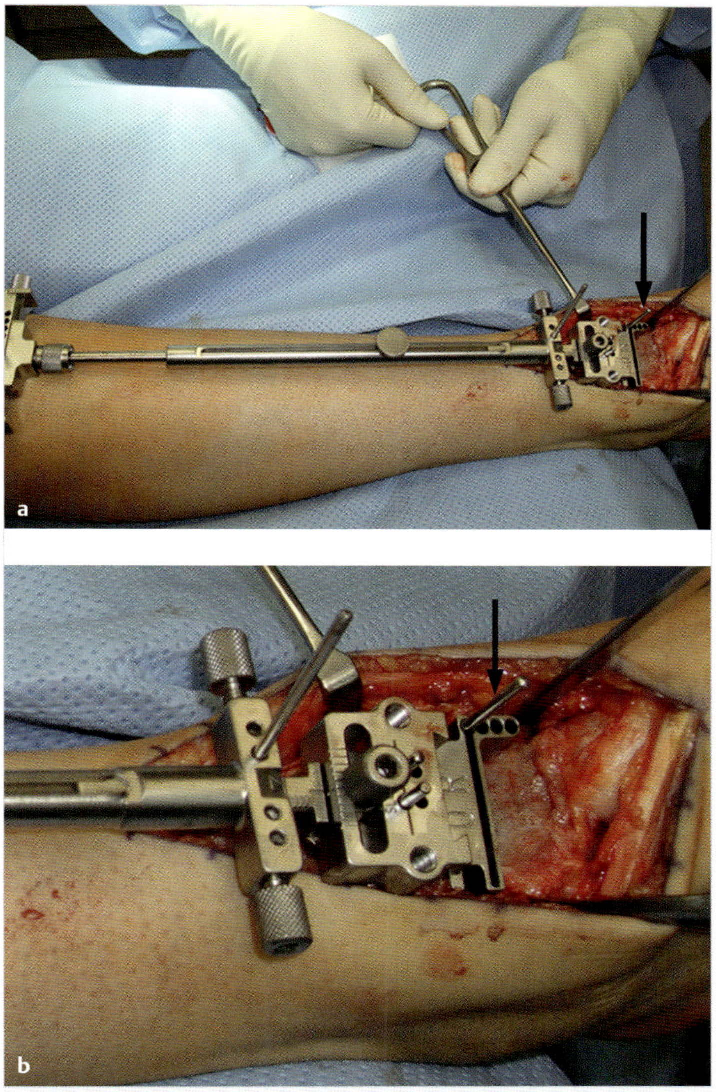

Abb. 6.13 a u. b Positionierung des externen tibialen Ausrichtinstrumentariums. Fixation mit 2,5-mm-Pins. Das Gesamtvorgehen ist sehr implantatabhängig. Zur Osteotomie der tibialen Gelenkfläche stehen 0°- und 5°-Resektionsblöcke zur Verfügung. Die Ausrichtung wird überprüft. Der Tibiaschneideblock wird entsprechend der präoperativ ermittelten Größe gewählt. Die Resektion erfolgt ca. 4 mm unter dem tiefsten Punkt der tibialen Gelenkfläche. Der Knochenpin wird zum Schutz des medialen Malleolus eingebracht (Pfeile). Die Malleoli sind beim Rheumatiker besonders gefährdet. Gesägt wird zum Schutz der Malleoli nur nach dorsal; keine laterale oder mediale Bewegung der Säge. Der Ausrichtblock wird orthograd angepasst. Geringe Dysbalancen des Bandapparats können zur Balancierung des Gelenks über die knöcherne Osteotomieebene sowohl tibial als auch talar kompensiert werden.

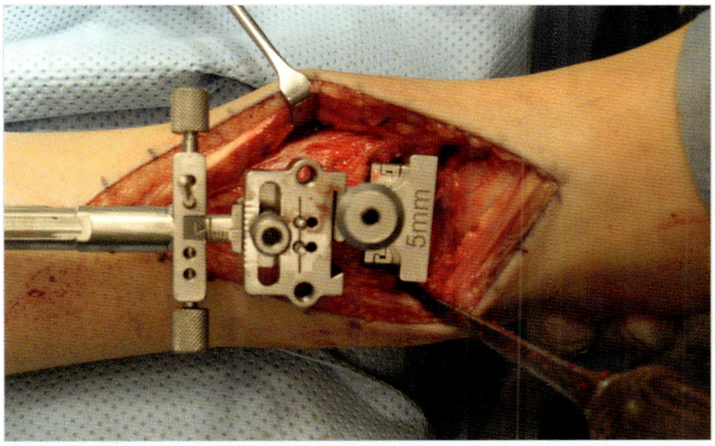

Abb. 6.14 Die Gelenkstabilität wird mit den Spacern überprüft. Basisplatte und Spacer werden belassen. Der Talusresektionsblock, der der PE-Höhe (hier ausgemessen 5 mm) entspricht, wird an die Spacerplatte angebracht. Der Talus wird an der Unterkante des Talusresektionsblocks reseziert. Die Ausrichtung erfolgt orthograd, eine gewisse Balancierungsmöglichkeit des Bandapparats über die knöcherne Schnittebene ist möglich.

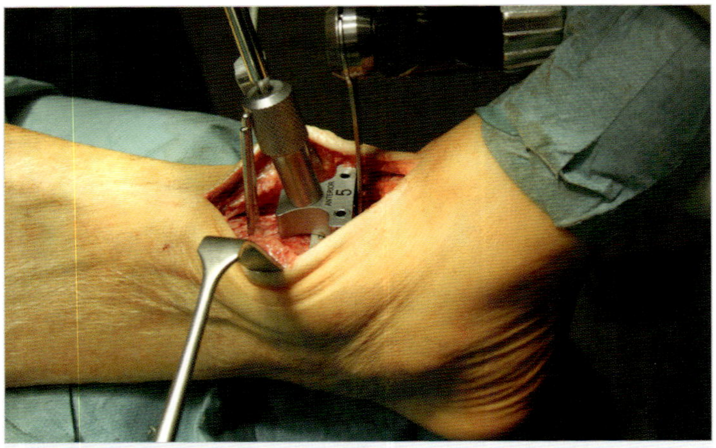

Abb. 6.15 Die Größe des Talusimplantats wird bestimmt. Die Talusfräslehre wird fixiert. Zubereiten der Talusfläche. Resektion des Talusdoms: erster Talusschnitt. Ausgiebige dorsale Arthrolyse. Die Resektion der dorsalen Kapsel verbessert die Dorsalextension. Ein Knochenspreizer oder Hintermann-Spreizer wird eingebracht, um das operative Vorgehen zu erleichtern.

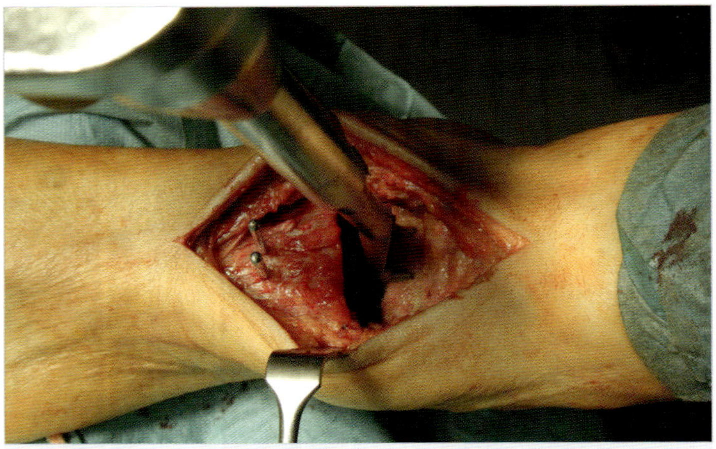

Abb. 6.16 Finnenmeißel zur Bearbeitung des Talus, Vorbereiten der Einschubleisten für den Talusanteil.

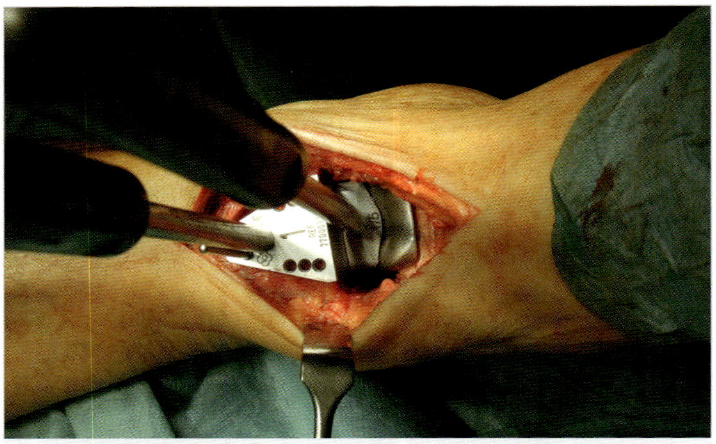

Abb. 6.17 Probereposition, Bestimmung der Inlayhöhe. Brisement en force: Der Operateur führt mit Kraft Dorsalextension durch. Reste der Kapsel zerreißen. Eine Verlängerung der Achillessehne ist eher selten notwendig. Hierzu werden 3 Stichinzisionen auf wechselnden Seiten in einem Abstand von ca. 2 – 3 cm gesetzt. Das Messer wird in der Mitte der Sehne gedreht und dann zur Seite geführt, die Sehne somit partiell durchtrennt. Anschließend erfolgt erneut ein Brisement en force. Intraoperative Röntgenkontrolle zur Beurteilung der Position der Implantate notwendig. Beurteilung der Position des Doms der Taluskappe im Vergleich zur Tibiaachse.

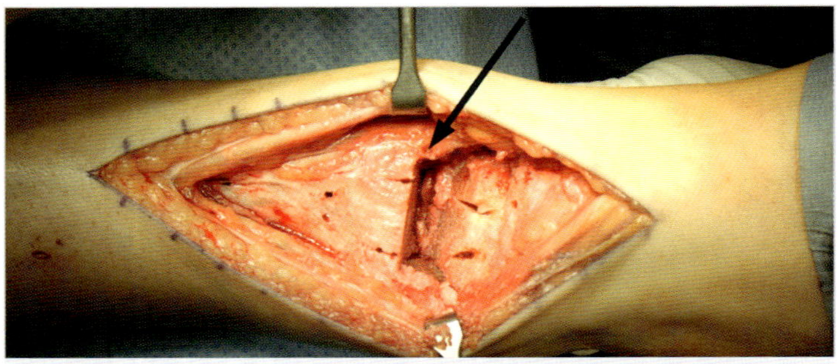

Abb. 6.18 Talus und Tibia sind zubereitet. Die Verankerungsstelle des medialen Pins zum Schutz des Innenknöchels ist gut zu erkennen.

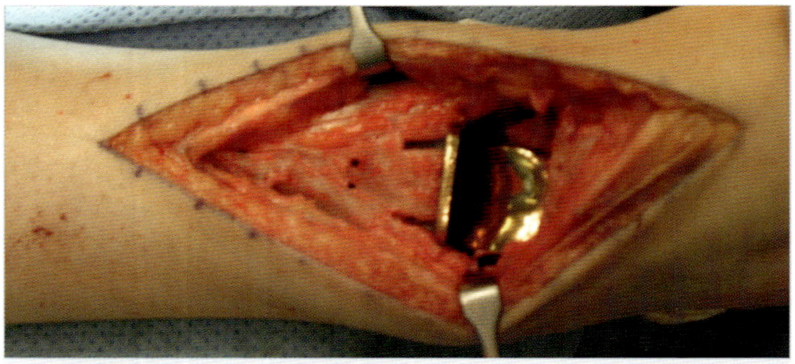

Abb. 6.19 Implantierte Prothese.

6.3 Arthrodese oberes Sprunggelenk

► **Indikation.** Destruktion Larsen IV – V mit schwerer klinischer Symptomatik. Starke Fehlstellung des oberen Sprunggelenks. Instabilität des Sprunggelenks. Ausgeprägte knöcherne Defekte.

► **Spezielle Aufklärung.** Pseudarthrose. Anschlussarthrose der Nachbargelenke im zeitlichen Verlauf. Sehnenverletzung/-ruptur (auch sekundär). Knochenfraktur. Gefäß-, Nervenverletzung. Infektion.

► **Instrumente.** Je nach Technik:
- kanülierte Spongiosaschrauben 6,5 mm,
- Plattenarthrodese,
- Nagelosteoarthrodese,
- Klammerarthrodese (selten, ggf. kombiniert mit Schrauben),
- Fixateur externe bei Pseudarthrosen, Infektionen oder Komplikationen.

► **Lagerung.** Rückenlagerung. Sprunggelenk orthograd gelagert. Meist Kissen unter Gesäß notwendig, um die Außenrotation in der Hüfte auszugleichen. Sprunggelenk ca. 3 – 5 cm über dem Tischende. Gegebenenfalls Beckenstütze, um durch zusätzliches Kippen des Tisches das Sprunggelenk noch besser zu positionieren. Röntgen möglich!

► **Zugang.** Je nach Situation zentraler Zugang (isolierte Arthrodese oberes Sprunggelenk), lateraler Zugang (Kombination mit Arthrodese des unteren Sprunggelenks) oder auch medialer Zugang möglich.

Der hintere Zugang wird nur selten eingesetzt. Eine arthroskopisch unterstützte Arthrodese bietet sich beim Rheumatiker durch die stark entzündlichen Veränderungen auch an den Sehnen und die häufig gleichzeitig bestehenden Achsabweichungen und Knochendefekte nur sehr selten an.

Wir setzen vor allem den zentralen und den lateralen Zugang ein.

► **Zentraler anteriorer Zugang.** Wichtig ist eine Abdeckung, die das Knie mit einbezieht, um so später die Position der Arthrodese in Relation zu Unterschenkel und Kniegelenk besser beurteilen zu können.

Innen- und Außenknöchel werden, wenn möglich, nicht osteotomiert, um eine stabilere Ausgangslage für die Konsolidierung der Arthrodese zu erhalten. Siehe auch ► Abb. 6.20, ► Abb. 6.21, ► Abb. 6.22, ► Abb. 6.23, ► Abb. 6.24.

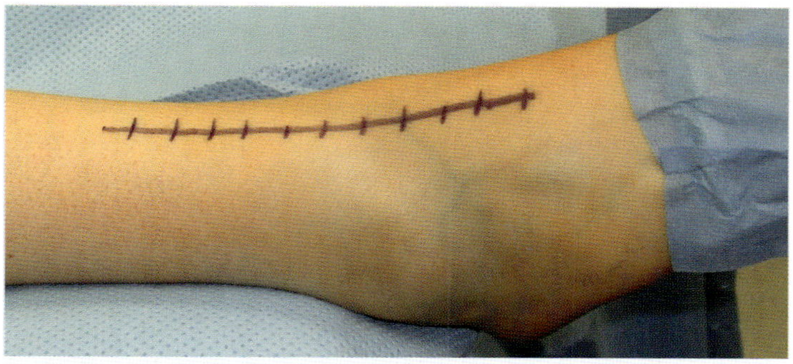

Abb. 6.20 Zentraler Hautschnitt (auch medialer oder lateraler Zugang möglich).

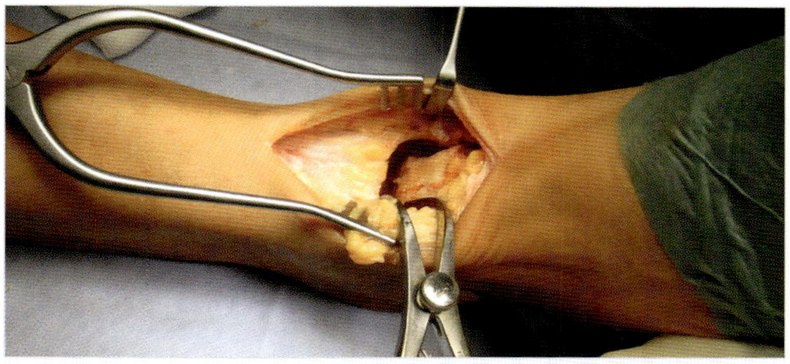

Abb. 6.21 Der Situs wird mit einem großen Spreizer offen gehalten. Hohmann-Hebel werden weitgehend vermeiden, da sie oft starken Druck auf die Wundränder ausüben und zu Wundheilungsstörungen führen können. Der häufig vorkommende ventrale Tibiaosteophyt wird großzügig osteotomiert, um so einen besseren Überblick über das Gelenk zu erhalten. Die Gelenkflächen werden entweder mit einem Knochenspreizer (wie hier) oder einem Hintermann-Spreizer (Fixation mit zwei K-Drähten) auseinandergehalten. Die Gelenkflächen werden mit Meißel und Luer entknorpelt. In unseren Händen hat sich ein Lexer-Meißel besonders bewährt. Sehr sparsame Knochenresektion.

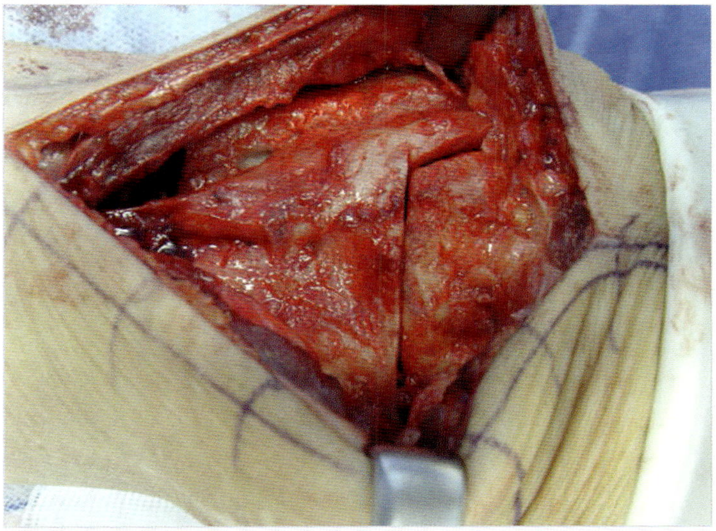

Abb. 6.22 Eine Alternative stellt die Osteotomie der Gelenkflächen mit der Säge dar.

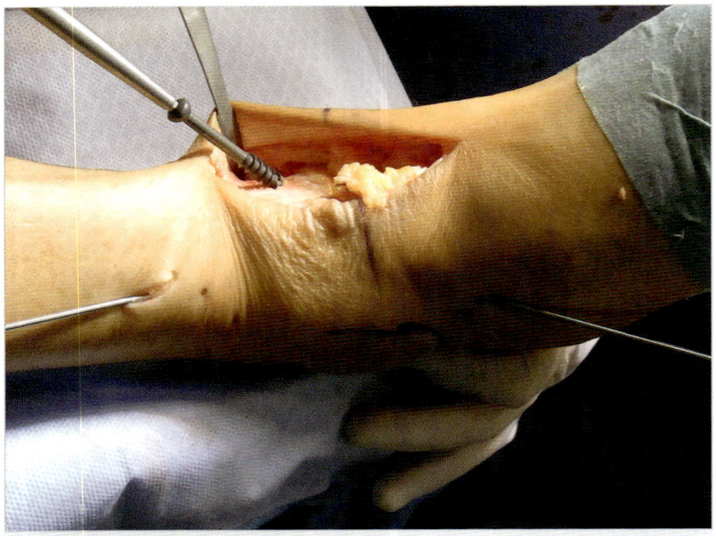

Abb. 6.23 Es werden 3 K-Drähte unter Sicht gelegt. Hierbei kann die Austrittsstelle der Drähte im oberen Sprunggelenk sehr gut visualisiert und auch ihre potenzielle Eintrittsstelle in den gegenüberliegenden Knochen beurteilt werden. Die Drähte werden zunächst nicht über den Gelenkspalt vorgebohrt, dies erfolgt erst, nachdem alle K-Drähte unter Sicht gesetzt sind und die Arthrodese in der Ausrichtung korrekt eingestellt ist. Zur temporären Fixation bohren wir einen 2,0-K-Draht von der Ferse in die Tibia. Es erfolgt die Beurteilung der Position der Arthrodese in allen Ebenen. Es wird nun die Verschraubung (in der Regel mit 3 Schrauben) vorbereitet. Hier sind verschiedene Modifikationen möglich. Schraubenlage (eigenes Vorgehen): 2 Schrauben werden von proximal ventral nach dorsal distal vorbereitet, dabei eine lateral und eine medial. Die dritte Schraube wird über eine Stichinzision im Sinus tarsi in den Talus von distal lateral nach proximal dorsal eingebracht (Schraubenposition s. a. ► Abb. 6.24).
Die Stellung der Arthrodese muss die Gesamtausgangslage der betroffen Extremität, aber auch die Stellung der Gegenseite mit einbeziehen. Die Arthrodese wird meist in Neutralstellung (bis leichte Plantarflexion von 5°) eingestellt. Der Rückfuß erhält ein Valgus von 5 – 10°, die Außenrotation wird der Gegenseite angepasst, meist 10°. Erst danach werden die übrigen 3 K-Drähte vorgebohrt.
Nach Anlage der K-Drähte erfolgt eine intraoperative Bildwandlerkontrolle zur Beurteilung der K-Draht-Position. Danach werden die K-Drähte überbohrt und mit 6,5-mm-Schrauben bestückt. Der temporäre K-Draht durch die Ferse wird erst entfernt, wenn alle Schrauben gesetzt und im BV kontrolliert sind. Wenn möglich sollte beim Rheumatiker immer Spongiosa zur besseren Durchbauung angelagert werden (z. B. aus den Resektaten).

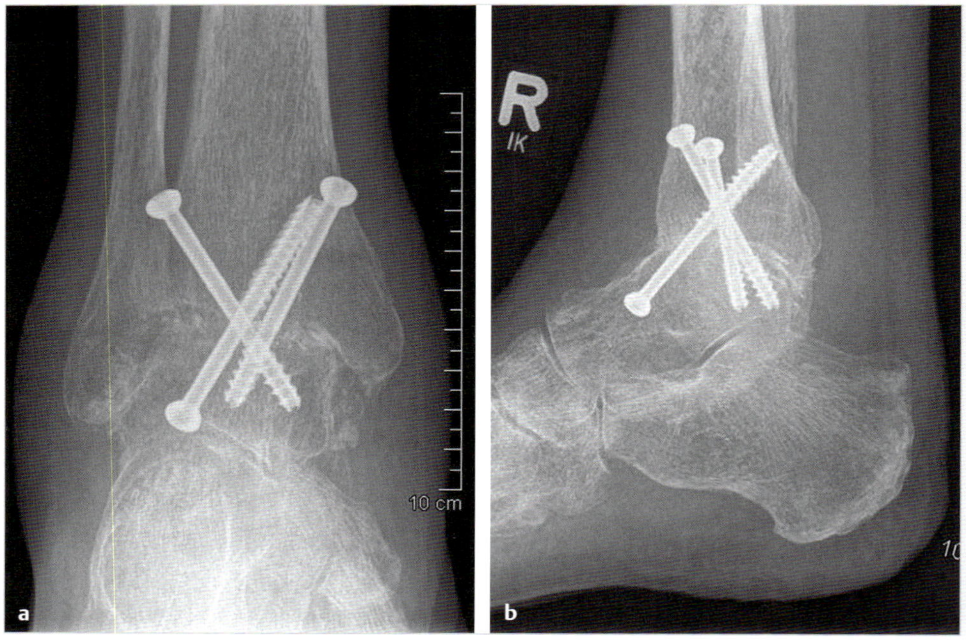

Abb. 6.24 a u. b Röntgenkontrolle Arthrodese.

▶ **Lateraler Zugang.** Alternativer Zugang vor allem bei gleichzeitiger Arthrodese des unteren Sprunggelenks. Siehe ▶ Abb. 6.25, ▶ Abb. 6.26, ▶ Abb. 6.27.

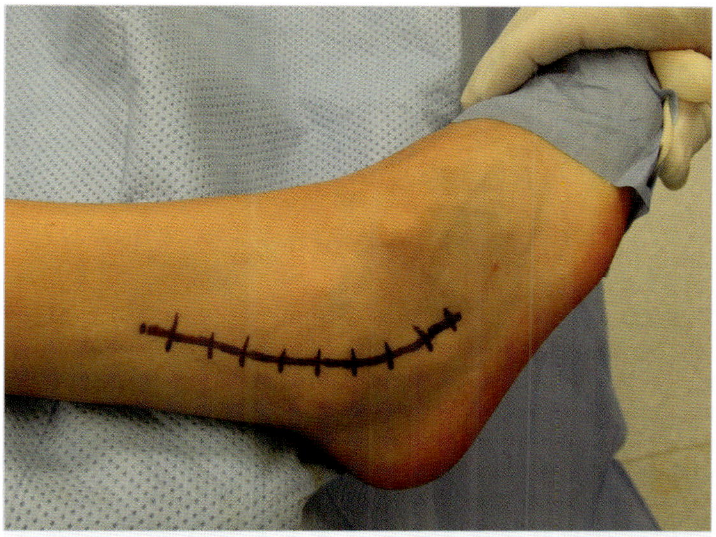

Abb. 6.25 Lateraler Zugang. Der Schnitt beginnt ca. 5 cm proximal der Fibulaspitze am vorderen Rand der Fibula und schwingt nach distal über den Sinus tarsi aus. Die Schnittführung ist leicht lateraler als der anterolaterale Standardzugang, so kann das untere Sprunggelenk besser exponiert werden.

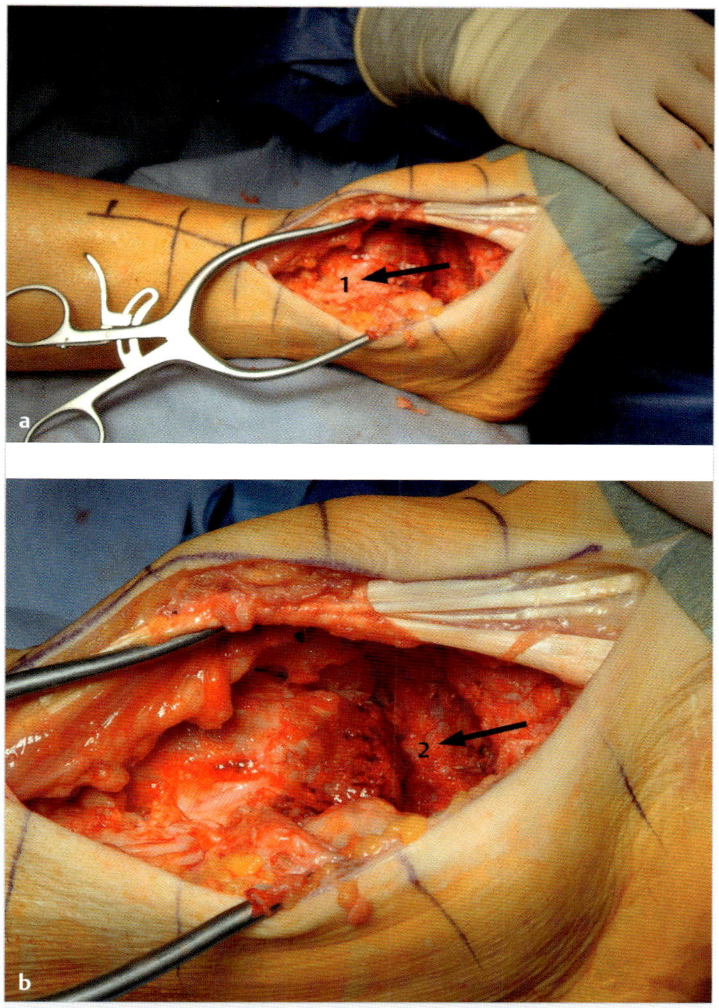

Abb. 6.27 a u. **b** Komplette Talusnekrose. Die Extensorensehnen werden nach zentral mit einem Spreizer weggehalten.
1 Tibia
2 Kalkaneus

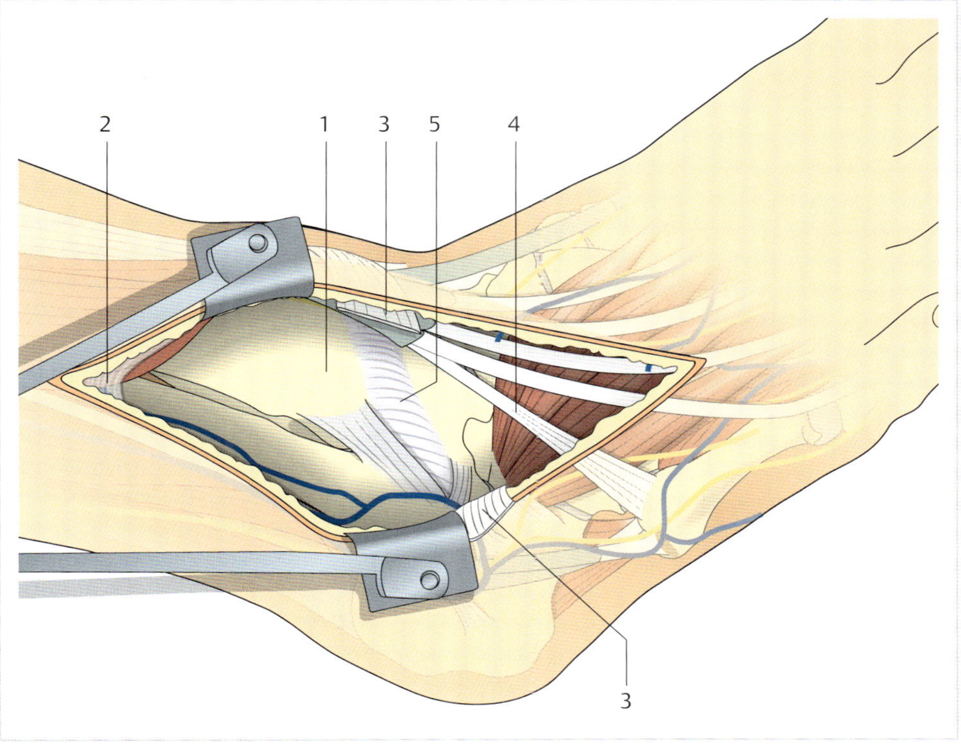

Abb. 6.26 Schemazeichnung lateraler Zugang.
1 Tibia
2 Fascia cruris
3 Retinaculum mm. extensorum inferius
4 Tendo m. peronei tertii
5 Capsula articularis articulationis talocruralis

► **Retrograde Nagelosteosynthese.** Siehe ► Abb. 6.28, ► Abb. 6.29, ► Abb. 6.30, ► Abb. 6.31.

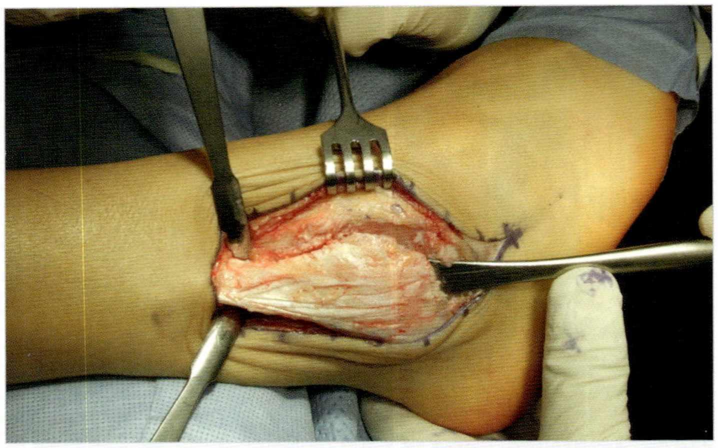

Abb. 6.28 Lateraler Zugang zum Sprunggelenk mit einer Osteotomie der Fibula. Dies wird nur bei äußerst kontrakten Ausgangssituationen, sehr schweren Fehlstellungen oder ausgeprägten Knochendefektsituationen durchgeführt, da eine Osteotomie der Fibula die Stabilität der Arthrodese in der Konsolidierungsphase reduziert. Die Fibula wird umfahren und ca. 6 cm proximal der Fibulaspitze schräg osteotomiert. Dann kann sie herausgelöst werden.

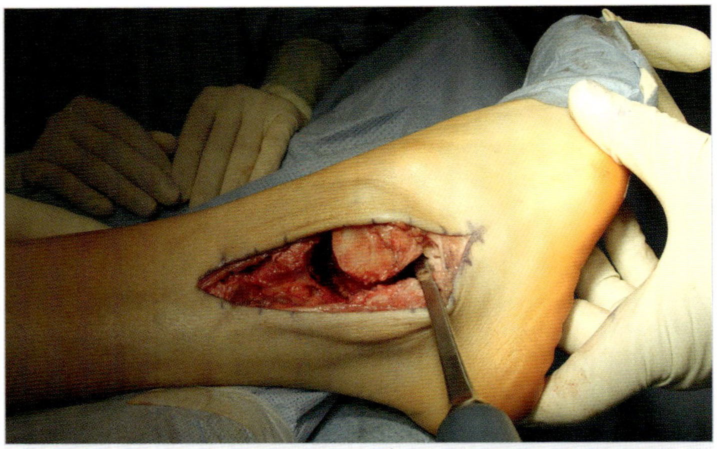

Abb. 6.29 So ergibt sich ein hervorragender Überblick über oberes und unteres Sprunggelenk. Alle Gelenkflächen können entknorpelt werden. Dieser große Zugang ist sehr gut geeignet zur Korrektur von extremen Fehlstellungen.

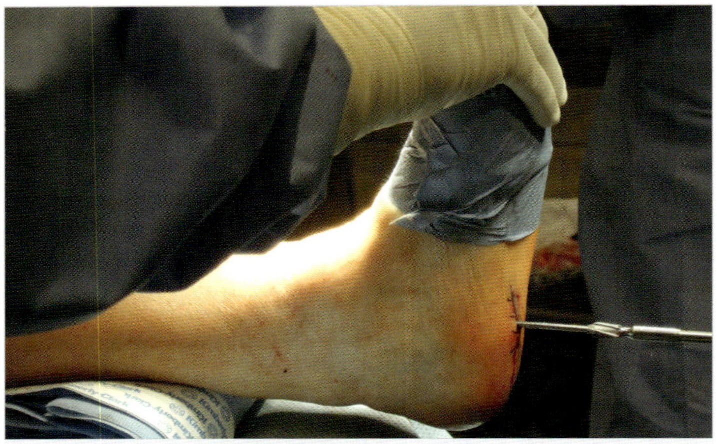

Abb. 6.30 Nagelarthrodese (-osteosynthese). Der Eintrittspunkt des Bohrers wird in 2 Ebenen im Bildwandler dargestellt. Hier erfolgt plantar eine ca. 2–3 cm lange Inzision. Diese wird bis zum Kalkaneus freipräpariert. Der Kalkaneus wird eröffnet, der Eintrittspunkt im Kalkaneus wird nochmals im Bildwandler kontrolliert. Der Führungsspieß kann unter Sicht durch unteres und oberes Sprunggelenk vorgebracht werden. Es erfolgt dann eine intraoperative Bildwandlerkontrolle der zentralen Lage des Führungsspießes. Erst dann wird mit dem Überbohren begonnen und der eigentliche Nagel kann danach eingebracht werden.

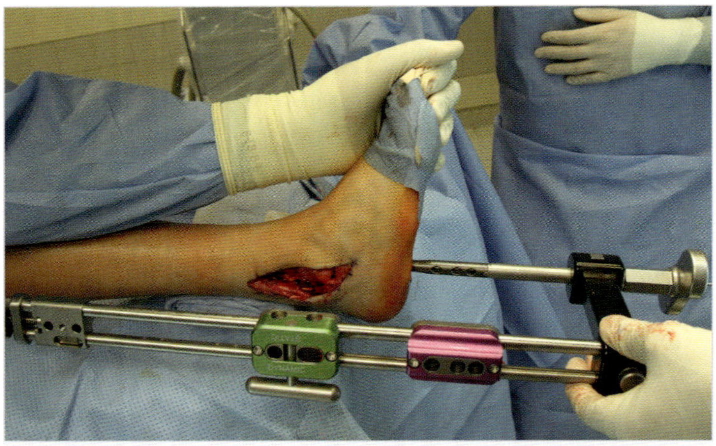

Abb. 6.31 Die Verriegelung ist in den Instrumentarien unterschiedlich gelöst.

▸ **Fixateur externe.** Der Fixateur externe bietet sich an bei schwierigen anatomischen Situationen, extrem kontrakten Verhältnissen, Pseudarthrosen und insbesondere bei Infektsituationen.

Technisch wird er oft mit einem lateralen Zugang kombiniert.

Der Fixateur wird meist mit einer V-förmigen Konstruktion angelegt: ein Steinmann-Nagel in der Tibia, ein zweiter im Talus (ggf. auch Kalkaneus dorsal der Achse des oberen Sprunggelenks) und der dritte im Talus (ggf. auch Mittelfuß, je nach Defektsituation) ventral dieser Achse. Die Nägel werden von medial nach lateral eingebracht, sodass die Spitze des Nagels nach lateral kommt und so später nicht zu Verletzungen führt. Mit dieser Anordnung kann dann gleichmäßig Kompression auf die Arthrodese aufgebaut werden. Siehe auch ▸ Abb. 6.32, ▸ Abb. 6.33.

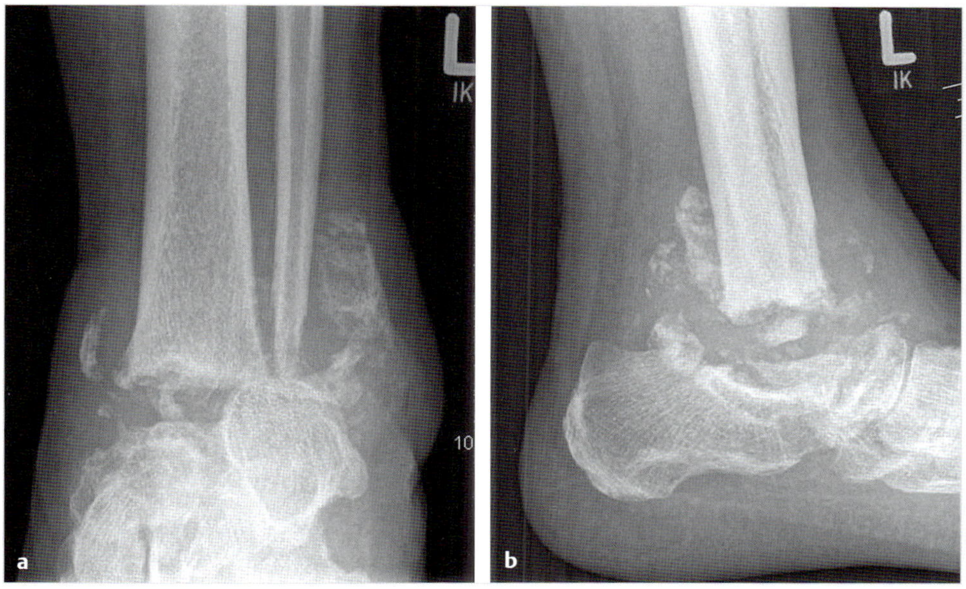

Abb. 6.32 a u. **b** Komplette Nekrose des Talus, partiell der Tibia und des Kalkaneus bei mutilierender rheumatoider Arthritis.
a Röntgen a.–p.
b Röntgen seitlich.

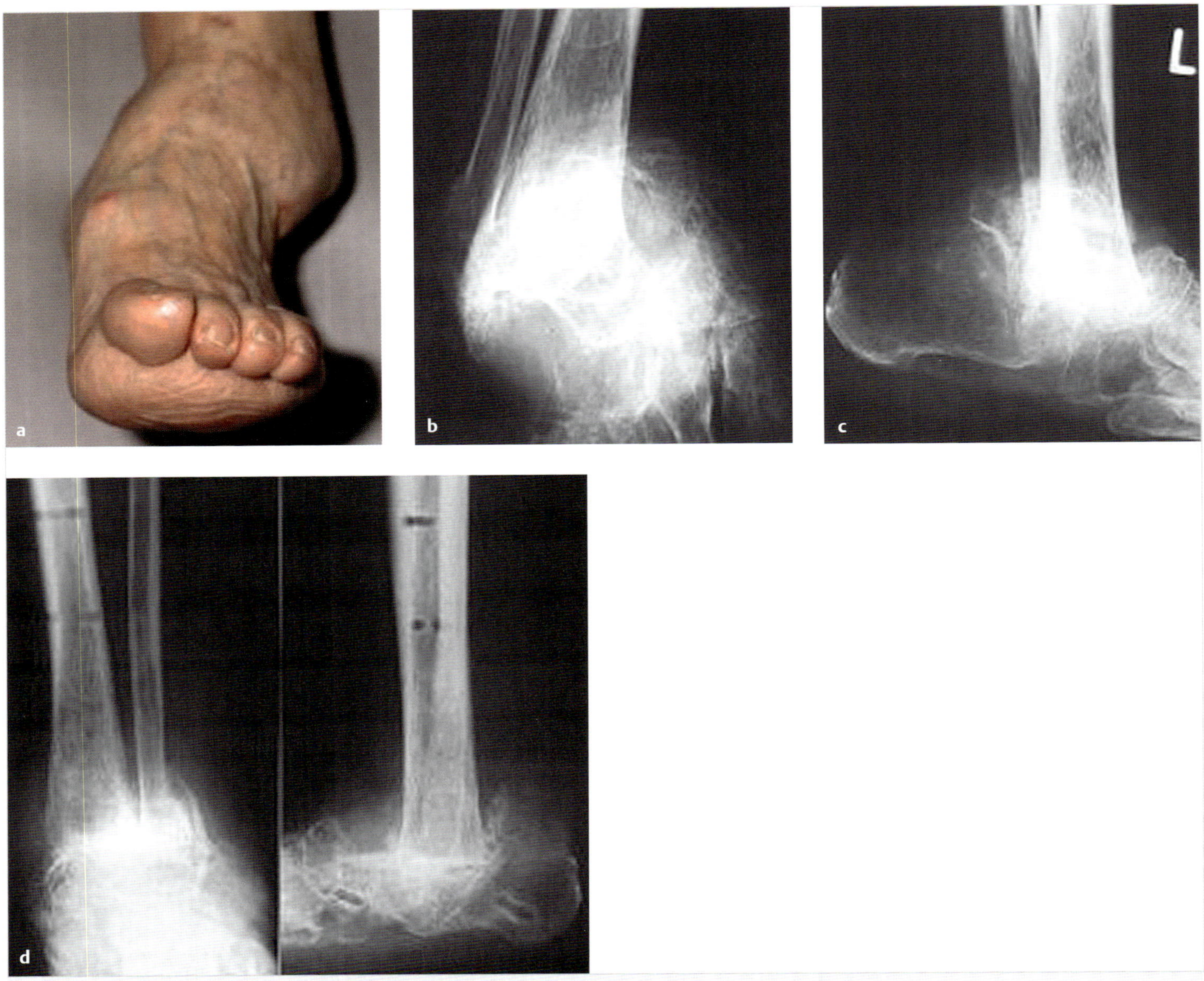

Abb. 6.33 a – d Z. n. Fixateurbehandlung. Position der Steinmann-Nägel gut zu erkennen. Die unteren Pinlöcher zeigen deutlich, wie der Knochen unter der Kompression der Nägel nachgegeben hat. Das unterstreicht die Wichtigkeit eines Nachspannens des Fixateur externe beim Rheumatiker.

► **Postoperative Nachbehandlung.** Je nach Stabilität der Osteosynthese wird ein Stabilschuh (z. B. Vacoped) oder ein Unterschenkelgips zur Ruhigstellung eingesetzt. Die ersten 6 Wochen erfolgt eine Mobilisierung ohne Belastung, anschließende Röntgenkontrolle, dann Vollbelastung und erneute Röntgenkontrolle vor der Freigabe der Arthrodese.

Fixateur externe muss kontinuierlich nachgespannt werden, da der rheumatische Knochen häufig nachgibt und so die Kompression der Arthrodese verloren geht. Nachspannrhythmus des Fixateur externe: nach 2 und 6 Wochen.

6.4 Arthrodese unteres Sprunggelenk

6.4.1 Arthrodese Talokalkaneargelenk

▸ **Indikation.** Destruktion Larsen III – V. Schwere Fehlstellung. Knochendefektsituation. Klinische Symptomatik häufig stärker als der radiologische Befund.

▸ **Spezielle Aufklärung.** Pseudarthrose. Sehnenverletzung/-ruptur (auch sekundär). Knochenfraktur. Gefäß-, Nervenverletzung. Infektion.

Valgusfehlstellung: meist Reposition durch Mobilisation des Talus von medial möglich.

Bei schwer kontrakten Zuständen oder Knochendefekt Ausgleich durch lateralen kortikospongiösen Block

▸ **Instrumente.** Je nach Technik: kanülierte Spongiosa-Schrauben 6,5 mm. Selten Klammerosteosynthese.

▸ **Lagerung.** Rückenlagerung. Sprunggelenk orthograd gelagert. Meist Kissen unter Gesäß notwendig, um die Außenrotation in der Hüfte auszugleichen. Sprunggelenk ca. 3 – 5 cm über dem Tischende. Röntgen möglich!

▸ **Zugang.** Siehe ▸ Abb. 6.34.

▸ **OP-Technik.** Siehe ▸ Abb. 6.35, ▸ Abb. 6.36, ▸ Abb. 6.37, ▸ Abb. 6.38, ▸ Abb. 6.39, ▸ Abb. 6.40, ▸ Abb. 6.41.

▸ **Postoperative Nachbehandlung.** Je nach Stabilität der Arthrodese wird ein Stabilschuh oder ein Gips eingesetzt. Die Mobilisierung erfolgt zunächst 6 Wochen ohne Belastung, anschließende Röntgenkontrolle, dann unter Vollbelastung und anschließend erneute Röntgenkontrolle.

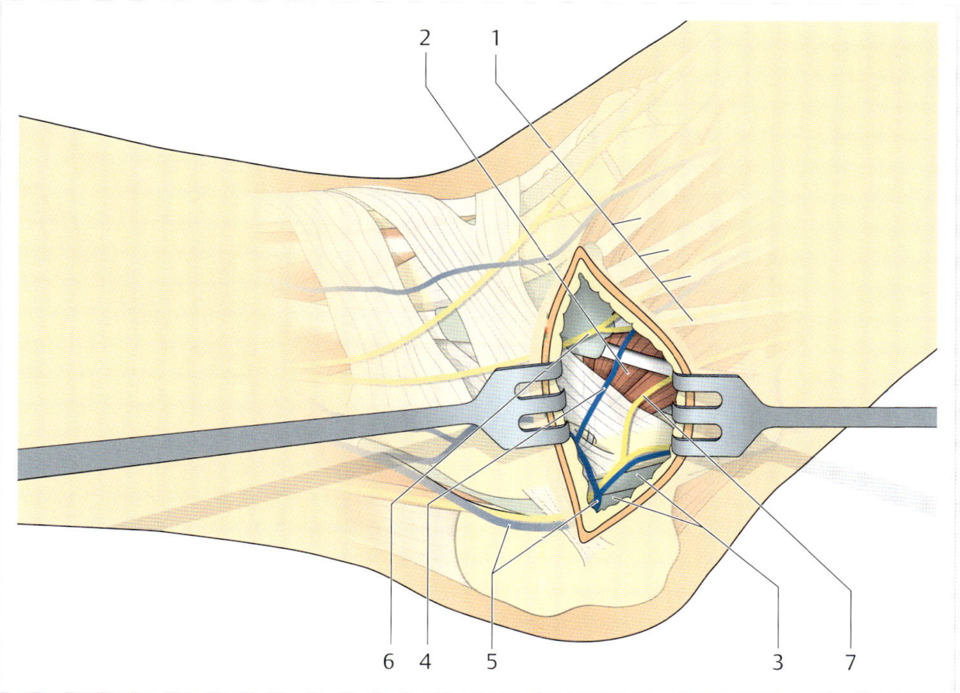

Abb. 6.34 Schemazeichnung Zugangsweg. Der Sinus tarsi ist gut zu tasten. Nach dorsal wird der Schnitt bis Mitte Außenknöchelspitze geführt nach ventral um ca. 3 cm verlängert.

1 Tendines m. extensoris digitorum longi
2 M. extensor digitorum brevis
3 Tendines mm. peroneorum longi et brevis
4 Rete venosum dorsale pedis
5 V. saphena parva
6 N. cutaneus dorsalis intermedius
7 N. cutaneus dorsalis lateralis (N. suralis)

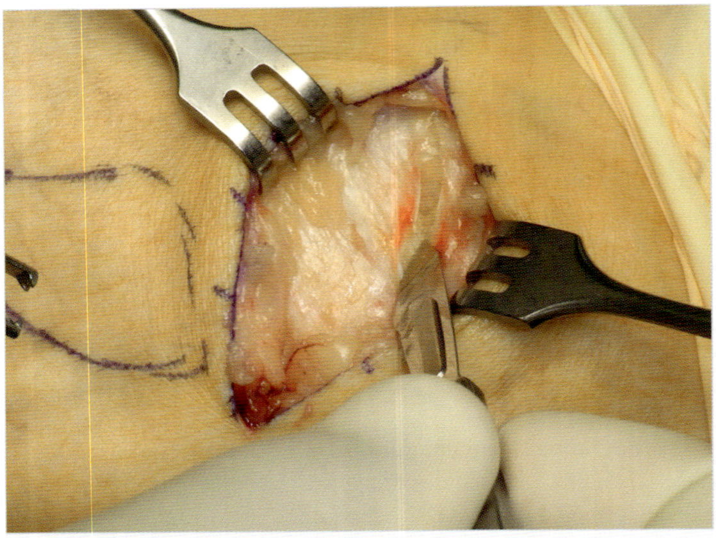

Abb. 6.35 Die Faszie wird gespalten. Ventral muss der N. cutaneus dorsalis intermedius und dorsal der N. suralis geschont werden. Das Retinaculum mm. extensores inferius wird gespalten und der Sinus tarsi, der gut zu palpieren ist, eröffnet.

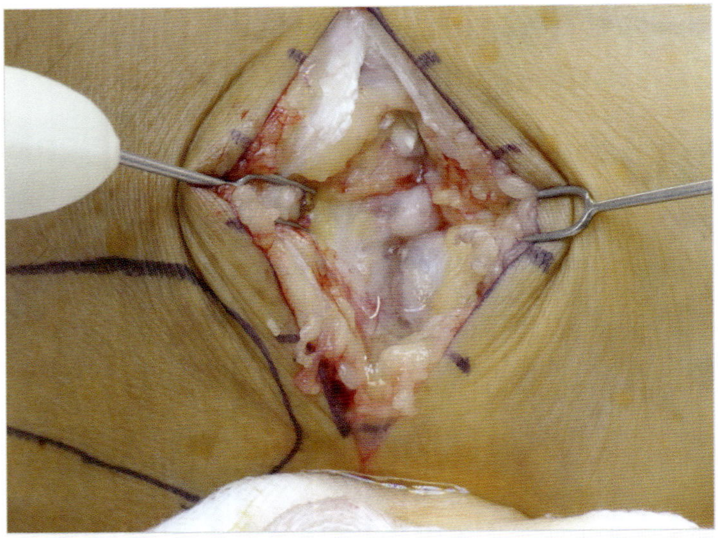

Abb. 6.36 Deutliche Synovialitis im unteren Sprunggelenk. Dies wird mit dem Luer synovialektomiert.

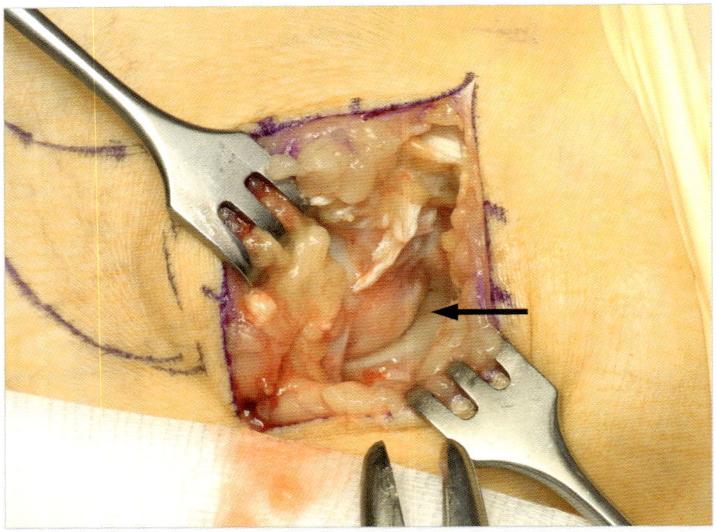

Abb. 6.37 Der hintere Anteil des unteren Sprunggelenks (s. Pfeil) ist gut zu erkennen.

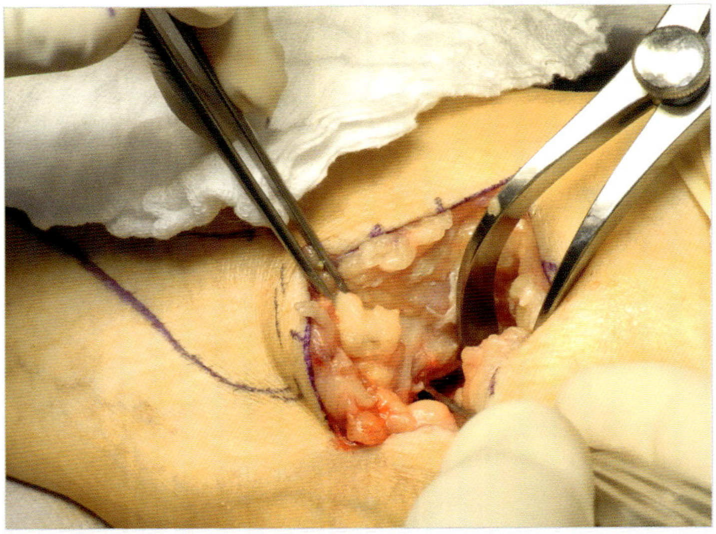

Abb. 6.38 Zunächst Einsatz eines Knochenspreizers im Sinus tarsi, alternativ kann auch ein Hintermann-Spreizer eingebracht werden.

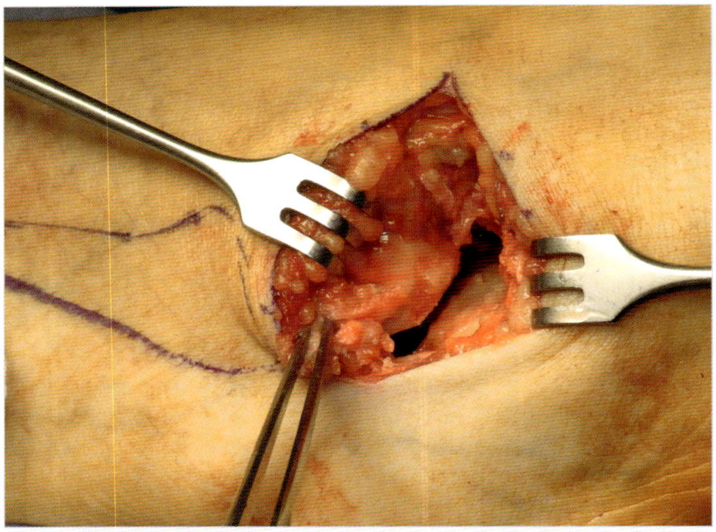

Abb. 6.39 Hinterer Anteil des unteren Sprunggelenks (dargestellt) und vorderer Anteil sind komplett entknorpelt.

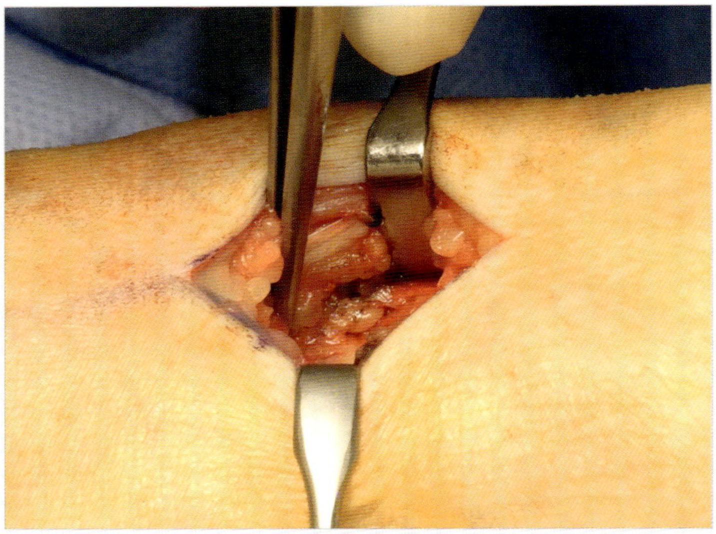

Abb. 6.40 Medial über dem Talushals wird eine ca. 1 cm lange Inzision durchgeführt. Spreizen des Gewebes mit feinen Klemmen. Der Talushals wird dargestellt. Positionierung der Fixationsschrauben.

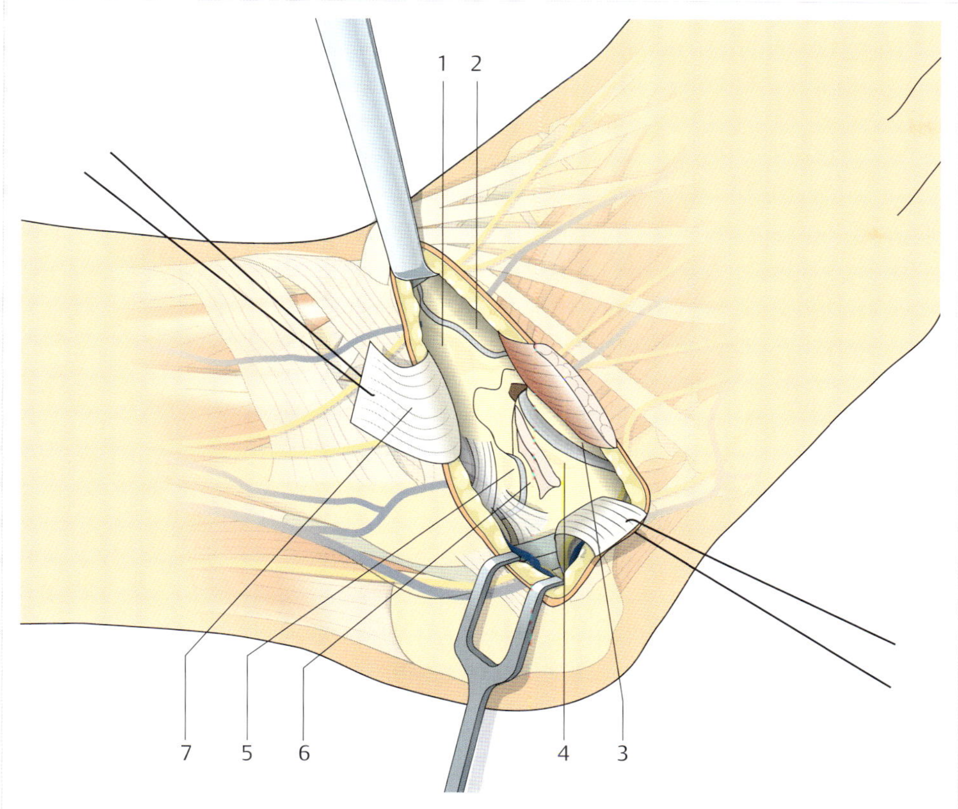

Abb. 6.41 Schemazeichnung.
1 Caput tali
2 Os naviculare
3 Os cuboideum
4 Facies articularis cuboidea calcanei
5 Processus lateralis tali
6 Facies articularis talaris posterior calcanei
7 Retinaculum mm. extensorum inferius

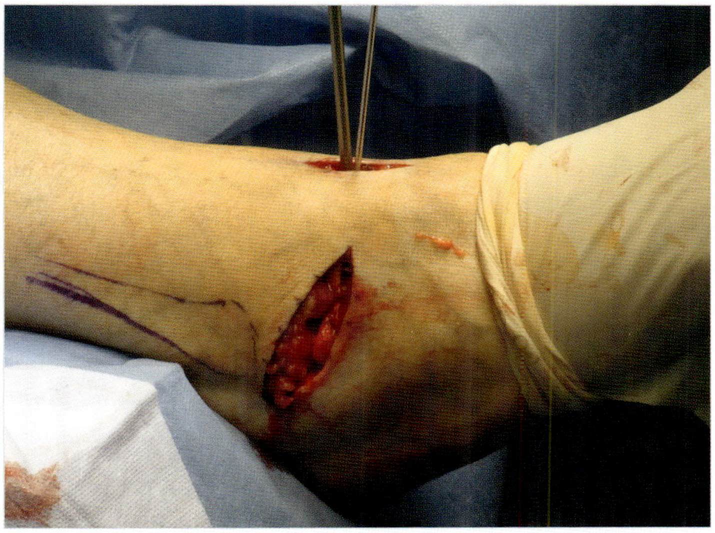

Abb. 6.42 Einbringen von zwei K-Drähten. Der hintere und flachere Draht kann meist im Sinus tarsi unter Sicht in seiner Position kontrolliert werden.

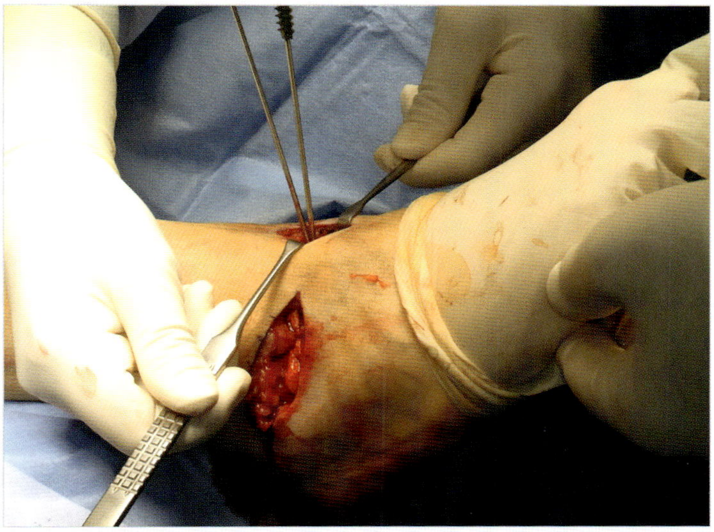

Abb. 6.43 Nach Bildwandlerkontrolle werden die K-Drähte überbohrt. Osteosynthese mit 6,5-mm-Schrauben.

Besteht eine ausgeprägte Fehlstellung, so ist ein klassischer medialer Zugang zum Talus notwendig. (s. Kap. 6.4.2), wobei der Zugang zur Mobilisation besser 1 cm medial und kaudal gelegt wird, um so eine bessere Mobilisation des Talus auch von plantar zu ermöglichen. Bei kompletter Mobilisation ist der Talus dann von medial und lateral komplett gelöst und kann so in seine primäre Lage reponiert werden.

Ist die Fehlstellung so nicht komplett ausgleichbar, muss lateral zusätzlich ein kortikospongiöser Block eingebracht werden. Siehe ► Abb. 6.42, ► Abb. 6.43, ► Abb. 6.44, ► Abb. 6.45.

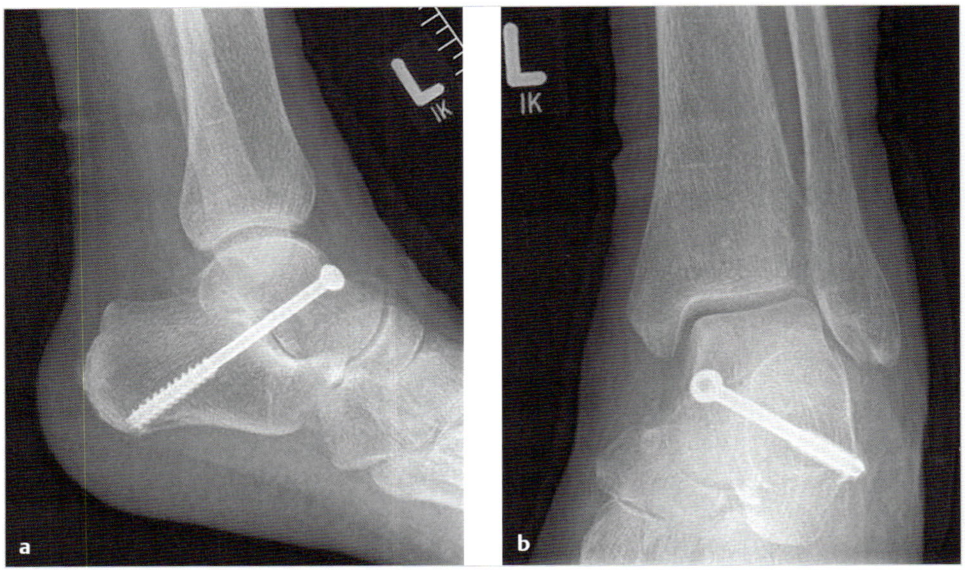

Abb. 6.44 a u. b Die Arthrodese kann auch nur mit einer 6,5-mm-Schraube durchgeführt werden.

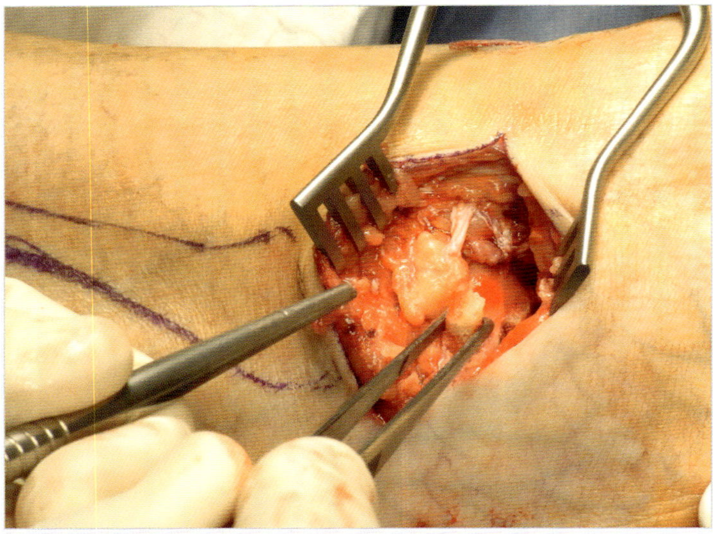

Abb. 6.45 Anlagerung von Spongiosa aus den Resektaten. Bei persistierender Valgusfehlstellung Einbringen eines entsprechenden kortikospongiösen Blocks, Reposition und anschließende Verschraubung.

6.4.2 Arthrodese Talonavikulargelenk

▸ **Indikation.** Destruktion Larsen III – V.

Häufig zeigt sich bei rheumatischen Erkrankungen initial ein Befall des Sprunggelenks. Klinische Symptomatik zum Teil stärker als der radiologische Befund.

▸ **Spezielle Aufklärung.** Pseudarthrose. Bei schweren Defekten des Knochens Ausgleich durch Spongiosaplastik oder kortikospongiösen Block notwendig. Infektion. Sehnenverletzung. Nerven- und Gefäßverletzung.

▸ **Instrumente.** Je nach Technik: kanülierte Spongiosa-Schrauben 4,5 mm und/oder Kompressionsklammer.

▸ **Lagerung.** Rückenlagerung. Sprunggelenk orthograd gelagert. Meist Kissen unter Gesäß notwendig, um die Außenrotation in der Hüfte auszugleichen. Sprunggelenk ca. 3 – 5 cm über dem Tischende. Röntgen möglich!

► **OP-Technik.** Siehe ► Abb. 6.46, ► Abb. 6.47, ► Abb. 6.48, ► Abb. 6.49.

► **Alternative.** Alternativ können 2 kanülierte 4,5-mm-Schrauben eingebracht werden. 2 K-Drähte werden unter Sicht in das Navikulare gelegt. Die Austrittstelle in der Gelenkfläche des Os gelegt und unter Sicht kontrolliert, werden sie in den Talus weiter vorgebohrt. Nach Röntgenkontrolle in 2 Ebenen werden sie überbohrt und mit kanülierten Schrauben versorgt.

► **Postoperative Nachbehandlung.** Je nach Stabilität der Arthrodese wird ein Stabilschuh oder ein Gips eingesetzt. Die Mobilisierung erfolgt zunächst 6 Wochen ohne Belastung, anschließende Röntgenkontrolle, dann unter Vollbelastung und anschließend erneute Röntgenkontrolle.

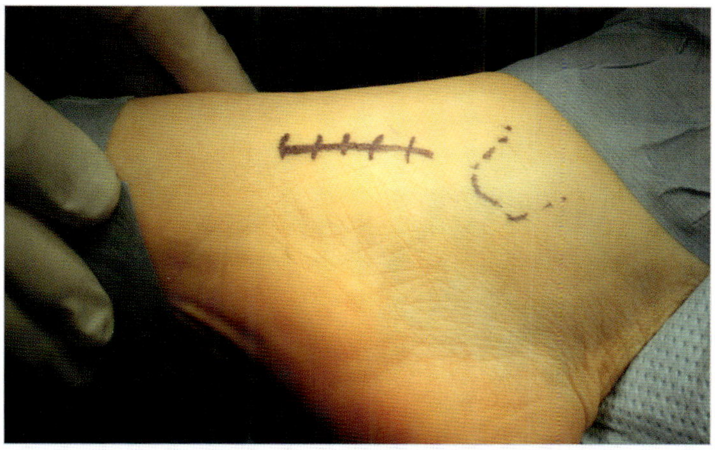

Abb. 6.46 Medialer Hautschnitt. Meist ist das Talonavikulargelenk gut zu tasten. (Zur Mobilisation des Talus bei der talokalkanearen Arthrolyse wird der Schnitt etwas weiter plantar gelegt.). Hautschnitt nicht über die Mitte des Innenknöchels nach dorsal ausdehnen.

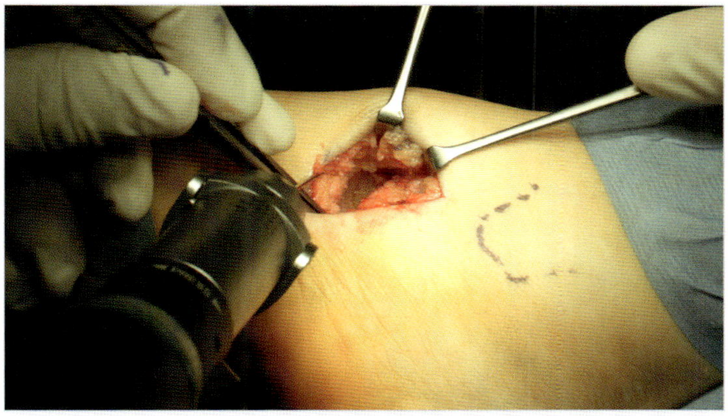

Abb. 6.47 Der Ansatz des M. tibialis wird respektiert. Das Talonavikulargelenk wird synovialektomiert und in toto dargestellt. Ist der Defektzustand noch nicht besonders ausgeprägt, so sollte versucht werden, beim Entknorpeln die gebogene Gelenkform des Talonavikulargelenks zu erhalten. Dies ist mit einem gebogenen Lexer-Meißel gut möglich.

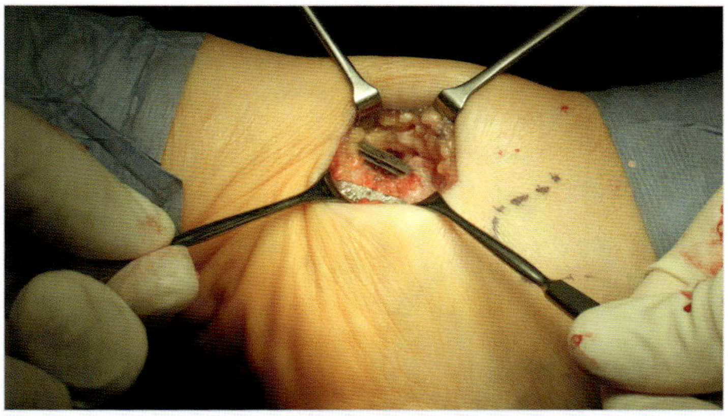

Abb. 6.48 Klammerosteosynthese mit 2–3 Klammern, die unter Kompression gebracht werden können.

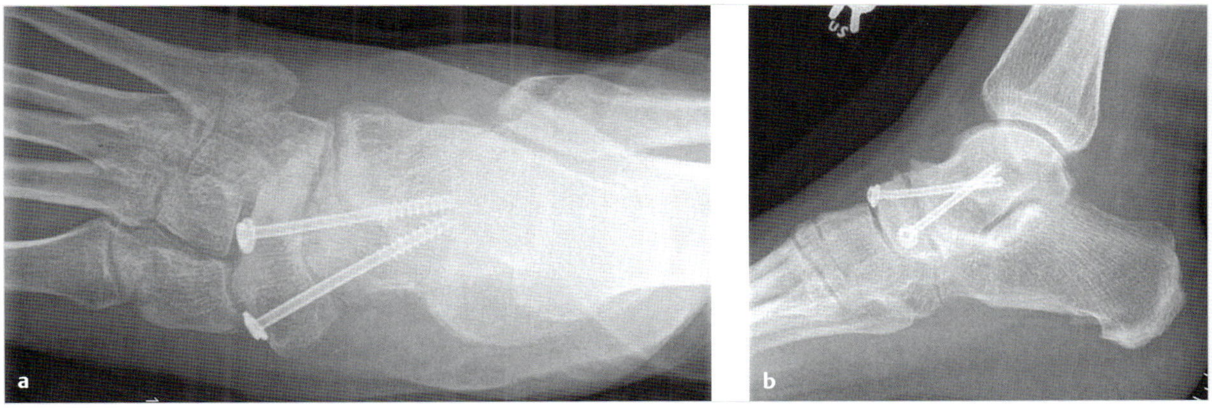

Abb. 6.49 a u. b Schraubenosteosynthese Talonavikulargelenk.

Kapitel 7

Knie

7 Knie

S. Sell, S. Rehart, V. Crnic, A. Schöniger

7.1 Arthroskopische Synovialektomie/Baker-Zyste

► **Indikation.** Destruktion Larsen 0 – III. Keine schwere Instabilität des Kniegelenks.

► **Spezielle Aufklärung.** Rezidiv. Infektion.

► **Lagerung.** Begonnen wird meist mit der Operation der Baker-Zyste. Diese wird in Seitenlagerung durchgeführt. Der Patient wird mit zwei Beckenstützen gesichert. Durch Kippen des Tisches und Innenrotation des Knies kann eine gute Ausgangslagerung für einen dorsalen Zugang zum Kniegelenk geschaffen werden.

Danach werden die Beckenstützen gelöst und der Patient kann bei gleicher Abdeckung auf den Rücken gedreht werden zur Durchführung der arthroskopischen Synovialektomie.

► **Besonderheiten.** Präoperativ Sonografie der Kniekehle (am Tag vor der Operation): Größenausdehnung (► Abb. 7.1).

► **OP-Technik.**

► **Baker-Zysten-Exstirpation.** Zugang siehe ► Abb. 7.2. OP-Technik siehe ► Abb. 7.3, ► Abb. 7.4.

► **Arthroskopische Synovialektomie.** Zugang siehe ► Abb. 7.5. OP-Technik siehe ► Abb. 7.6, ► Abb. 7.8, ► Abb. 7.7, ► Abb. 7.9, ► Abb. 7.10, ► Abb. 7.11, ► Abb. 7.12. Bei klinisch deutlicher Synovialitis wird die arthroskopische Synovialektomie 6 Wochen postoperativ mit einer Radiosynoviorthese kombiniert.

► **Postoperative Nachbehandlung.** 6 Wochen postoperativ wird in der Regel eine Radiosynoviorthese angeschlossen.

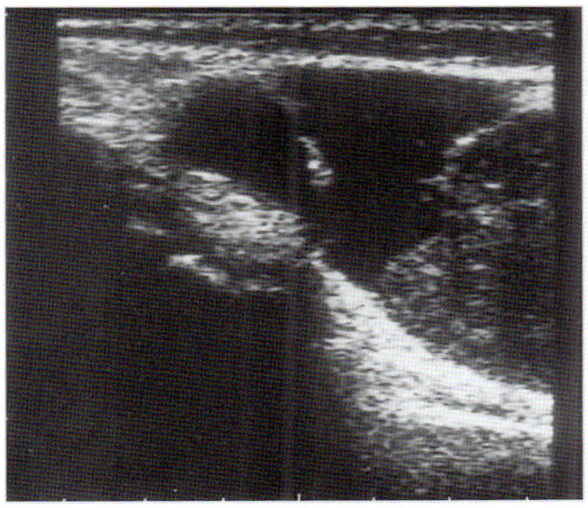

Abb. 7.1 Sonografische präoperative Untersuchung. Mehrkammerige Zyste. Die exakte Größenbestimmung ist präoperativ möglich und legt die Größe des Zugangs fest.

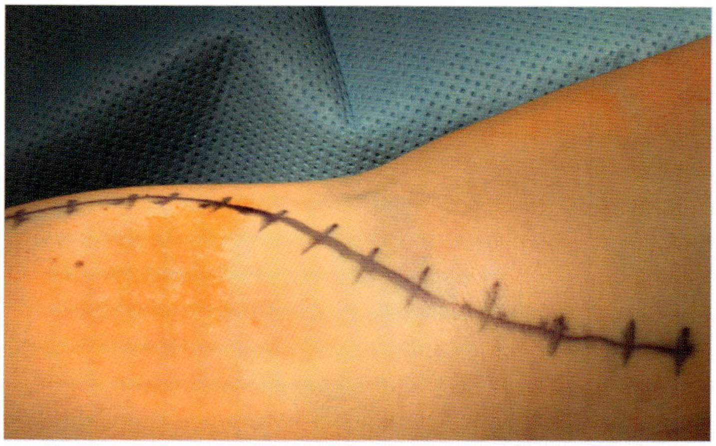

Abb. 7.2 Kommaförmiger oder S-förmiger Zugang (Trickey) zur Baker-Zyste.

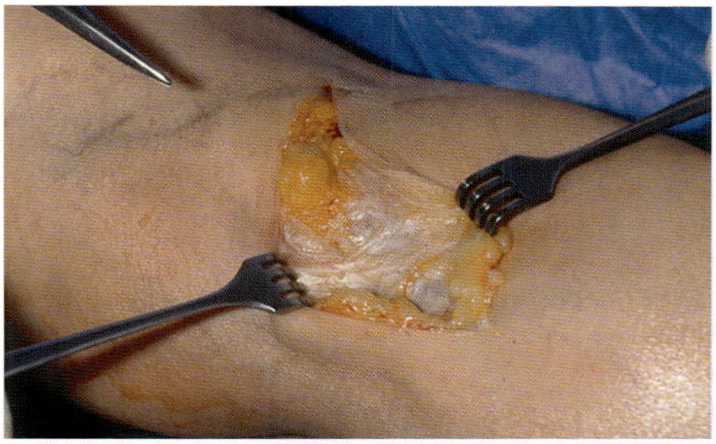

Abb. 7.3 Meist ist, wie in diesem Fall, ein kommaförmiger Zugang ausreichend, der dann nach Bedarf nach distal verlängert werden kann. Die Unterschenkelfaszie wird gespalten.

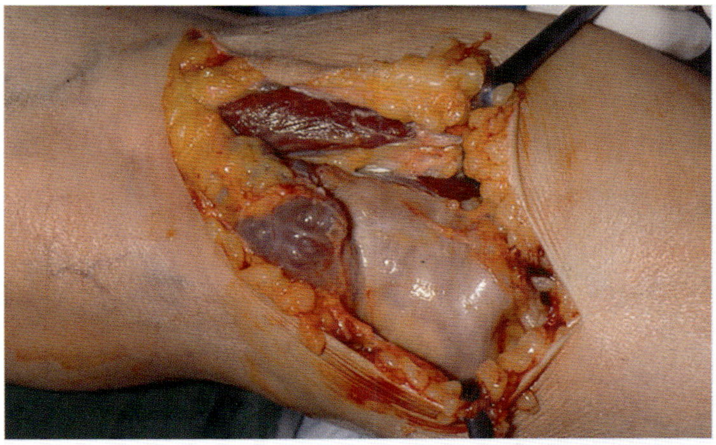

Abb. 7.4 Die Zyste liegt in der Regel zwischen medialem Gastroknemiuskopf und M. semimembranosus. Hier eine große mehrkammerige Zyste. Sie kann meist gut stumpf und mit Schere gelöst werden. Bei sehr großen Zysten kann es sinnvoll sein, nach einer ersten Präparation von Teilen der Zyste Flüssigkeit zu entlasten, um eine bessere Übersicht zu erzielen. Der Verbindungsgang zum Gelenk wird dargestellt und verschlossen.

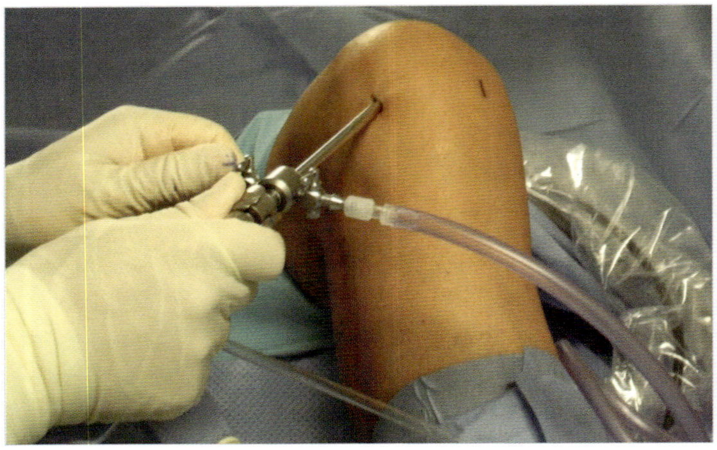

Abb. 7.5 Klassische anterolaterale und anteromediale Zugänge. Die Zugänge werden häufiger etwas proximaler angelegt als bei einer Standardarthroskopie. Hierdurch gelingt die Synovialektomie des superioren Rezessus, wo sich häufig die meisten synovialitischen Massen befinden, besser. Kombiniertes Vorgehen mit verschiedenen Frasern unterschiedlichen Durchmessers. Gegebenenfalls bei starken Blutungen unterstützt durch ein Vaporisateursystem. In der Regel reichen 2 Zugänge aus, sie müssen bei Bedarf erweitert werden, ggf. auch durch dorsale Zugänge.

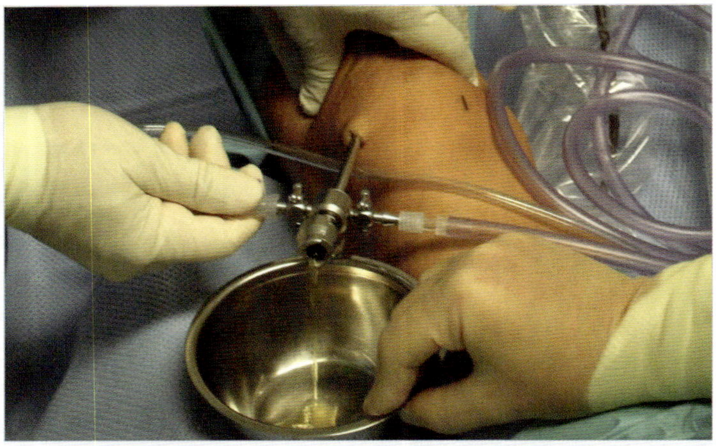

Abb. 7.6 Eine Synoviaanalyse wird immer bei noch nicht endgültiger Diagnosestellung durchgeführt.

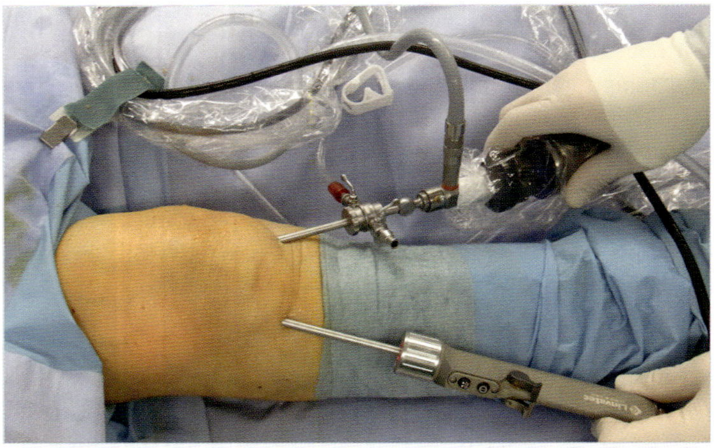

Abb. 7.7 Arthroskopische Synovialektomie des suprapatellaren Rezessus in Streckstellung des Kniegelenks.

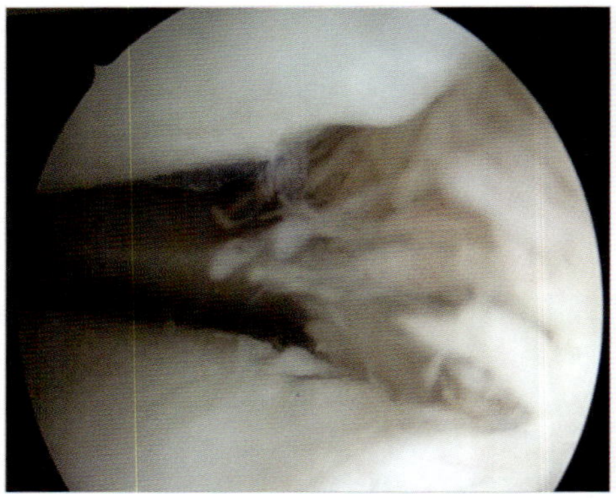

Abb. 7.8 Synovialitis im Recessus suprapatellaris.

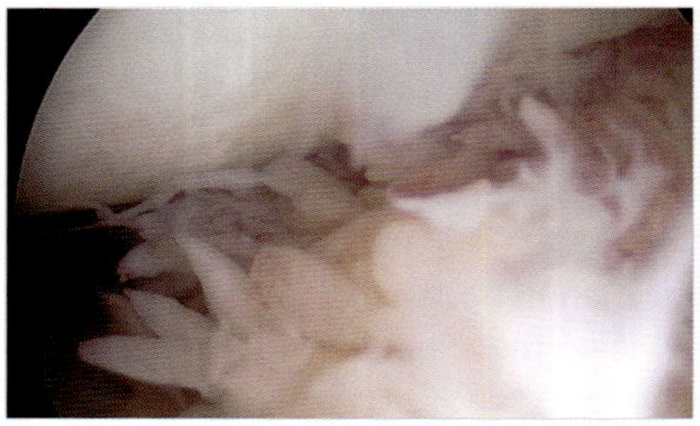

Abb. 7.9 Ausgeprägte Synovialitis des Rezessus.

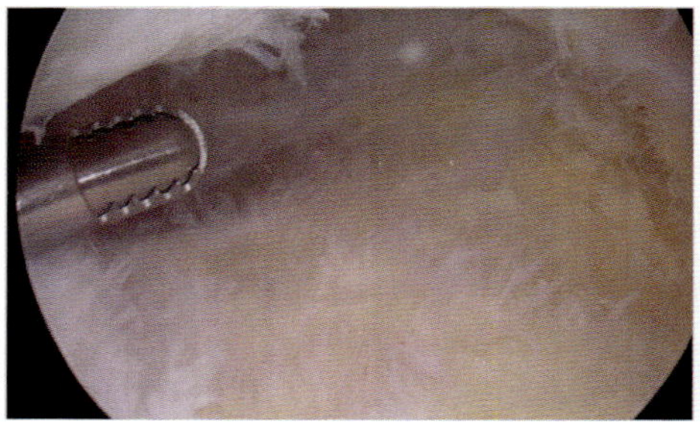

Abb. 7.10 Rezessus nach Synovialektomie.

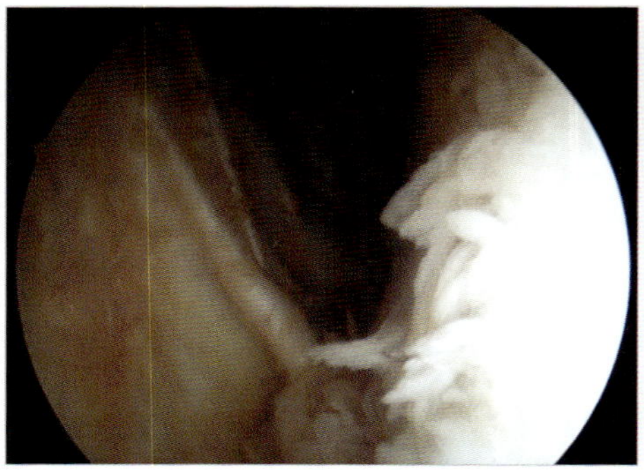

Abb. 7.11 Insbesondere bei der Synovialektomie der seitlichen Rezessus sind gehäuft Portalwechsel notwendig.

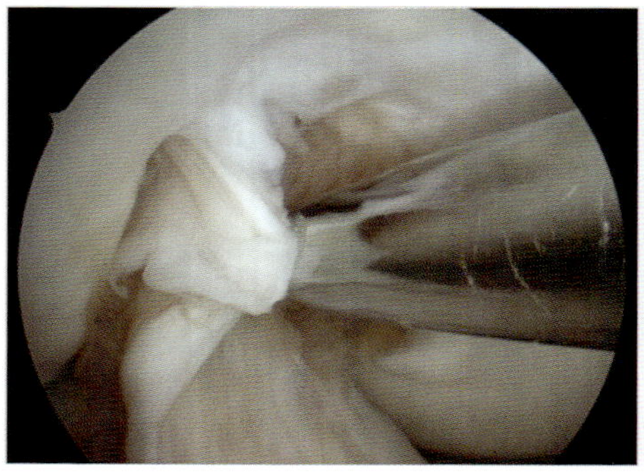

Abb. 7.12 Synovialitis in der Kreuzbandregion. Hier wird meist mit kleineren Fräsern gearbeitet.

7.2 Knieendoprothese

Der Gelenkersatz am Knie gehört zu den häufigsten Operationen beim Rheumatiker. Das Kniegelenk ist in 90% betroffen.

▶ **Indikation.** Destruktion Larsen III–V mit erheblicher klinischer Symptomatik.

▶ **Prinzipien der Indikationsstellung.** Die Indikationsstellung erfolgt frühzeitiger als bei Arthrosepatienten (etwa 10 Jahre), um bei progredienter Verlaufsform nicht gleichzeitig mehrere erkrankte Gelenke auf einmal behandeln zu müssen, was lange Therapiephasen bedeutet, um die Mobilität wieder zu erreichen.

Rasche, hoch entzündliche Verlaufsformen verlangen bei Aufschieben der operativen Versorgung regelmäßige und zum Teil engmaschige klinische und radiologische Kontrollen. Nicht selten kommt es bei diesen Verlaufsformen innerhalb von 3–6 Monaten zu erheblichen knöchernen Einbrüchen, die dann deutlich schlechtere Ausgangssituationen für die operative Rekonstruktion bilden. Wichtig ist es, auch die Bandführung im Auge zu behalten, insbesondere bei Valgusdestruktionen des Kniegelenks stellt die zunehmende Auflockerung des Innenbands eine erhebliche operative Schwierigkeit dar.

Prinzipiell verlangt die Indikationsstellung zur Endoprothetik der unteren Extremität ein sehr individuelles Vorgehen. Gewisse Grundprinzipien haben sich jedoch bewährt:

- Rekonstruktion einer Extremität – Knie und Hüfte – auf einer Körperseite, um ein belastungsfähiges Bein zu erzielen.
- Proximal before distal: häufig Hüfte zuerst.
- Erhebliche Beugekontrakturen von Knie und Hüfte lassen es wichtig erscheinen, das ipsilaterale Gelenk in kurzem Abstand ebenfalls anzugehen, damit sich eine Beugekontraktur nicht dauerhaft im operativ versorgten Gelenk manifestiert.

Bei besonderer Indikation (z. B. fulminante Gelenkzerstörung mehrer Gelenke) sind auch einzeitige Eingriffe mehrerer Gelenke möglich.

▶ **Spezielle Aufklärung.** Prothesenlockerung. Knochenfraktur/-perforation. Infektion etwa 3-mal häufiger. Hautschäden (Kortisonhaut).

▶ **Instrumente.** Prothesenset Hersteller. Ungekoppelt (CR, AS, PS), teilgekoppelt, gekoppelt.

▶ **Lagerung.** Rückenlagerung. Beinhalter oder Sandkissen mit Beinstütze. Röntgen möglich!

▶ **OP-Technik.**

▶ **Synovialitis.** Siehe ▶ Abb. 7.13, ▶ Abb. 7.14, ▶ Abb. 7.15.

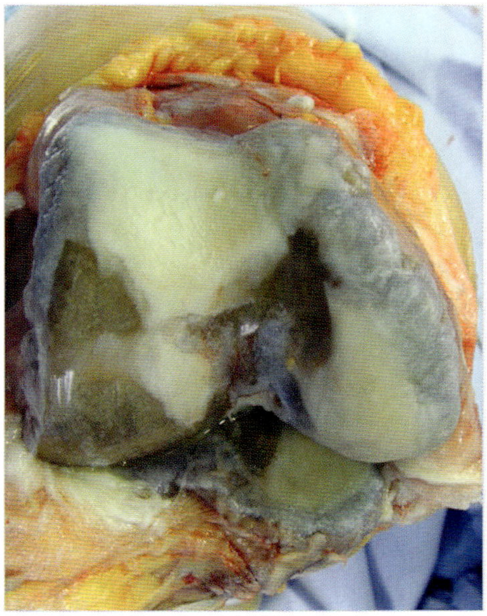

Abb. 7.14 Ochronose.

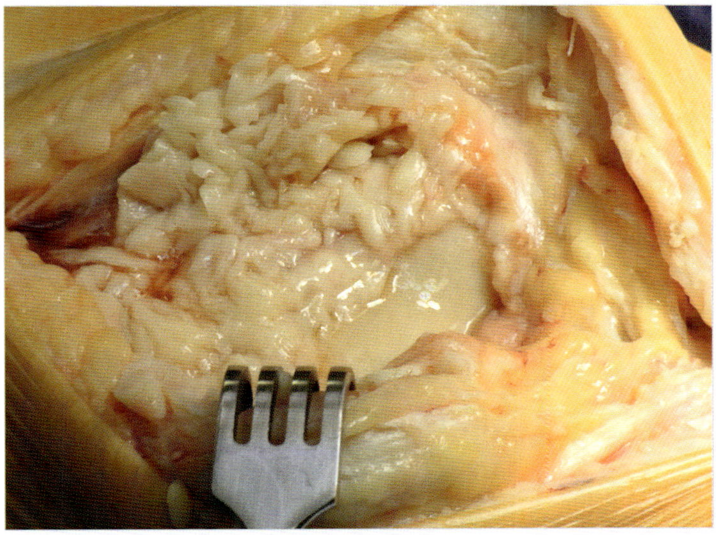

Abb. 7.13 Bei massiver Synovialitis erfolgt eine komplette Synovialektomie des Gelenks: suprapatellarer Rezessus, mediales und laterales Kompartment. Komplette Synovialektomie hinter den Seitenbändern. Eine dorsale Synovialektomie erfolgt nach Präparation von femoraler Komponente und tibialer Resektion. Sorgfältige Blutstillung! Bei nicht aktiver Synovia sollte keine Synovialektomie erfolgen wegen Tendenz zur Fibroseausbildung.

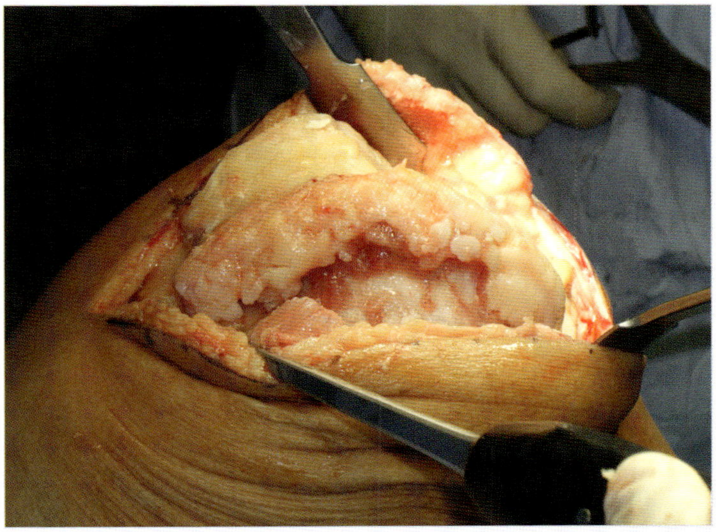

Abb. 7.15 Starke Osteophytenbildung. Die Osteophyten sollten alle abgetragen werden. Die rheumatischen Verlaufsformen sind unterschiedlich: häufig wenig Osteophyten bis zu stark osteoproduktiven Verläufen. Diese kommen gehäuft bei der Spondylarthritis vor. Hier gilt es besonders auf die Nachbehandlung zu achten – oft einsteifende Verläufe.

▶ **Hinteres Kreuzband.** Es gibt keine generelle Empfehlung, ob es reseziert oder erhalten werden soll. Letzten Endes wird es vom operativen Befund abhängen.

▶ **Rotation der Komponenten.** Durch die teilweise erheblichen knöchernen Destruktionen ist häufig die Rotationseinstellung der Komponenten beim Rheumatiker erschwert.

Femurkomponente: Es empfiehlt sich, bei der Rotationseinstellung gleichzeitige auf mehrere Hilfslinien zurückzugreifen. Siehe auch ▶ Abb. 7.16.

Häufig ergibt sich bei Valgusfehlstellungen bis 20° eine Außenrotation zu den dorsalen Femurkondylen von 5°. Bei höhergradigen Fehlstellungen kann die Außenrotation auch deutlich darüber hinausgehen. Siehe ▶ Abb. 7.17, ▶ Abb. 7.18, ▶ Abb. 7.19.

Tibiakomponente: Beim Rheumatiker wird hierbei funktionell die Stellung der Tibiakomponenten bei der Implantation der Probeimplantate nach dem Durchbewegen markiert (funktionelle Ausrichtung).

Daneben erfolgt zusätzlich eine Orientierung an anatomischen Landmarken: Mitte der tibialen Prothese am Übergang medianes – mittleres Drittel des Lig. patellae sowie Außenrotation zur der dorsalen Begrenzung des Tibiaplateaus (anatomische Ausrichtung).

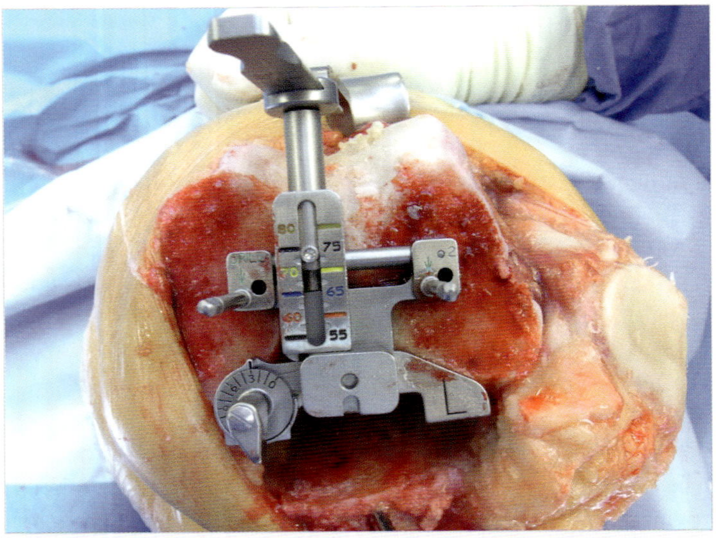

Abb. 7.16 Die Rotationseinstellung anhand der dorsalen Kondylen ist insbesondere bei der Valgusdestruktion mit destruiertem oder hypoplastischem lateralen Kondylus schwierig. Hier muss genau der Abtastpunkt der Tastlehre analysiert werden – weit genug dorsal. Ansonsten riskiert man eine Innenrotation der Femurkomponente. Knochendestruktionen, fehlende Knorpelbeläge im Seitenvergleich müssen in die Kalkulation der Rotation mit einbezogen werden.

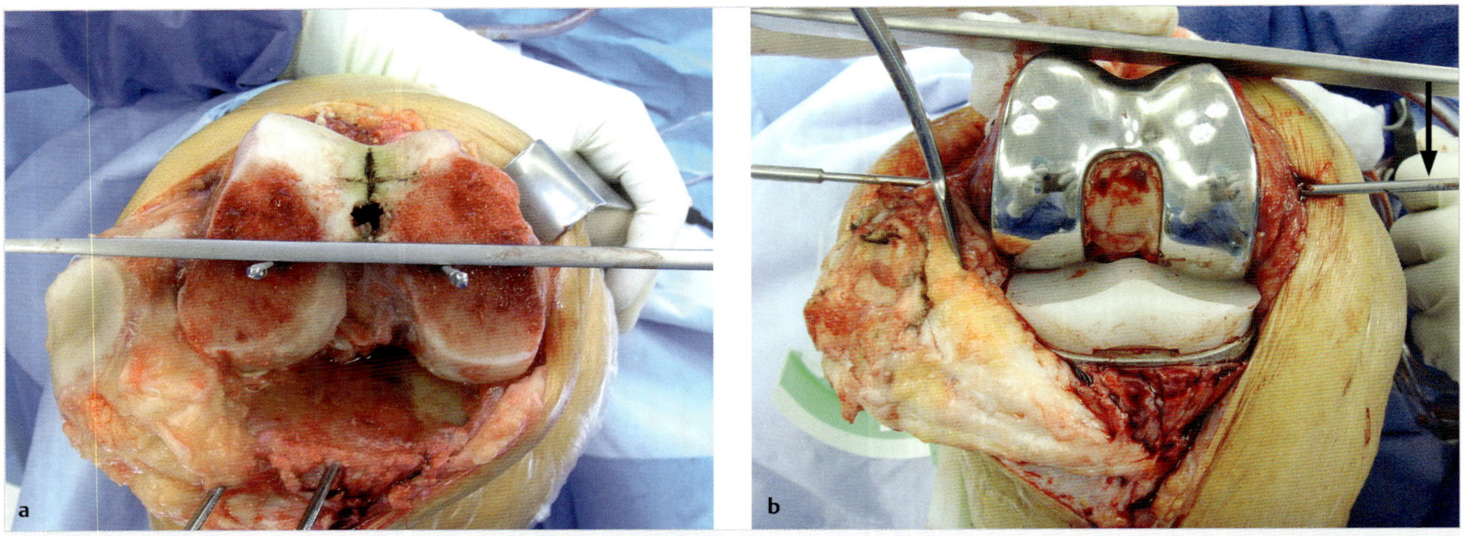

Abb. 7.17 a u. **b** Markieren der Whiteside-Linie nach Eröffnen des Gelenks (z. B. mit dem Elektrokauter) vor Beginn der ersten Knochenresektionen. Die projektierte Rotationsstellung wird mit einem Meißel nach Bohren der Verankerungslöcher mit Rotation der Komponenten visualisiert und kann so gut im Vergleich zur Whiteside-Linie eingeschätzt werden. Die Epikondylenachse (rechtes Bild) ist insbesondere bei starken Destruktionen häufig sehr schwer zu tasten.
Beim schwerem Valgusknie ändern wir daher häufig unser operatives Vorgehen: Zuerst wird die Tibia osteotomiert und rekonstruiert. Die Rotationseinstellung des Femurs wird dann bei schwierigen anatomischen Landmarken des Femurs auf der Tibia aufgebaut unter Zuhilfenahme der o. g. Hilfslinien.

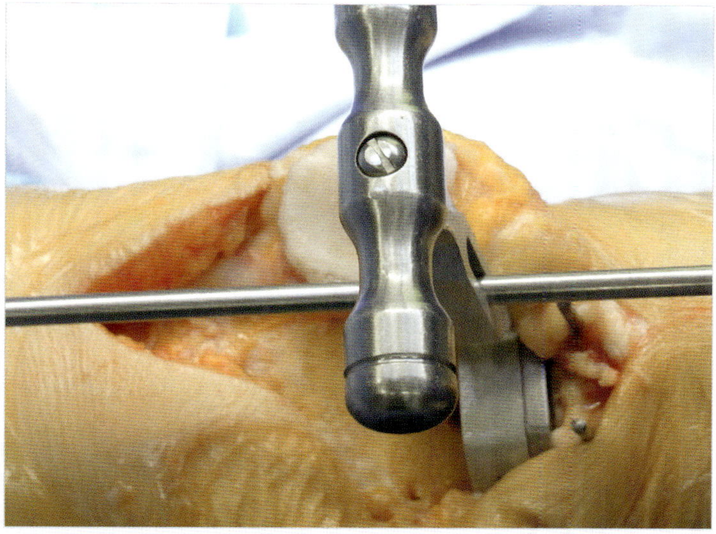

Abb. 7.18 Nach tibialer Resektion Balancierung mit Spacern.

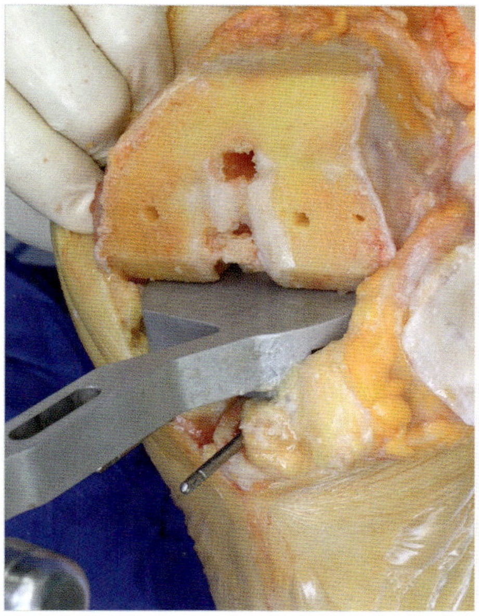

Abb. 7.19 Bei ausreichender Balancierung in Extension wird dann der Beugespalt durch weitere Präparation des Femurkondylus angepasst. Mit den Spacern kann dann in Flexion zusätzlich die Rotationseinstellung überprüft werden.

► **Balancierung.** Knieprothesen werden beim Patienten mit einer rheumatoiden Arthritis eher strammer eingestellt als beim Arthrosepatienten. Unsere Erfahrung hat gezeigt, dass Knieprothesen bei entzündlichen Verläufen nach 5 – 7 Jahren die Tendenz haben, ligamentär nachzulockern. Umgekehrt ist dies insbesondere bei Männern mit einer Spondylarthritis; diese neigen eher zur Einsteifung des betroffenen Kniegelenks. Hier darf intraoperativ auf keinen Fall eine zu stramme ligamentäre Einstellung gewählt werden.

► **Rheumatisches Valgusknie.** Das operativ schwieriger adressierbare Knie ist das rheumatische Valgusknie.

► **Stadieneinteilung Valgusknie.**

- Stadium I: leichter Valgus. Mediales Band stabil. ASE. Standardmäßiges Vorgehen.
- Stadium II: lateral kontrakt, medial stabil. Release erforderlich, orientierend an den kontrakten Strukturen. Getestet wird in Beugung und Streckung.
- Stadium III: lateral sehr kontrakt.
- Stadium IIIa: medial gelockert und balancierbar (meist bis ca. 40° Fehlstellung unter Belastung). Intraoperativ wird zunächst die femorale Tragfläche sowie tibial reseziert. Mithilfe eines Spacers wird das Knie zunächst in Extension releast. Gelingt es nicht, das Knie in Extension ausreichend zu balancieren, erfolgt ein Umstieg auf eine gekoppelte Prothese.
- Stadium IIIb: medial stark gelockert.
- Stadium IV: medial und lateral stark gelockert.

Insbesondere bei rasch progredienten und hoch entzündlichen Verläufen Indikation zur gekoppelten Prothese. Die betrifft ca. 1 – 2 % der rheumatischen Kniegelenke.

► **Balancierung der kontrakten lateralen Strukturen.** Kontrakt in Extension: In Beugung wird mit einem gebogenen Hohmann-Hebel der Beugespalt extendiert. Die Osteophyten werden osteotomiert (Osteotom möglichst senkrecht zum Femur gerichtet – knochenwärts). Die dorsale Kapsel wird mit einem gebogenen Raspatorium vom Oberschenkel nach proximal angeschoben. Alternative siehe ► Abb. 7.20.

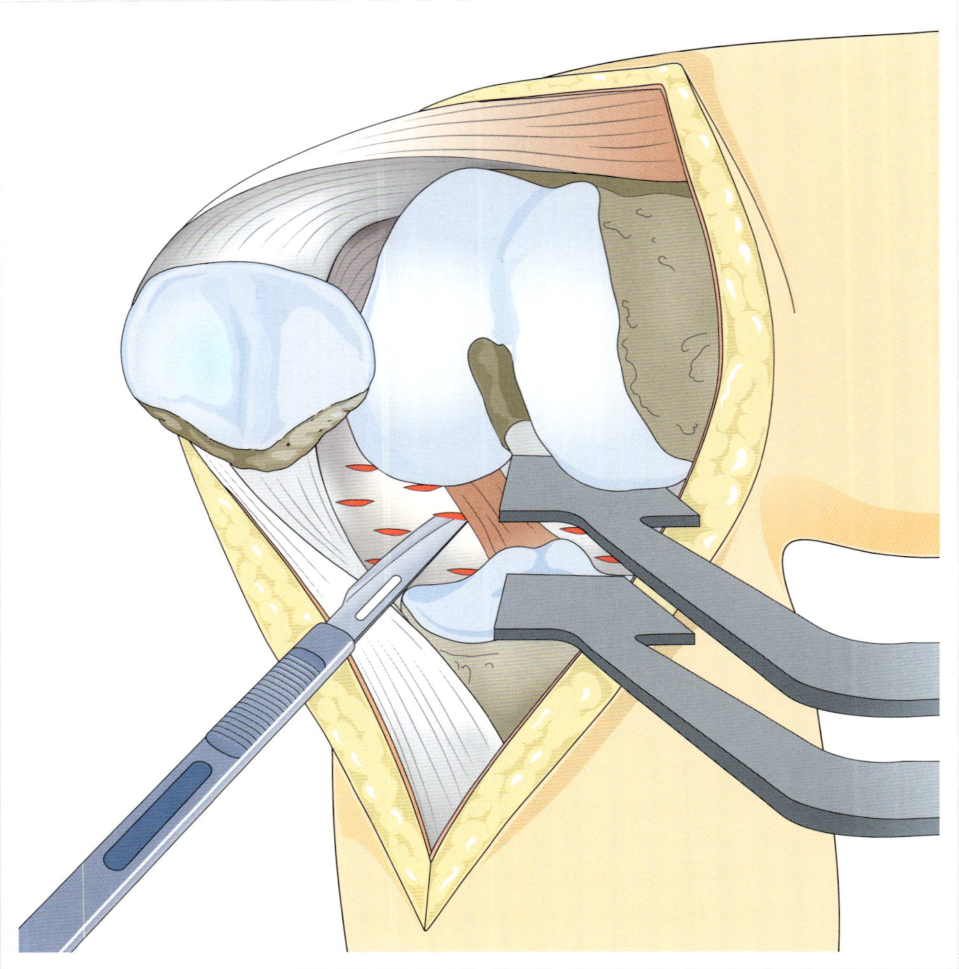

Abb. 7.20 Balancierung der kontrakten lateralen Strukturen. Alternative: Die dorsale Kapsel wird mit Stichinzision inzidiert und durch Druck mit dem Hohmann extendiert. Insbesondere beim Valgusknie cave N. peroneus.

▸ **Tractus iliotibialis.** Der Tractus iliotibialis wird extraartikulär präpariert. Hierzu wird extraartikulär der Tractus iliotibialis aufgesucht und in Gelenkhöhe dargestellt. Die besonders kontrakten Züge werden getastet und dann mit Stichinzisionen gelöst, anschließend wir der Traktus dann manuell aufgedehnt. Dies wird wiederholt, bis eine adäquate Balancierung erreicht ist.

Alternativ kann der Traktus auch von intraartikulär dargestellt werden; die intraoperative Übersicht ist jedoch deutlich geringer, sodass wir dieses Vorgehen nur bei leichteren kontrakten Verhältnissen einsetzen. Siehe auch ▸ Abb. 7.21.

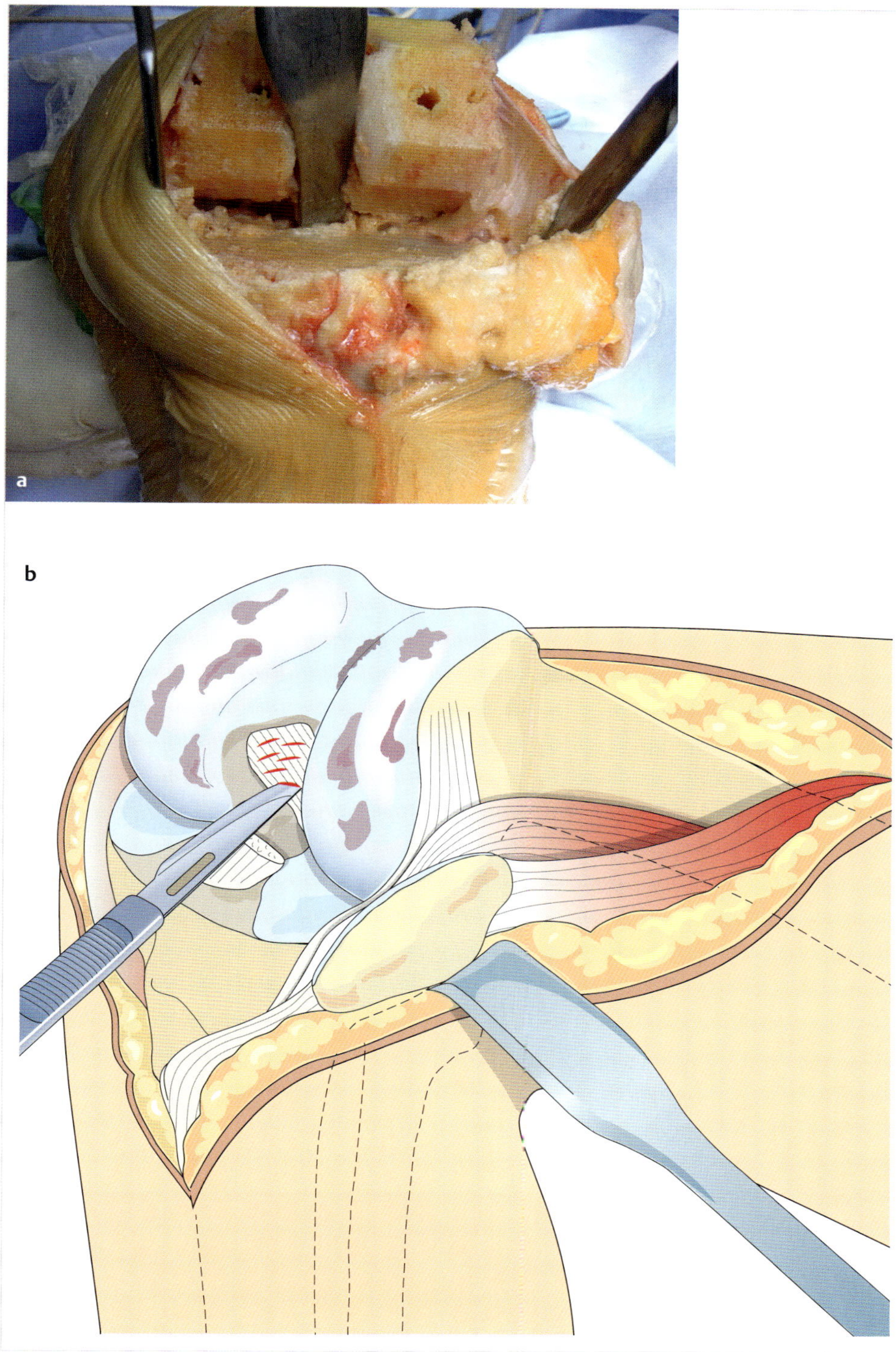

Abb. 7.21 a u. b Balancierung der kontrakten lateralen Strukturen. Kontrakt in Flexion: Zunächst wird die Spannung des hinteren Kreuzbands überprüft. Ist es kontrakt, wird es vorsichtig an der Hinterkante der Tibia inzidiert und millimeterweise abgeschoben. Die Restspannung wird überprüft. Als Alternative kann es mit einem spitzen Messer gestichelt werden (s. Vorgehen hintere Kapsel). Bleibt es kontrakt, wird es komplett durchtrennt. Dies kann zu einer Vergrößerung des Beugespalts zwischen 1–4 mm führen.

Besteht unverändert eine kontrakte laterale Ausgangssituation, wird dann situativ zunächst die Popliteussehne gelöst.

Im nächsten Schritt wird das laterale Ligament angegangen. Stichinzisionen mit anschließender Nachdehnung können bei einem ersten Release genügen. Ist dies nicht ausreichend, kann das Band gelöst werden oder knöchern osteotomiert und anschließend wieder refixiert werden. Dies setzt jedoch eine ausreichende Qualität der übrigen Stabilisatoren des Gelenks voraus.

▶ **Rheumatisches Varusknie.** Das rheumatische Varusknie mit kontrakten medialen Bandverhältnissen ist seltener. Siehe ▶ Abb. 7.22.

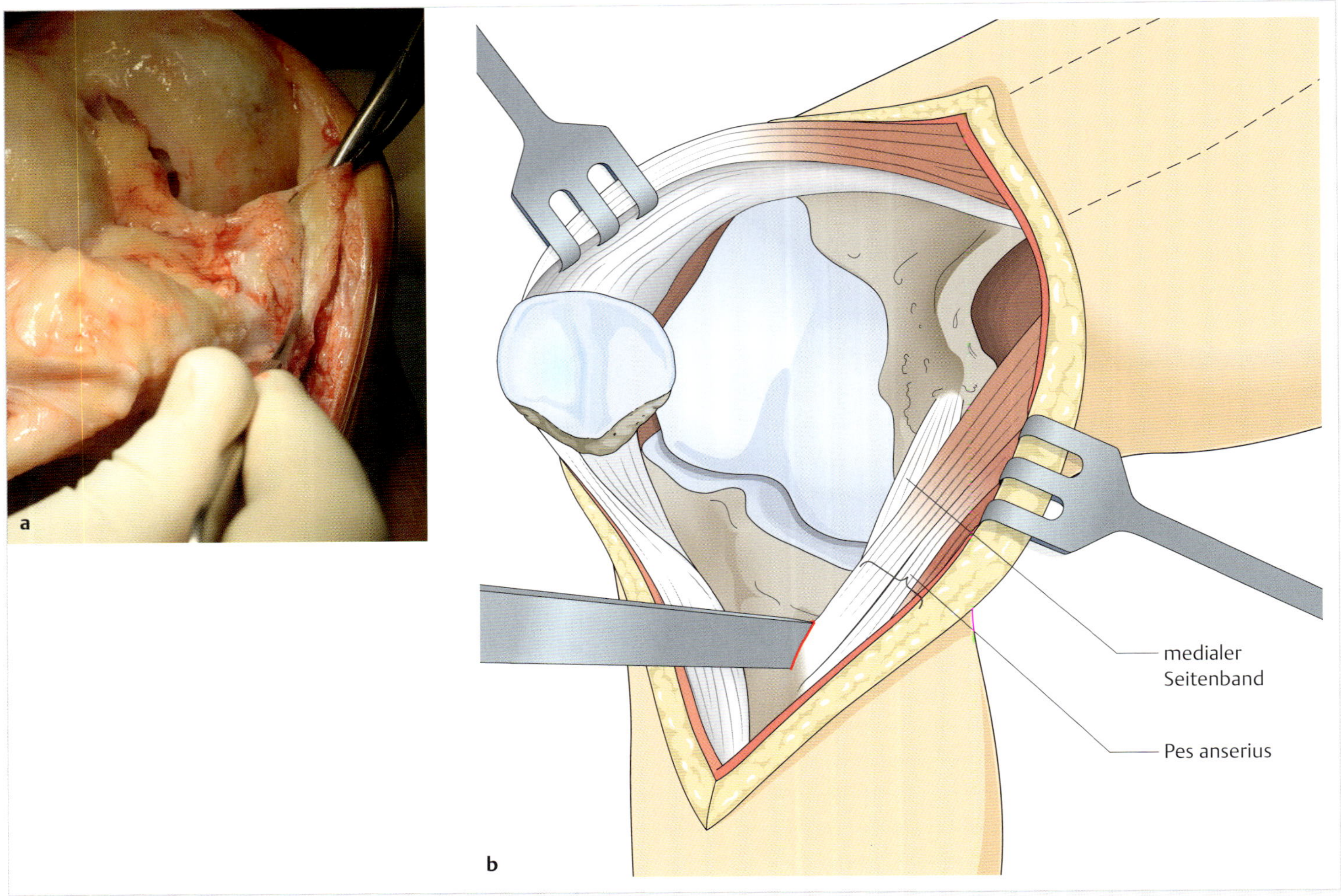

Abb. 7.22 a u. **b** Rheumatisches Varusknie mit kontrakten medialen Bandverhältnissen. Release des Innenbands, weiter distal auch mit Anteilen des Pes anserinus von ventral nach dorsal.

▶ **Verankerung.** Wegen der meist bestehenden Osteopenie sollte zur Fixierung der Prothesenkomponenten Knochenzement verwendet werden.

Bei schwerer Osteoporose wird der Schaft der tibialen Komponente zementiert. Gegebenenfalls kann auch die Stabilität der Gesamtkomponente durch eine tibiale Schaftverlängerung erhöht werden. Auch in schwierigen Situationen ist meist eine Gesamtverlängerung auf 80 mm ausreichend. Siehe ▶ Abb. 7.23.

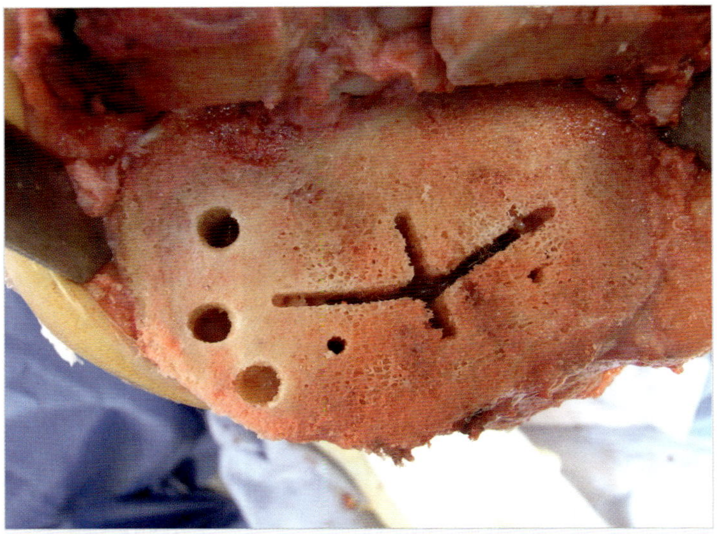

Abb. 7.23 Ein massiv sklerotisches Tibiaplateau wird zur besseren Zementierung angebohrt.

▸ **Knöcherne Defekte.** Multiple Verfahren zur Rekonstruktion tibialer Defekte können angewandt werden. Sehr kleine Contained-Defekte werden mit Spongiosa oder mit Zement gefüllt. Neben der Rekonstruktion mit knöchernen Resektaten/Transplantaten von der Gegenseite haben sich vor allem Augmente bei größeren Defekten durchgesetzt. Siehe ▸ Abb. 7.24, ▸ Abb. 7.25, ▸ Abb. 7.26, ▸ Abb. 7.27, ▸ Abb. 7.28, ▸ Abb. 7.29.

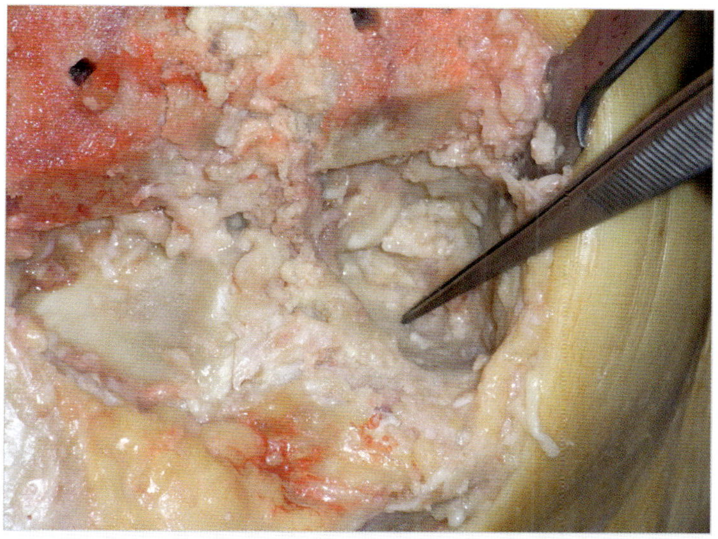

Abb. 7.24 Sehr tief reichender medialer tibialer Defekt.

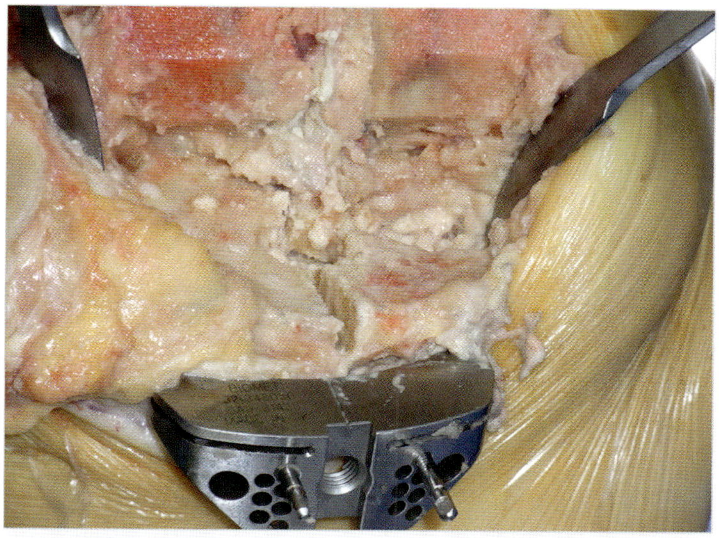

Abb. 7.25 Die Gelenklinie wird zunächst auf der lateralen Seite festgelegt und entsprechend osteotomiert. Auf der medialen Seite wird dann nachreseziert, bis der größte Teil des Defekts durch einen Augmentationsblock abgedeckt werden kann.

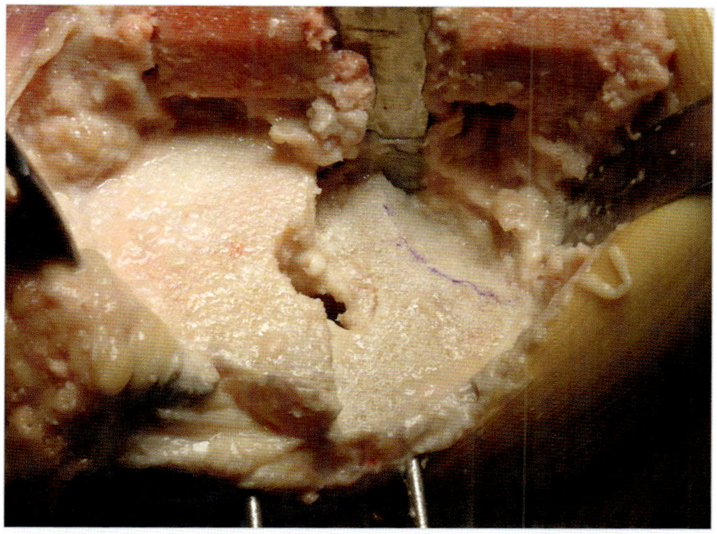

Abb. 7.26 Nach medialer tibialer Resektion verbleibt dorsal einer kleiner Restdefekt, der weniger als ¼ der Gelenkfläche erfasst.

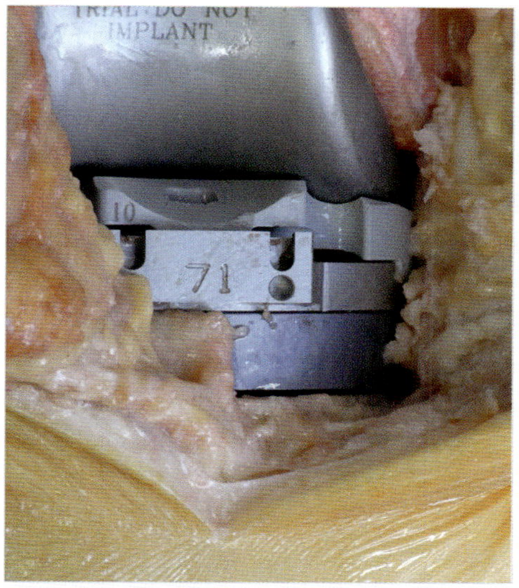

Abb. 7.27 Probeprothese mit medialem Augmentationsblock voll balanciert.

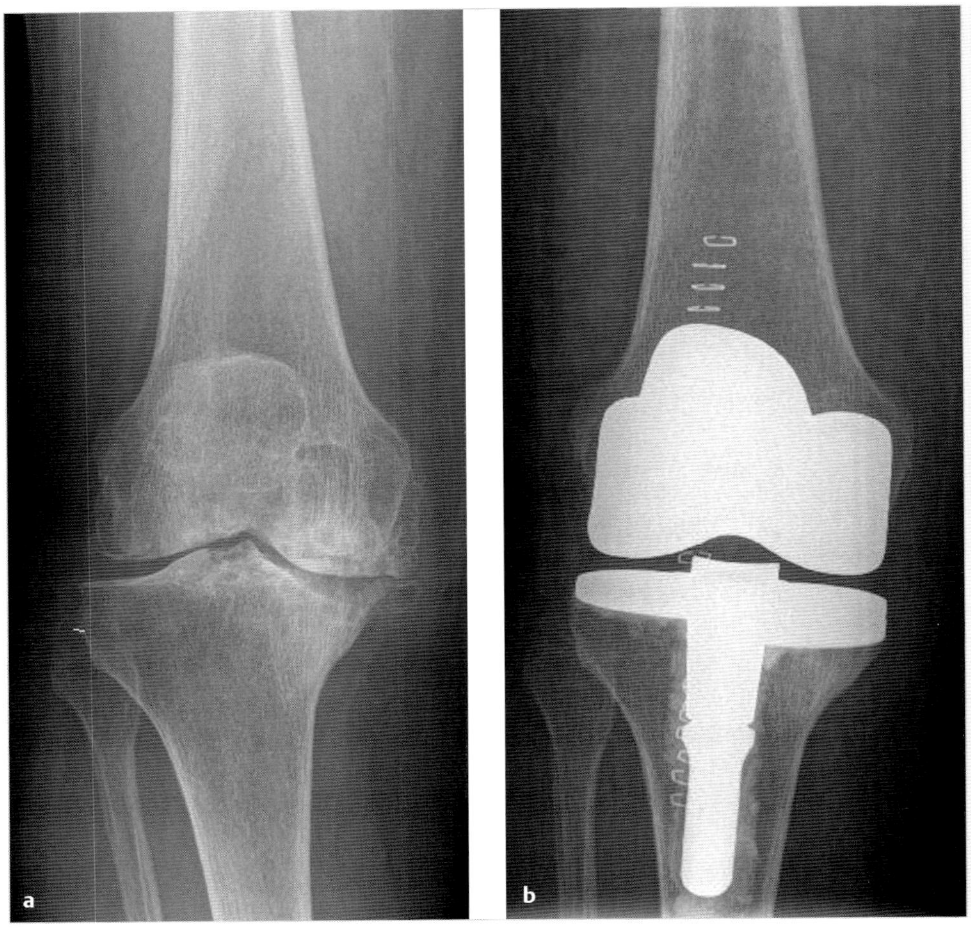

Abb. 7.28 **a** u. **b** Kleiner knöcherner Defekt.

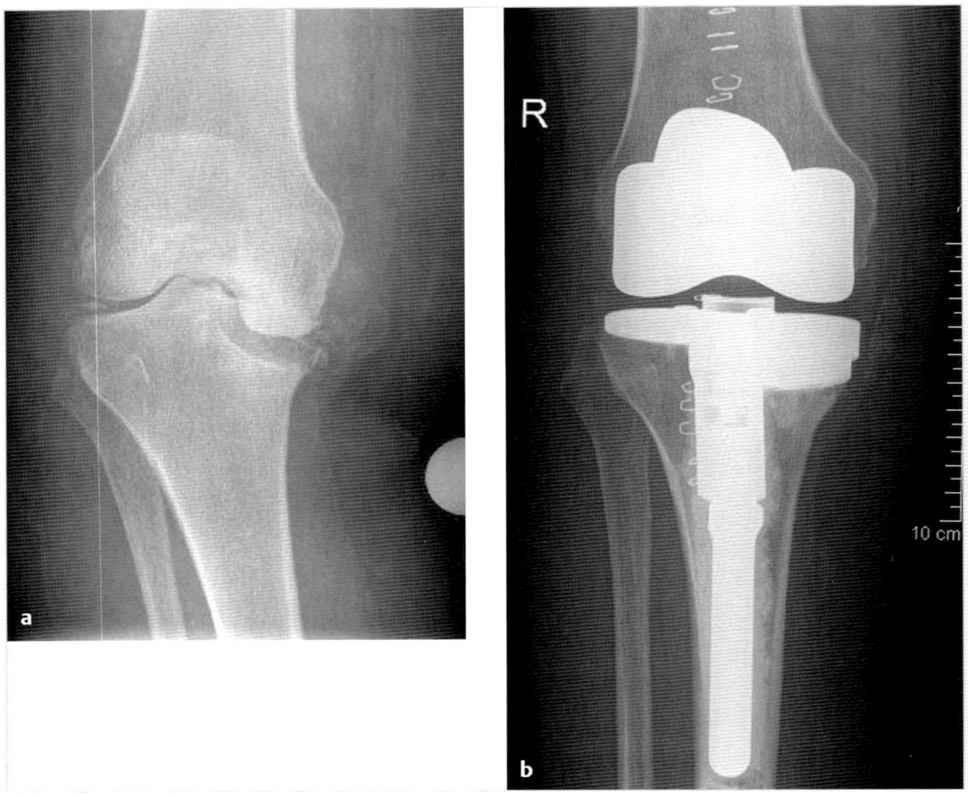

Abb. 7.29 **a** u. **b** Prä- und postoperative Röntgenbilder zum OP-Situs. Großer knöcherner Defekt.

▸ **Komplexe Instabilität.** Siehe ▸ Abb. 7.30, ▸ Abb. 7.31, ▸ Abb. 7.32, ▸ Abb. 7.33.

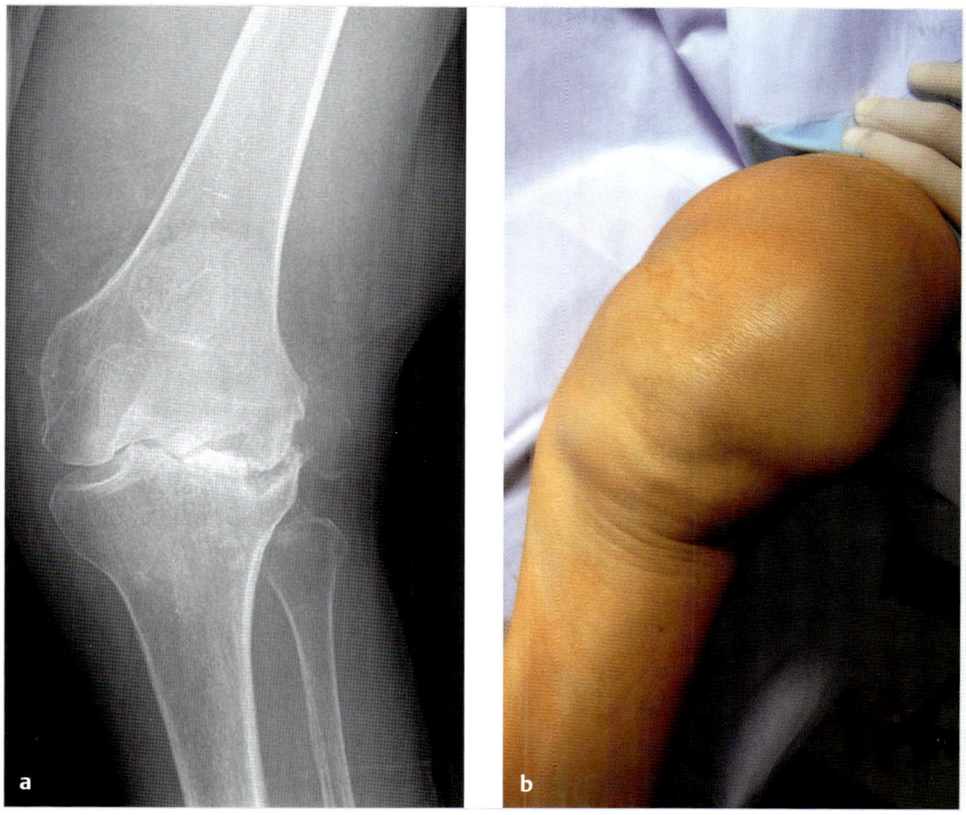

Abb. 7.30 a u. b Knöcherner Defekt mittelgroß. Klinische Instabilität sowohl medial als auch lateral extrem ausgeprägt.

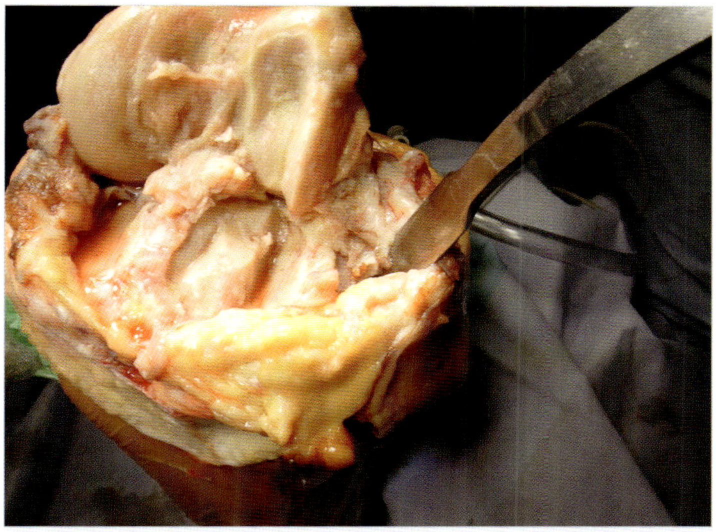

Abb. 7.31 Intraoperativ knöcherne Defekte stärker ausgeprägt als das radiologisch erkennbare Ausmaß.

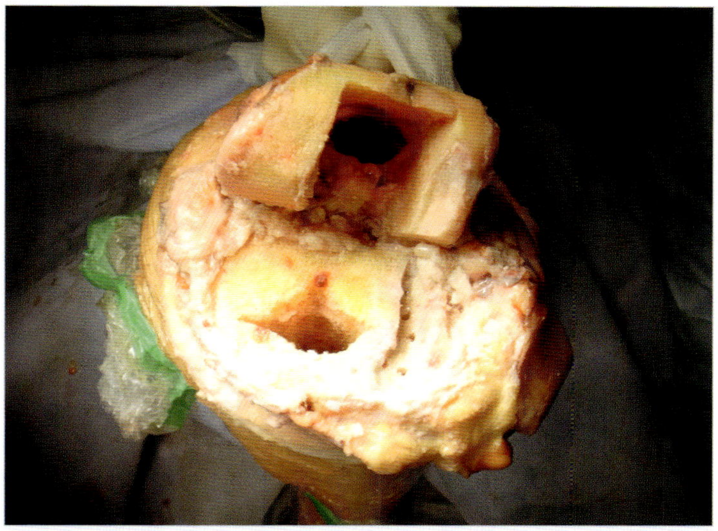

Abb. 7.32 OP-Situs nach Vorbereitung der Prothese. Resektion der Seitenbänder. Der Kasten ist präformiert. Tiefer knöcherner Defekt auf der lateralen Seite wird belassen, angebohrt und anschließend aufzementiert.

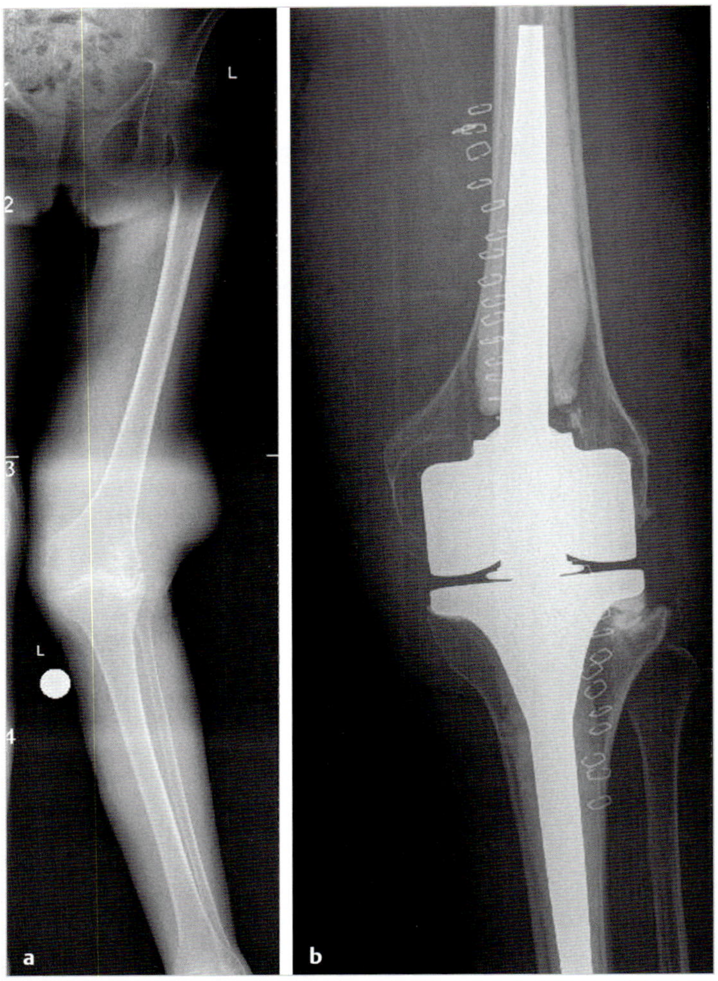

Abb. 7.33 a u. **b** Prä- und postoperative Bilder zum OP-Situs.

▸ **Retropatellarersatz.** Die Literatur zeigt leicht bessere klinische Ergebnisse bei Einsatz eines Retropatellarersatzes beim Rheumatiker. In unseren Händen spielt die klinische Destruktion eine wichtige Rolle bei der Indikationsstellung.

Kapitel 8

Hüfte

8 Hüfte

S. Rehart, S. Sell, V. Crnic, A. Lust

8.1 Hüftprothese

▶ **Indikation.** Destruktion Larsen III–V mit erheblicher klinischer Symptomatik. Progrediente knöcherne Destruktionen, insbesondere im Pfannenbereich (Pfannendachnekrose, Protrusio, Zysten usw.).

▶ **Prinzipien der Indikationsstellung.** Frühzeitigere Indikationsstellung als bei Arthrosepatienten, um bei fortschreitendem Verlauf nicht gleichzeitig mehrere zerstörte Gelenke auf einmal zu haben (siehe auch Indikation zur Knieprothese, Kap. 7.2).

Progredienz der knöchernen Destruktion bei rascher Verlaufsform: Nicht abwarten, bis der Pfannenboden zerstört ist! Regelmäßige radiologische Kontrolle empfohlen, da der Verlauf relativ asymptomatisch gegenüber dem Gesamtbeschwerdebild sein kann.

▶ **Spezielle Aufklärung.** Prothesenlockerung. Prothesenluxation. Knochenfraktur/-perforation.

▶ **Instrumente.** Prothesenset Hersteller.

▶ **Lagerung.** Je nach gewähltem Zugang (anterior, anterolateral, dorsal, minimalinvasiv). Eine Überlegenheit einer Zugangsform beim rheumatischen Patienten ist nicht bewiesen. Es empfiehlt sich deshalb, den Zugang zu wählen, bei dem die größte persönliche Erfahrung besteht. Hüfttisch.

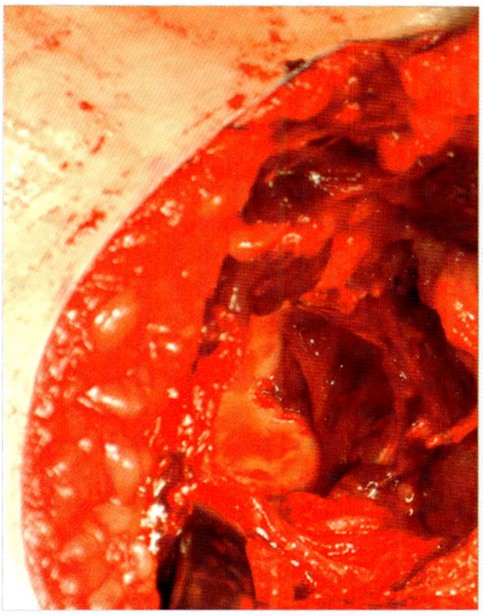

Abb. 8.1 Schwer adipöse Rheumatikerin. Häufig sehr osteoporotische Knochenverhältnisse. Zugverhältnisse an der Extremität und an den Haken entsprechend anpassen. Eine ausgiebige Synovialektomie ist in der Regel notwendig.

▶ **OP-Technik.** Siehe ▶ Abb. 8.1, ▶ Abb. 8.2, ▶ Abb. 8.3, ▶ Abb. 8.4, ▶ Abb. 8.5, ▶ Abb. 8.6, ▶ Abb. 8.7, ▶ Abb. 8.8, ▶ Abb. 8.9, ▶ Abb. 8.10, ▶ Abb. 8.11, ▶ Abb. 8.12, ▶ Abb. 8.13, ▶ Abb. 8.14, ▶ Abb. 8.15.

▶ **Postoperative Komplikation.** Siehe ▶ Abb. 8.16.

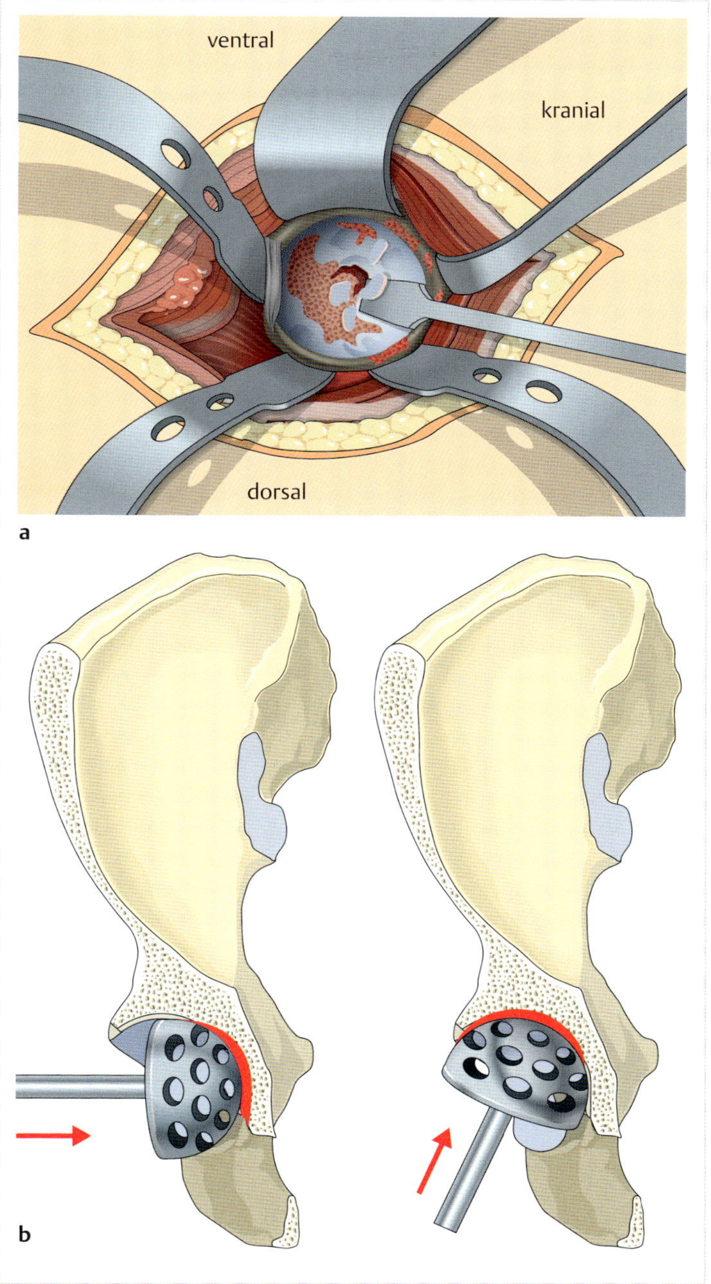

Abb. 8.2 a u. **b** Darstellen der Lamina interna des Pfannenbodens, ggf. müssen zur Darstellung die darüber liegenden Osteophyten mit einem Osteotom entfernt werden. Fräsen primär nach zentral – Lamina interna unter Sicht – und dann Richtung Pfannendach. Bei osteoporotischen Knochenverhältnissen ist die Lamina interna sehr vulnerabel.

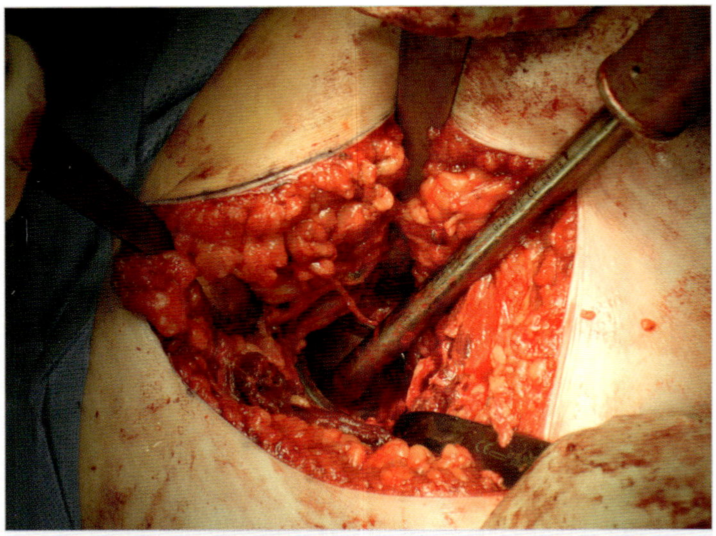

Abb. 8.3 Die Verankerung einer zementfreien Pressfit-Pfanne ist auch bei stark osteoporotischen Knochenverhältnissen möglich. Häufig wird zusätzlich eine Pfannengrundplastik aus dem Hüftkopf eingebracht. Die Spongiosa wird zentral angelagert und dann mit einer Probepfanne komprimiert.

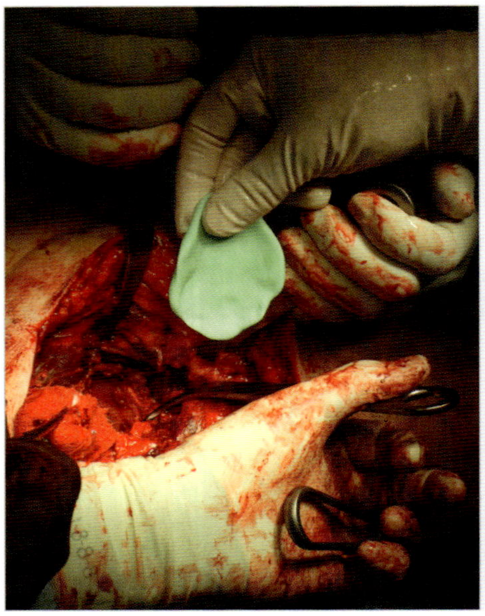

Abb. 8.4 Extrem osteoporotische Knochenverhältnisse: Zementierte Pfannenversorgung oder auch Abstützschale.

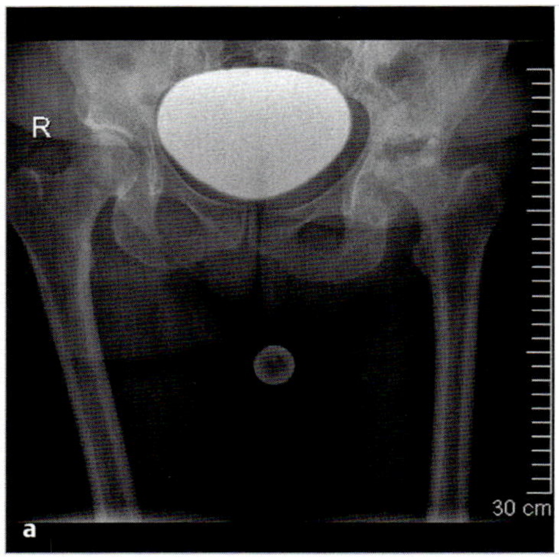

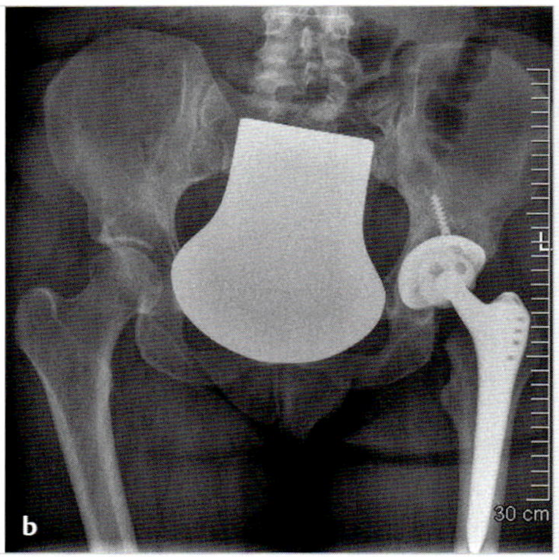

Abb. 8.5 a u. **b** Nekrose des Pfannendaches: Vorsichtiges Auffräsen (bei stark osteoporotischem Knochen auch mit rückwärts laufender Fräse). Pfannendachplastik mit Spongiosa aus dem Hüftkopf. Die Pressfit-Pfanne wird verklemmt und hier aufgrund der schlechten Knochenqualität zusätzlich mit Schrauben gesichert. Alternativ: Pfannendachschale mit zementierter Pfanne.

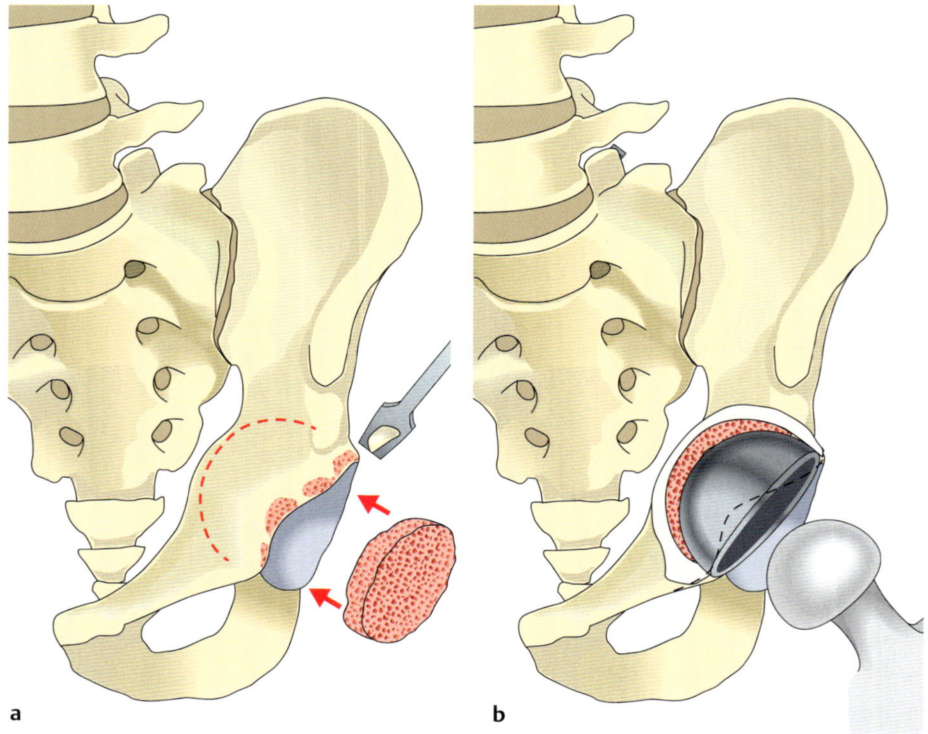

Abb. 8.6 a u. **b** Bei starker Protrusio wird eine Knochenscheibe aus dem Hüftkopf gesägt und die umgrenzende Kortikalis entfernt. Ist die Knochenscheibe sehr hart, wird sie sternförmig mit einem Osteotom geschwächt. Nach der zentralen Anlagerung wird sie mit einer Probepfanne komprimiert und dem Gesamtpfannenlager angepasst.

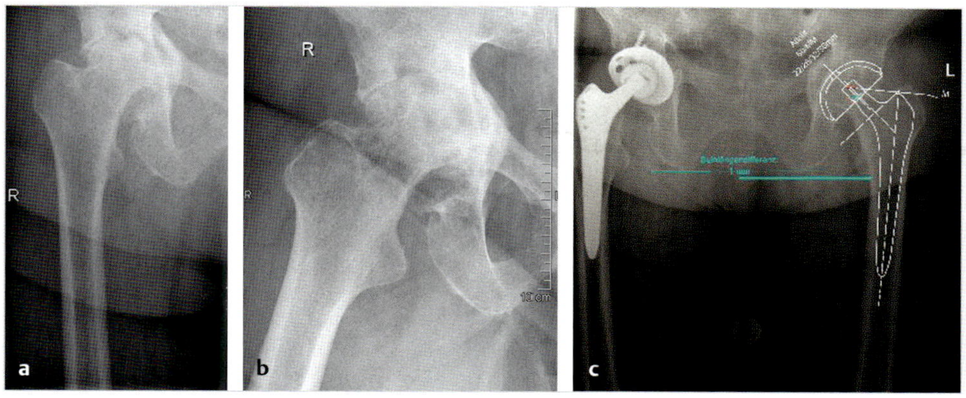

Abb. 8.7 **a – c** Schwere Protrusio acetabuli bei rheumatoider Arthritis. Rekonstruktion des Pfannenbodens mit Spongiosascheibe aus dem Hüftkopf.

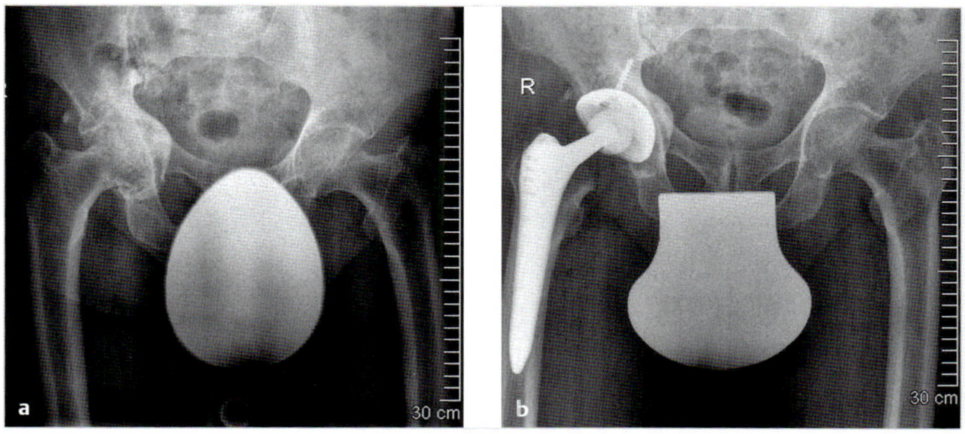

Abb. 8.8 **a** u. **b** Schwere Protrusio acetabuli bei Spondylitis ankylosans. Pfannenbodenplastik mit Knochenscheibe aus dem Hüftkopf, zusätzliche Sicherung der Pfanne mit einer Schraube. Ausgeprägte Coxa vara. Rekonstruktion des Drehzentrums mit lateralisiertem Schaft.

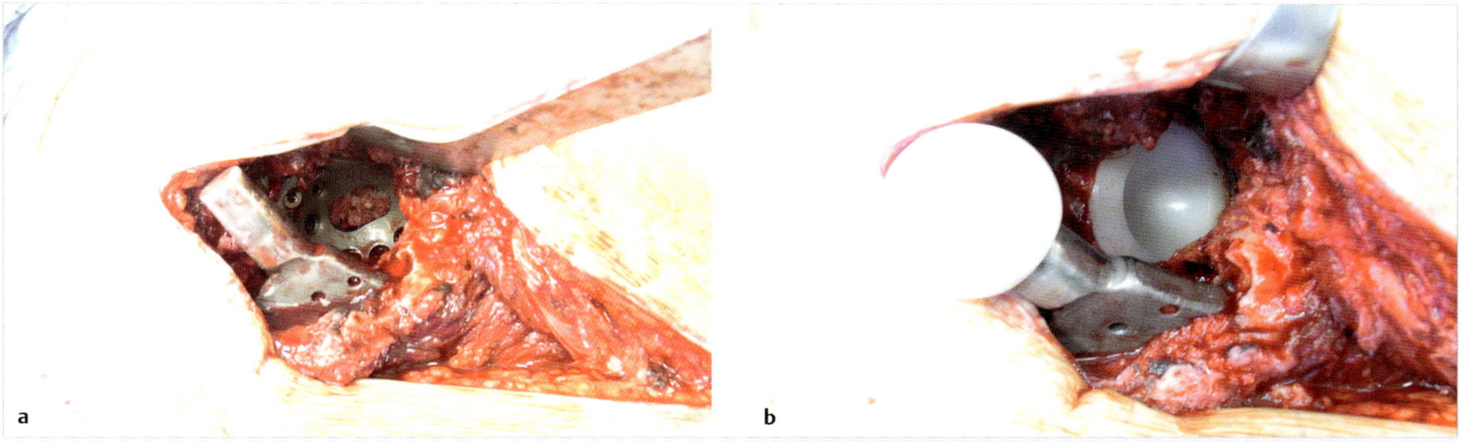

Abb. 8.9 **a** u. **b** Bei deutlicher Protrusio Versorgung mit Abstützschale und zementfixierter Pfanne.

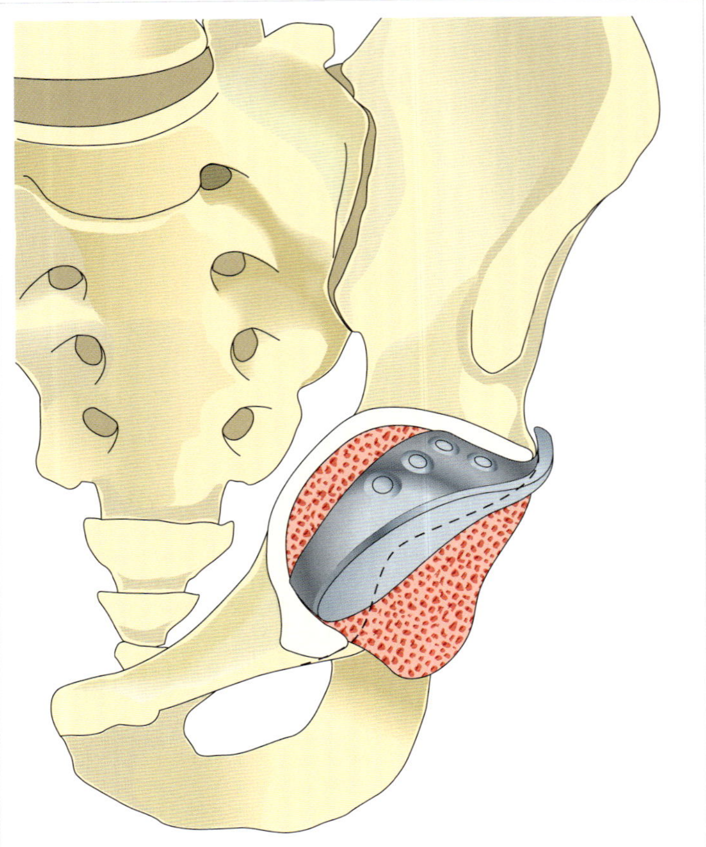

Abb. 8.10 Die Wahl der Abstützschale hängt von der Größe und Rekonstruierbarkeit der Protrusio ab.

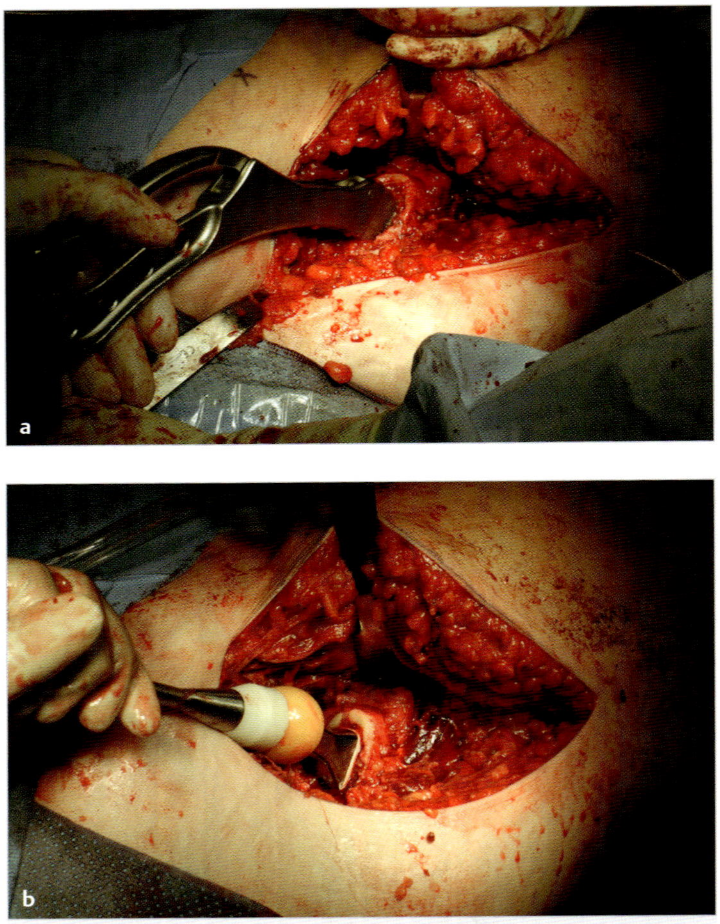

Abb. 8.11 a u. b Darstellung und Weichteilrelase am Schaft sehr vorsichtig, da die Knochenverhältnisse häufiger deutlich fragiler sind, als das präoperative Röntgenbild vermuten lässt.

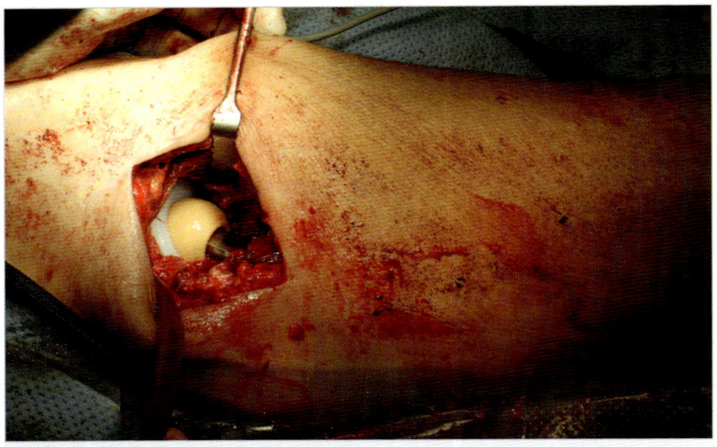

Abb. 8.12 Ausgiebige intraoperative Prüfung auf Luxationstendenz und Impingement in allen Bewegungsrichtungen. Bei stark entzündlichen Verlaufsformen sind die periartikulären Weichteile häufig deutlich elongiert.

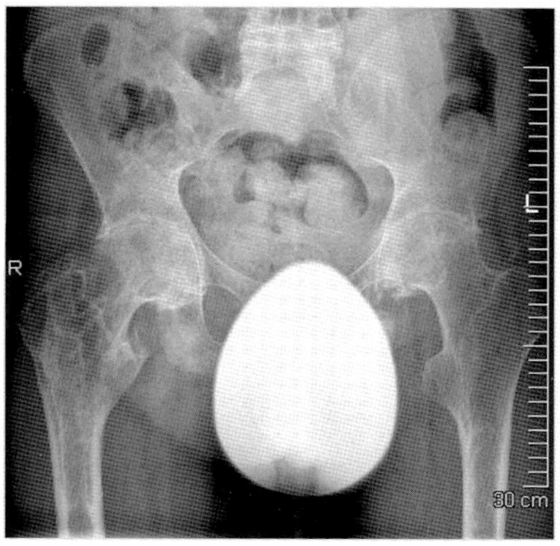

Abb. 8.13 Langjährige rheumatoide Arthritis. Schwere Osteoporose.

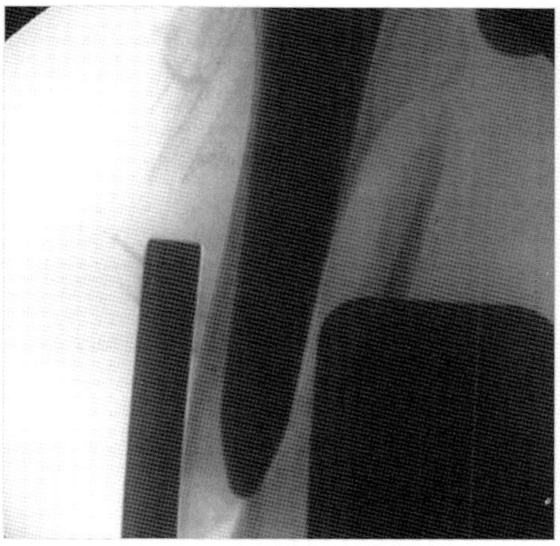

Abb. 8.14 Intraoperative Schaftfraktur.

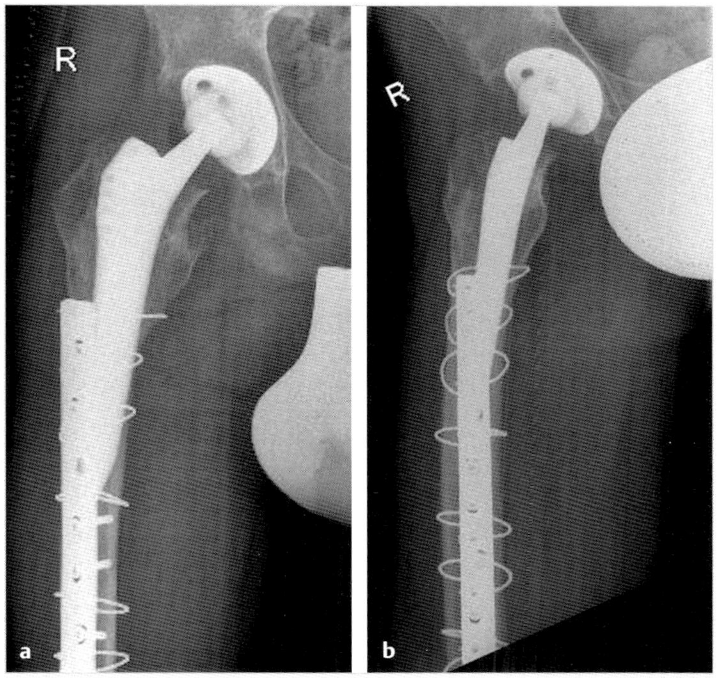

Abb. 8.15 a u. b Osteosynthetische Versorgung.

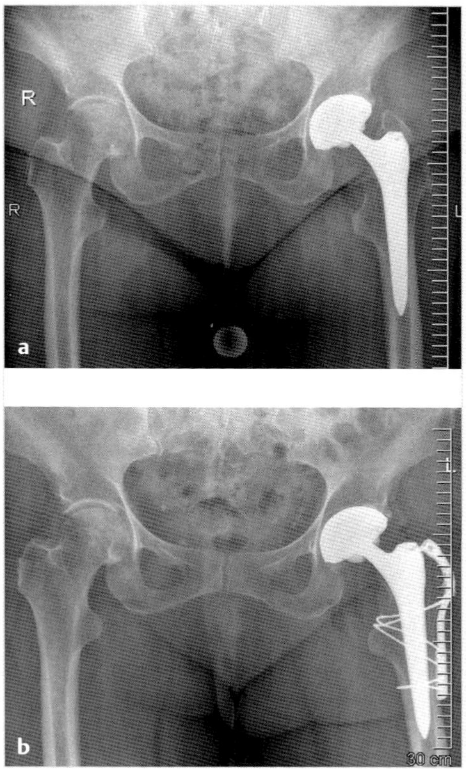

Abb. 8.16 a u. b Trochanterfraktur bei langjähriger rheumatoider Arthritis unter Kortisondauertherapie 8 Wochen postoperativ.

8

Kapitel 9

Wirbelsäule

9 Wirbelsäule

H. Böhm

9.1 Halswirbelsäule: atlantoaxiale Repositionsspondylodese

▶ **Indikation.** Atlantoaxiale Instabilität > 5 mm. Erhebliche Pannusbildung retrodental. Beginnender Deszensus des Kopfes.

▶ **Differenzialtherapeutische Überlegungen.** Vorgängige transorale Densresektion und Mobilisation erforderlich wegen fixierter Dislokation und/oder erheblichem Deszensus? Relevante Segmentinstabilität für Intubation?

▶ **Besonderheiten der Anästhesie.** Spiraltubus. Videolaryngoskopische, ersatzweise fiberoptische Intubation. Einschränkung der Wahl der Narkosesubstanzen zur Gewährleistung des intraoperativen Neuromonitorings. Positionierung des Anästhesisten und seines Equipments am Fußende des Patienten.

▶ **Spezielle Aufklärung.** Gefahr der Verletzung der A. vertebralis mit Schäden durch

- Ischämie im A.-basilaris-Stromgebiet,
- erhöhten Blutverlust.

Hohe Querschnittlähmung. Verletzung/Neuralgie des N. occipitalis. Implantatfehllage mit Duraverletzung. Pseudarthrosegefahr mit anschließendem Implantatversagen.

▶ **Instrumente.** Standardsieb für dorsale Halswirbelsäule:

a) für offenes Vorgehen: Instrumentarium für transartikuläre Verschraubung C2 – C1, Durchmesser 2,7 oder 3,2 mm; Länge 38 – 48 mm,
b) für „Mini-open“-Technik: Hülsensystem zur perkutanen Einbringung der Schrauben in Magerl-Technik,
c) als Modifikation von a) oder b), wenn bei starker hochthorakaler Kyphose die geraden Standardinstrumente nicht eingesetzt werden können: gekrümmte Bohrhülsen (s. ▶ Abb. 9.6,)
d) eventuell (s. u.) zervikales polyaxiales Schrauben-Stab-System für C1- und C2-Stabilisierung nach Harms/Melcher, bei fortgeschrittener C1-Destruktion zusätzlich Okzipitalplatte zum HWS-Stabsystem.

Falls transorales Release nötig: transorales Instrumentarium nach Crockard oder Harms. Bildverstärker. Intraoperatives Neuromonitoring. Eventuell intraoperative Computernavigation.

▶ **Präoperative Überlegungen/spezielle Diagnostik.** Beurteilung der Gelenkmassive: noch genügend Größe vorhanden? Falls nicht: Fusion C0 – C2 mit Okzipitalplatte/Stabsystem.

Ausmaß der Brustkyphose, Inklinierbarkeit der subaxialen Halswirbelsäule zur Klärung der Frage: Kann die Richtung für die transartikuläre Bohrung und Schraubenlage eingehalten werden?

Sind beide Vertebralarterien in ausreichendem Kaliber vorhanden?

Sind die Lagebeziehungen der Vertebralgefäße im Bereich des Axis, nach dem Austritt aus C2 und bis zu dem Eintritt ins Foramen magnum verändert (▶ Abb. 9.1)? Falls ja: Stellt dies ein Gefahrenmoment dar, nach Reposition bzw. für die Bohrungen/Schraubenlage?

Sollte ein intraoperatives neurophysiologisches Monitoring durchgeführt werden?

Zeigt die Analyse der Funktionsaufnahme in Extension des Kopfes, dass keine ausreichende Reponierbarkeit zu erwarten ist, sollte das Erfordernis einer transoralen Gelenkmobilisation und/oder Densresektion vorab in gleicher Sitzung abgeklärt werden. Meist zeigt sich jedoch intraoperativ eine deutlich höhere Reponierbarkeit als nach den Funktionsaufnahmen zu vermuten ist.

▶ **Lagerung.** Bauchlagerung auf einem Wirbelsäulenrahmen. OP-Tisch mit abknickbarem Kopfteil, Kopflagerungsschale, evtl. mit Spiegel zur intraoperativen Beurteilung der druckfreien Lagerung von Augen und Nase. Kopf-hoch-, Fuß-tief-Lagerung zur Reduzierung des Blutverlusts. Dies erfordert die Vermeidung des Verrutschens des Patienten nach kaudal.

Sterilabdeckung, die erlaubt:

a) Durchleuchtbarkeit in 2 Ebenen,
b) intraoperative Verstellbarkeit des Kopfteils zur Reposition,
c) Zugang zum dorsalen Beckenkamm für Entnahme eines kortikospongiösen Spans.

▶ **Entscheidende Schritte.**

▶ **Wenn Reponierbarkeit unsicher ist.** Nach Narkoseeinleitung in voller Muskelrelaxation: Hypomochlion unter die Dornfortsätze C2 – C7 und seitliche Durchleuchtung unter Druck von ventral auf den vorderen Atlasbogen. Falls nicht ausreichend reponierbar, muss ein transoraler Zusatzeingriff zum Gelenkrelease vorangestellt werden (s. u.).

▶ **Spanentnahme.** Das Gewinnen eines kortikospongiösen Spans aus dem dorsalen Beckenkamm geschieht mit Vorteil als erster Schritt: Dabei wird von einem 3 cm langen Hautschnitt knapp lateral der dorsalen Spina ein 15 × 25 × 6 mm großer kortikospongiöser Knochenspan aus der Tabula externa entnommen. Die hintere Crista iliaca kann dabei immer erhalten werden, wie auch die sorgfältige Führung des Osteotoms Verletzungen des Iliosakralgelenks vermeiden lässt. Zusätzlich sollen mit einem scharfen Löffel einige Spongiosaschuppen entnommen werden, die später lateral unter den Span gepackt werden können. Sorgfältiges Abdecken der blutenden Knochenflächen mit einem Kollagenflies minimiert postoperativen Blutverlust.

▶ **Zugang.** Will man die atlantoaxialen Gelenkmassive in offener Technik verschrauben, so ist wegen der schrägen Implantationsebene ein Hautschnitt bis mindestens in Höhe des Dornfortsatzes Th 1 und eine Ablösung der dorsalen Nackenmuskulatur bis in Höhe C 6 erforderlich. Dies erhöht neben dem Initialtrauma die Gefahr von sekundären Muskeldehiszenzen und Wundheilungsstörungen. Die intraoperative Orientierung und Sicherheit des Bohrens sowie Einbringens der Schrauben ist wenig schwieriger, wenn in der von uns entwickelten Mini-open-Technik gearbeitet wird: Dabei kann die Freilegung auf die dorsalen Anteile von C1 und C2 beschränkt bleiben, weil Bohrung und Schraubenimplantation über Führungshülsen perkutan von 2 hochthorakalen Stichinzisionen erfolgt. Diese Technik wird im Folgenden dargelegt.

► **OP-Technik atlantoaxiale Repositionsspondylodese.** Hautschnitt median von der Okzipitalschuppe bis zum kaudalen Rand des Dornfortsatzes C2 (ca. 4 cm), siehe ► Abb. 9.2.

Subperiostales Darstellen des Dornfortsatzes C2 und nach lateral der Lamina C2 inkl. des Gelenks C2 – C3. Dies geschieht am besten mit einem Cobb-Raspatorium. Dabei zeigt sich gelegentlich, dass eine erhebliche translatorische und rotatorische Instabilität im Segment C1 – C2 vorliegt, die ein Gegenhalten erfordert. Anschließend Palpation des Bogens von C1 und subperiostales Darstellen von 15 mm beidseits der Medianen. Weiter lateral sollte kranial des Atlasbogens wegen der Nähe zur A. vertebralis nicht freigelegt werden. Im lateralen interlaminären Spalt C1 – C2 (in der ► Abb. 9.3 mit V markiert) verlaufen Venengeflechte mit erheblicher Blutungsneigung. Durch stumpfes Abschieben der Weichteile nach der Seite mit einem kleinen Stieltupfer kann in der Regel vermieden werden, dass es hier zur Blutung kommt.

Nach Bestimmung des Eintrittspunkts Legen je einer Stichinzision von 8 mm Länge (► Abb. 9.4.). Einbringen der kombinierten Bohrhülse, zunächst in Bestückung mit einem Pfriem. Verifikation von Richtung und korrektem Eintrittspunkt zunächst im seitlichen Strahlengang, dann im a.–p. Strahlengang. Vorbohren zunächst bis in den deutlich fühlbaren Gelenkspalt. Überprüfen der Reposition und dann Weiterbohren durch C1 mit Zielpunkt mittleres Drittel des seitlich dargestellten Gelenkmassivs. Der Bohrer wird belassen. Analoges Vorgehen auf der Gegenseite. Dabei ist die Verwendung einer Bohrhülsenführung (► Abb. 9.5) hilfreich. Ausmessen der korrekten Schraubenlänge. Austausch des zweiten Bohrers inkl. Innenbuchse gegen die auf den Schraubendreher aufgebrachte Schraube. Durch die Freilegungsstelle wird sodann eine Unterlegscheibe eingebracht und von der durch die Führungshülse geschobenen Schraubenspitze aufgenommen. Eindrehen der Schraube unter optischer Kontrolle der Insertionsstelle und Durchleuchtungskontrolle. Dabei Achten auf unbeabsichtigte Distraktion im C1 – C2-Gelenk.

Gelingt es wegen einer hochthorakalen Kyphose nicht, einen ausreichend flachen Winkel einzuhalten, kann anstelle der geraden Hülsen das kurvenartige Bohrhülsensystem von ► Abb. 9.6 eine Lösung darstellen.

Ziel des Eingriffs ist, nach der Reposition eine knöcherne Brücke zwischen den Laminae C1 und C2 zu erreichen. Am besten wird dies durch die Überbrückung mittels eines kortikospongiösen Spans unterstützt, der an den Bögen befestigt wird. Da die Schrauben nach Magerl in der Regel genügend Primärstabilität der Spondylodese gewährleisten, genügt zur Befestigung des Spans in der Regel ein nichtresorbierbarer Faden der Stärke 2, der, in Gallie-Technik eingebracht, eine MRT-taugliche und kostengünstige Lösung darstellt.

Dazu müssen etwaige ligamentäre Stenosen durch hypertrophes Lig. flavum zwischen Atlas und Axis entfernt werden. Es empfiehlt sich daher immer, die Dura hier auf eine Breite von 5 mm beidseits der Medianen freizulegen.

Dagegen sollte die ligamentäre Verbindung zwischen Okziput und Atlas so wenig wie möglich geschwächt werden. Hier genügt es, median auf eine Breite von 3 mm das Lig. atlantooccipitale zu entfernen, um den Faden (bei Erfordernis einer stabileren Fixierung analog ein Kabel oder einen Draht) durchzuziehen. Mit Vorteil verwenden wir zur sublaminären Umfahrung des hinteren Atlasbogens einen modifizierten Overhold (► Abb. 9.7). Der gedoppelte Faden wird angeschlungen und erlaubt Manöver zur Reposition und zur temporären Fixierung gegenüber dem Dornfortsatz C2 während des Bohrens.

Die korrekte Platzierung des Bohrkanals ist entscheidend für die stabile Verschraubung (siehe auch ► Abb. 9.8).

Zur Bestimmung des mediolateralen Eintrittspunkts hat Magerl die Technik der Palpation des medialen Pedikelrands angegeben, die sehr gut funktioniert. Die zweite Koordinate liegt knapp kranial der Kapselinsertion an der Gelenkfacette C2. Siehe ► Abb. 9.9, ► Abb. 9.10, ► Abb. 9.11.

► **OP-Technik transorales Gelenkrelease und/oder Densresektion bei nicht mehr reponiblen atlantoaxialen Dislokationen.** Zeigt sich bei dem manuellen Repositionsversuch (s. o.), dass die Dislokation nicht ausreichend reduzierbar ist, verbleibt der Patient zunächst in Rückenlagerung und es erfolgt vor dem dorsalen Stabilisierungseingriff die transorale Mobilisation. Wegen reaktiver Veränderungen im Atlantodentalgelenk reicht dabei die einfache Mobilisation der atlantoaxialen Gelenke meist nicht aus. Deshalb ist es ratsam, primär die Densresektion mit zu planen und aufzuklären.

Um eine monosegmentale Versorgung zu ermöglichen, muss der vordere Atlasbogen erhalten werden. Die dafür von uns entwickelte Technik wird im Folgenden dargestellt.

Der transorale Part erfolgt mit Vorteil unter Sicht des Operationsmikroskops, wobei der Operateur am Kopfende sitzt. Nach orotrachealer Intubation mehrfache Spülung des Nasen-Rachen-Raumes mit Betaisodona-Lösung (siehe ► Abb. 9.12).

Nach Einbringen des Mundsperrers und Retraktors für die Uvula kann auch bei Rheumapatienten die Landmarke des Tuberculum anterius am vorderen Atlasbogen gut palpiert werden. Zugang in einem median geführten Schnitt von der Basis C2 bis 1 cm kranial des Tuberculum anterius. Quere scharfe Abtrennung des M. longus capitis von der kaudalen Kante des Atlasbogens und Abschieben des Muskels mit der Mukosa nach lateral erlaubt ohne weitere Maßnahmen ausreichend Sicht und sicheren Wundverschluss.

Die Präparation am kaudalen Atlasbogen nach lateral führt auch bei (Sub-)Luxation zum C1/C2-Gelenk (► Abb. 9.13 **b**). Nach Verifikation der Lage der A. vertebralis Ausräumen des Gelenks bds. und Repositionsversuch mit einem Elevator. Gelingt dies ausreichend, erfolgen die komplette Entknorpelung der Gelenke und der Wundverschluss. Ist keine ausreichende Stellungskorrektur möglich oder zeigt die präoperative Diagnostik eine relevante retrodentale Raumforderung, wird der Eingriff um die Densresektion (► Abb. 9.14, ► Abb. 9.15) erweitert.

Prinzip der atlasschonenden Densresektion ist, dass an der Densbasis eine 5 mm breite quere Osteotomie angelegt wird und der Dens über einen jeweils knapp kaudal des Atlasbogens eingebrachten gewindetragenden Spickdrahts schrittweise nach kaudal gezogen wird (▶ Abb. 9.15 **a**). Ist die Osteotomie danach geschlossen, wird ein zweiter Spickdraht kranial des ersten eingesetzt (▶ Abb. 9.15 **b**) und das kaudale Ende des Dens um weitere 5 mm gekürzt. Eventuell muss dieser Schritt nochmals wiederholt werden, bis der Densrest – eventuell nach Kappung eines trotz RA noch teilweise vorhandenen Lig. apicis dentis – frei wird und entfernt werden kann (▶ Abb. 9.15).

Anschließend Entfernen retrodentalen Granulationsgewebes. Nicht selten finden sich solide Raumforderungen durch langjährig bestehende und zwischenzeitlich völlig mit Fibrin aufgefüllte ehemalige Zysten. Cave: Die Wände derselben können massiv mit der Dura verbacken sein. Siehe auch ▶ Abb. 9.16.

Nach kompletter Duradekompression Zurückschlagen des T-förmig abgelösten M. longus colli. Verdeckte, durchgreifende Einzelknopfnähte verschließen die Rachenhinterwand. Vor dem Drehen des Patienten für die dorsale Verschraubung und Spondylodese legt der Operateur eine oral ausgeführte Magensonde.

▶ **Spezifische Komplikationen.** Implantatfehllagen. Duraverletzung. Pseudarthrose mit sekundärem Implantatbruch. Distraktion im Gelenkspalt C1 – C2.

▶ **Postoperative Nachbehandlung.** Halskrawatte je nach Knochenqualität für 8 – 12 Wochen. Isometrische Spannungsübungen. Selbsttätige Übungen der Nackenmuskulatur gegen Widerstand.

Im Fall einer transoralen Zusatzoperation parenterale Ernährung und antibiotische Abschirmung für die ersten 5 Tage; tägliche Mundspülungen mit Antiseptikum.

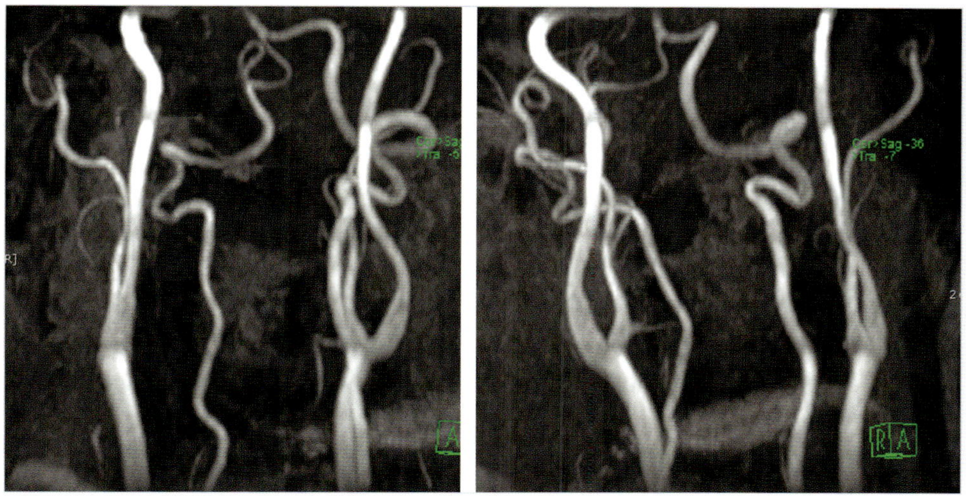

Abb. 9.1 Nachweis von beidseits angelegten, am kraniozervikalen Übergang normotop verlaufenden Vertebralarterien.

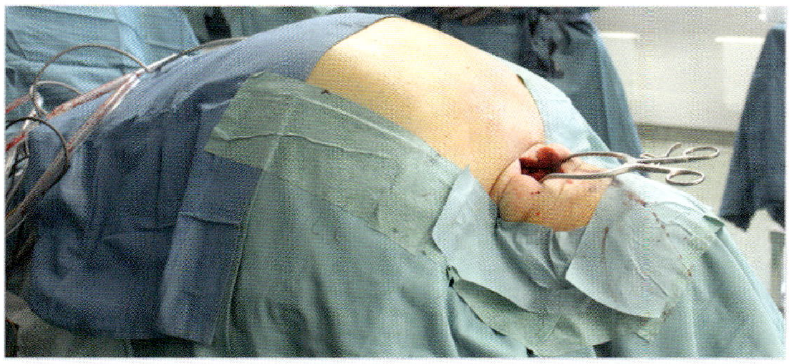

Abb. 9.2 Hautschnitt vom Okziput bis C3-Dornfortsatz, Anästhesie am Fußende rechtsseitig, Kopf, Hals und Oberkörper inklusive dorsaler Beckenkamm für Spanentnahme zugänglich.

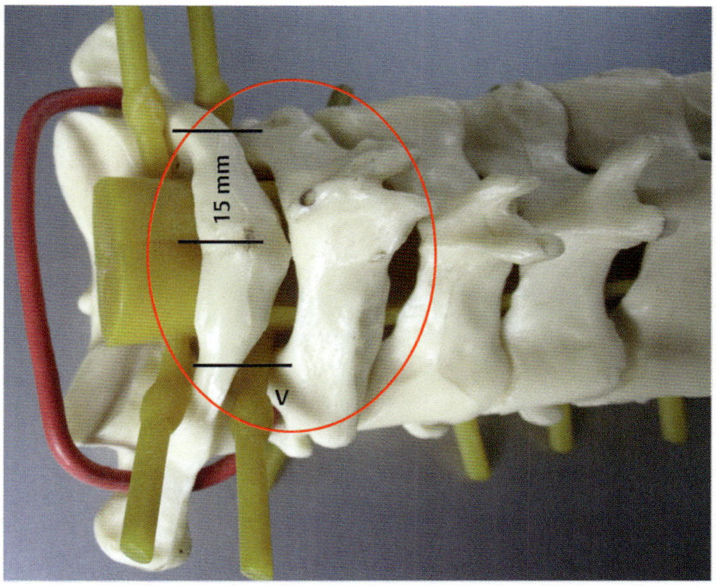

Abb. 9.3 Schema des freigelegten Areals: Der Kreis markiert das Ausmaß der Freilegung am dorsalen kraniozervikalen Übergang. Bei V liegen größere Venenkonvolute dorsal der Wurzel, aus denen es erheblich bluten kann.

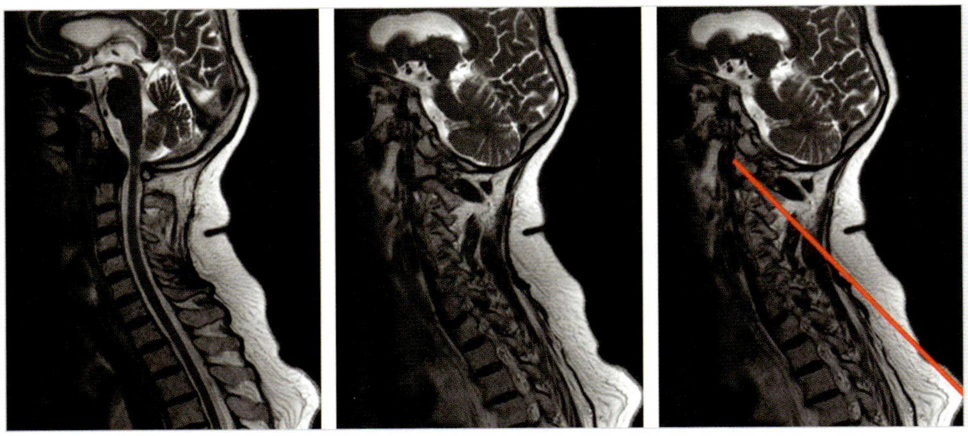

Abb. 9.4 Abschätzung der Lokalisation der Stichinzisionen für die perkutane Einbringung von Bohrung und Schrauben. Günstig ist, die Mittelschicht und eine lateral die Gelenkmassive darstellende Schicht vergleichend zu beurteilen, um die Bohrrichtung auf die Dornfortsätze als Landmarke zu beziehen.

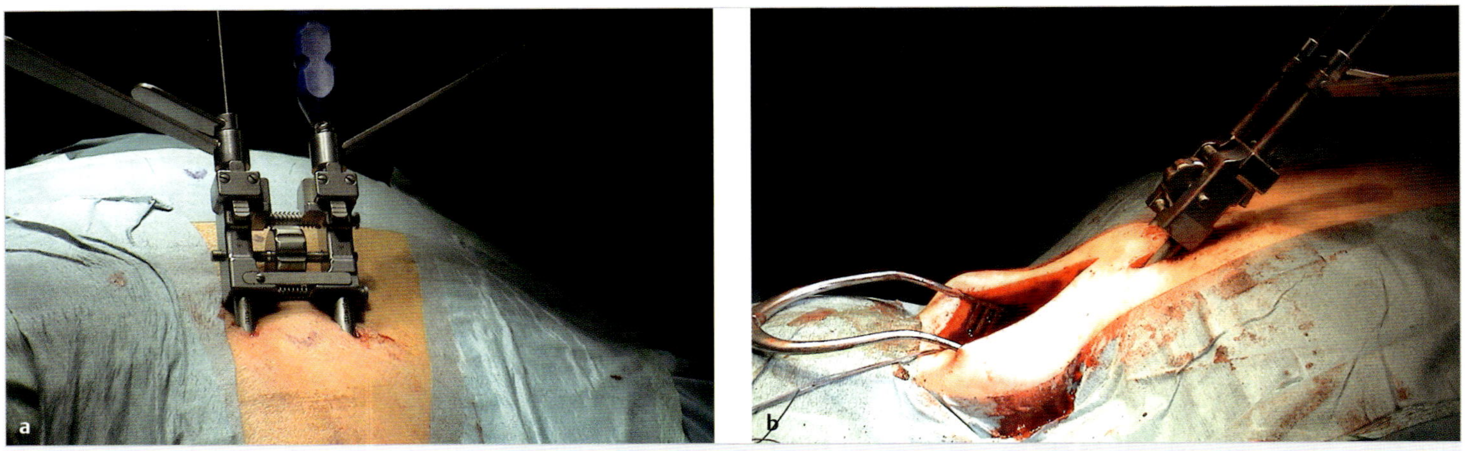

Abb. 9.5 a u. b

a Bohrhülsen für perkutanes Legen der Bohrlöcher und Einbringen der Schrauben inkl. Führungsblock. Der linksseitige Bohrer liegt in situ, rechtsseitig markiert ein Pfriem die korrekte Einbringstelle und sichert die rechtsseitige Bohrhülse.

b Sicht von der linken Seite: Das perkutane Vorgehen verkürzt die Länge der Wirbelsäulenfreilegung hier auf fast die Hälfte.

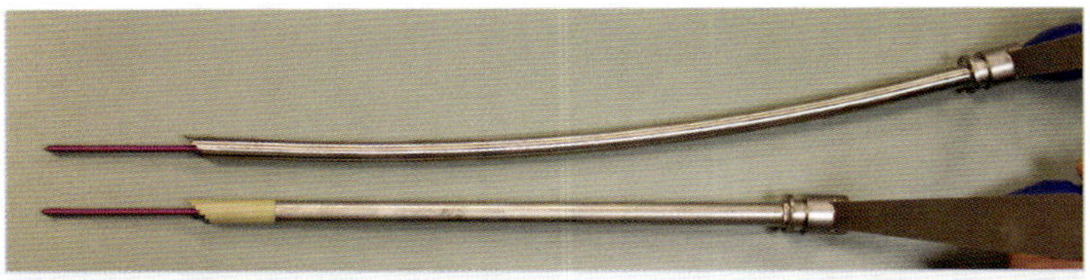

Abb. 9.6 Für „Mini-open"-Technik: Bohr-/Schraubeneinbringhülsensysteme, oben gekrümmtes System, wenn aus anatomischen Gründen mit der geraden Hülse der optimale Winkel nicht erreichbar ist.

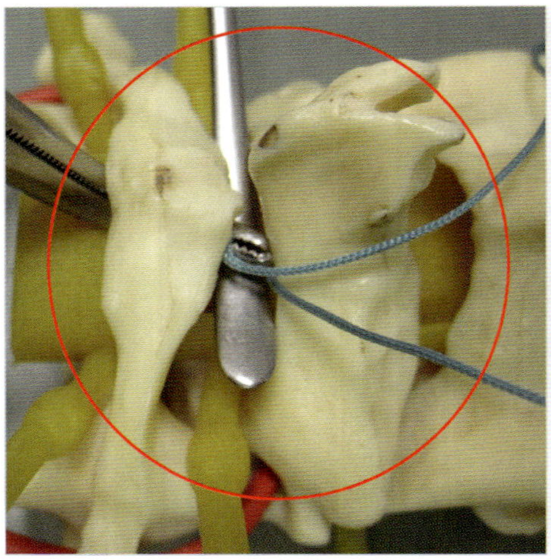

Abb. 9.7 Legen des Verankerungsfadens um den hinteren Atlasbogen. Umfahren des Atlasbogens von kranial nach kaudal unter Schutz der Dura bei C1–C2 und Durchziehen eines gedoppelten Fadens, nichtresorbierbar, Stärke 2.

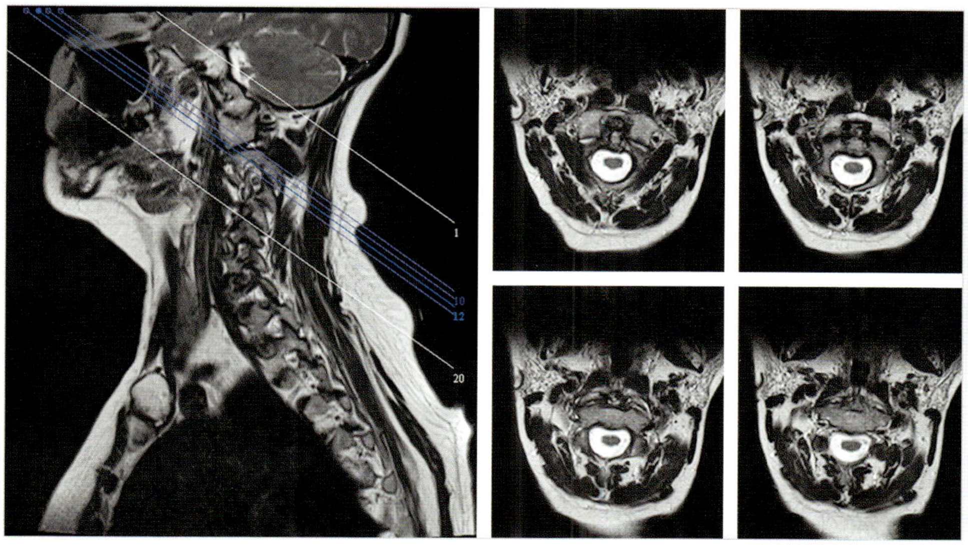

Abb. 9.8 Wert der „Magerl-View". Die Ebene der Bildakquisition wird so gewählt, dass sie in etwa der späteren Schraubenrichtung entspricht. Die ideale Lokalisation des Bohrers läge bei Schnittebene 10. Axial wäre das (vor der Reposition) der Schnitt oben rechts. Dieser erlaubt ein durchgehend knöchernes Schraubenlager in C2 und C1. Die Vertebralarterien zeigen sich in Schnitt 12 und sind ausreichend weit entfernt. Im vorliegenden Fall erlauben die Richtungsverhältnisse, Bohrungen und Schrauben problemlos durch die kurze Hauptwunde einzubringen.

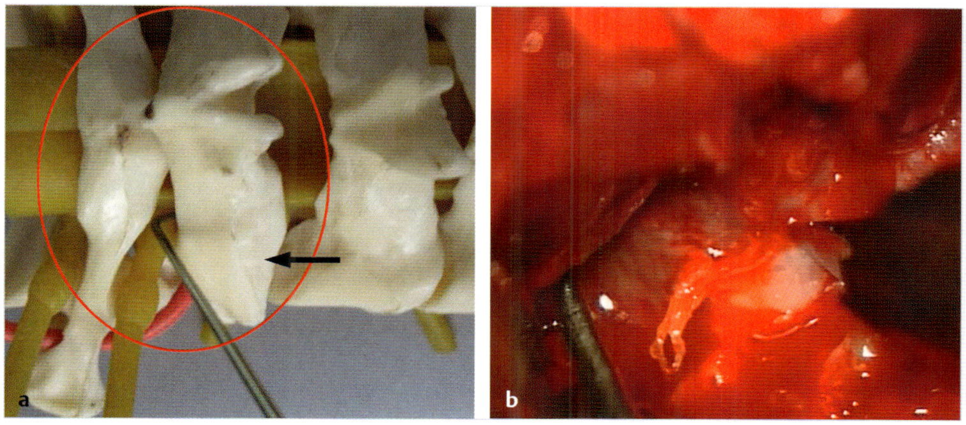

Abb. 9.9 a u. **b** Bestimmung der medialen Pedikelgrenze von C2 mit einem Häkchen und Ankörnen der Gelenkfacette C2 2–3 mm lateral und in Bezug auf die Gelenkfacette C2 so kaudal wie möglich.

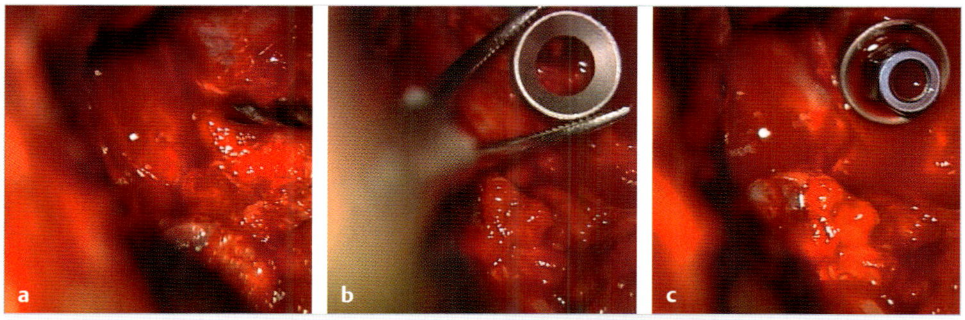

Abb. 9.10 a – c Über das perkutan eingebrachte Hülsensystem aus ▶ Abb. 9.5 wird der Pfriem mit einem Bohrer getauscht und mit diesem unter Durchleuchtungskontrolle im seitlichen Strahlengang zunächst bis in das Gelenk C2-C1 gebohrt (**a**). Dann wird über den sublaminären Faden aus ▶ Abb. 9.7 mit Gegenhalt am Dornfortsatz C2 der Atlas bezüglich des Axis reponiert und so gehalten, während die Bohrung bis zur ventralen Kortikalis von C1 fortgesetzt wird. Dabei hochtourig bohren und darauf achten, dass der Gelenkspalt nicht breiter wird. Analoges Vorgehen auf der Gegenseite führt zur temporären Retention der Reposition. Sodann sequenzieller Austausch der Bohrer gegen die Schrauben. Bei osteoporotischem Knochen sollte eine Unterlegscheibe verwendet werden, die durch die Wunde eingebracht (**b**) und von der durch die Hülse geführten Schraube erfasst und fixiert wird (**c**).

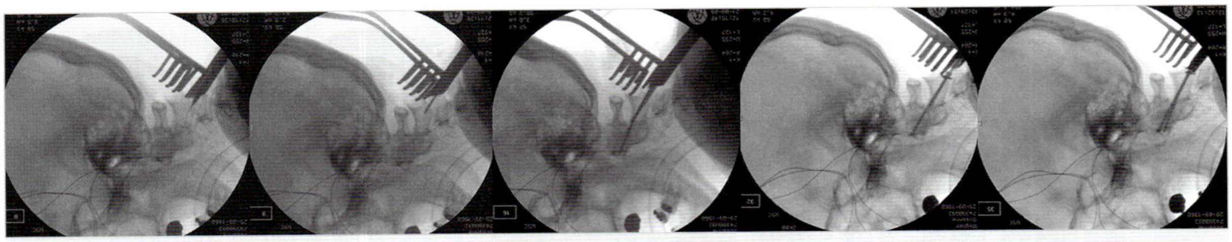

Abb. 9.11 Sequenz der Einbringung von Bohrung und Schrauben in C2 und C1. Links perkutane Bohrhülse eingebracht, darüber Vergrößern der Eintrittsstelle mit dem Pfriem. Austausch des Pfriems gegen den Bohrer, Einbringen des zweiten Bohrers, Ersatz des ersten Bohrers gegen 2,7-mm-Schraube, Einbringen der zweiten Schraube.

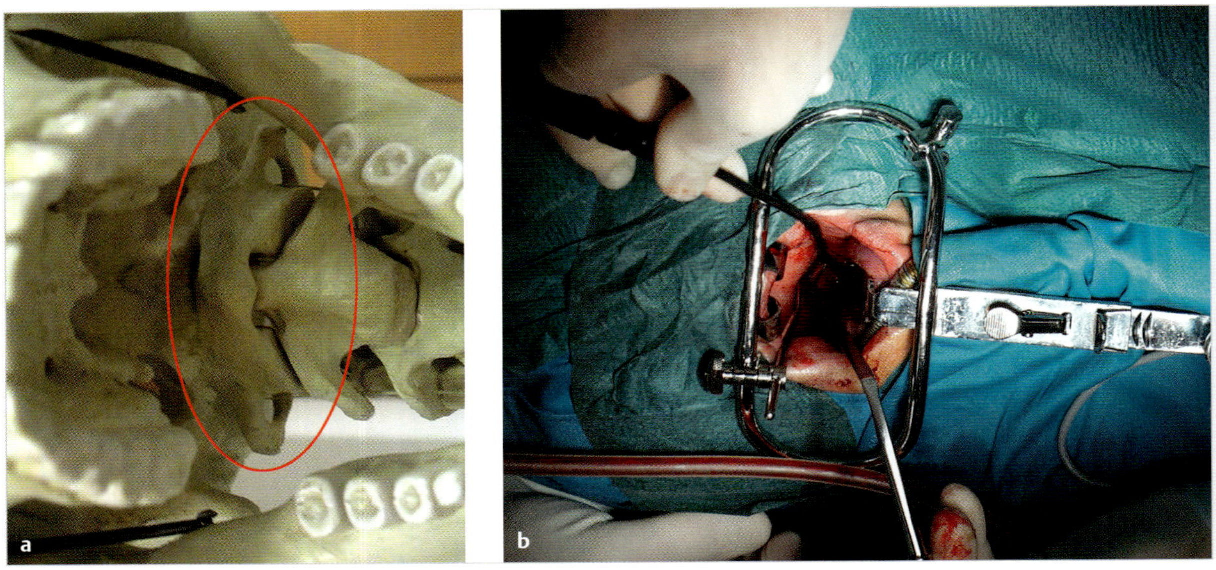

Abb. 9.12 a u. b Transorales Release inklusive atlaserhaltender Densresektion.
- **a** Am Modell: Das rote Oval umgrenzt das Blickfeld, welches durch den Crockard-Sperrer ermöglicht wird.
- **b** Patient nach Sterilabdeckung mit Mundsperrer inkl. Uvularetraktor.

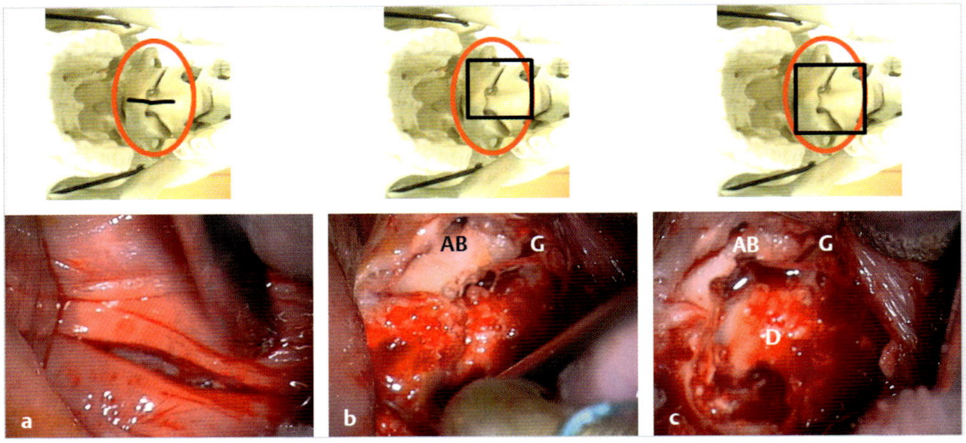

Abb. 9.13 a – c
- **a** Blick von der rechten Patientenseite auf die Pharynxhinterwand. Am linken Bildrand ist der Uvularetraktor erkennbar. Medianer Schnitt durch Mukosa und Muskularis.
- **b** Das linksseitige Gelenk ist freigelegt (G). (AB) markiert den linksseitigen Atlasbogen.
- **c** Die Basis des Dens (D) ist freigelegt. Kranial davon kommt der verbliebene Gelenkknorpel des Atlantodentalgelenks zum Vorschein.

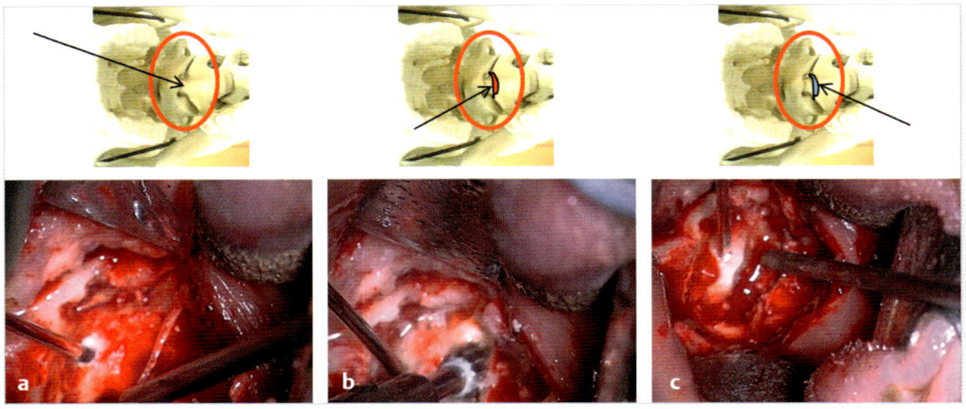

Abb. 9.14 a – c Osteotomie des Dens.
- **a** Als erster Schritt wird so kranial, wie der erhaltene Atlasbogen es erlaubt, ein Spickdraht mit Gewinde (s. Pfeil im Schema) in den Dens eingebracht.
- **b** Quere Osteotomie an der Densbasis mit Fräse und Stanze.
- **c** Osteotomiespalt (im Schema blau) nach vollständiger Abtrennung des Dens.

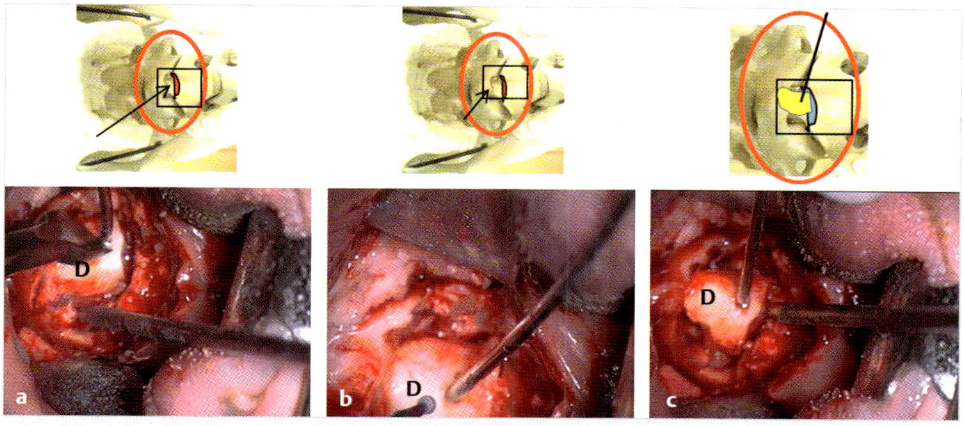

Abb. 9.15 a – c Mobilisation und Entfernung des Dens.

a Herunterziehen des Dens (D) über den Spickdraht durch Verkanten eines Meißels (Pfeil im Schema). Die Osteotomie hat sich dadurch partiell geschlossen.

b Dens soweit kaudalisiert, dass Osteotomie vollständig geschlossen ist. Fräse zum Vorbereiten des Einbringens eines weiteren Spickdrahts so kranial wie jetzt möglich.

c Der kaudale Draht war entfernt, der Dens kaudal mit der 5-mm-Stanze gekürzt und durch ein Manöver aus (**a**) erneut nach fußwärts unter dem Atlasbogen herausgezogen worden. Erneut hat sich die Osteotomie geschlossen. Der kraniale Rest (gelb im Schema) des Dens ist mobil und wird am Atlasbogen vorbei herausgenommen.

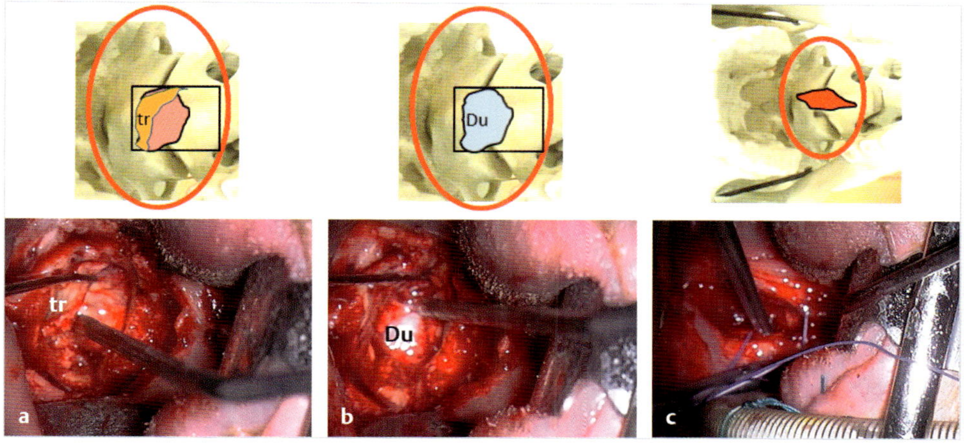

Abb. 9.16 a – c Der Dens ist entfernt.

a Im retrodental raumfordernden Gewebe ist bei (tr) ein partiell erhaltenes Lig. transversum erkennbar (gelb im Schema).

b Komplett entlastete, unverletzte Dura (blau im Schema) bei (Du).

c Durchgreifende Naht der Rachenhinterwand zum Wundverschluss.

9

9.2 Thorakolumbale Aufrichtungsspondylodese bei Morbus Bechterew

▶ **Indikation.** Globalkyphose thorakal und lumbal mit echter Hyperkyphose thorakal oder thorakolumbal, Verlust der Lendenlordose. In Fehlstellung verheilte Fraktur bzw. Anderssen-Läsion.

▶ **Differenzialtherapeutische Abwägungen.** Analyse der Fehlstellung: Lokalisation der optimalen Korrekturstelle(n), Ausmaß der erforderlichen/angestrebten Korrektur, Ausmaß und Lokalisation der ventralen Einsteifung/Syndesmophytose. Daraus abgeleitet: Pedikelsubtraktionsosteotomie (PSO) oder dorsoventrodorsale (minimalinvasive) Korrekturosteotomie?

Knochenqualität als Indikator für das Erfordernis vermehrter Fixationspunkte. Fehlstellung der Halswirbelsäule, evtl. zusätzlich korrekturpflichtig? Restbeweglichkeit der Kopfgelenke und/oder atlantoaxial. Extensionsfehlstellung eines eingesteiften C1/C2-Gelenks. Instabilität des C1/C2-Segments? Zusätzlicher Rumpfüberhang zur Seite? Ausschluss einer Beugekontraktur der Hüfte.

▶ **Spezielle Aufklärung.** Gefahr der Querschnittlähmung durch mechanischen Druck oder Zug am Rückenmark im Rahmen der Stellungskorrektur. Querschnittlähmung durch vaskuläre Störungen im Rahmen der Stellungskorrektur. Radikuläre Störungen permanent/temporär. Nachblutung. Infekt. Korrekturverlust mit Gefahr der Reoperation. intraoperativer Aufwachtest. Neuromonitoring. Pedikelsubtraktionsosteotomie ist technisch einfacher, aber vor allem lumbal einsetzbar, weniger Korrektur pro Osteotomiebreite wegen anterioren Drehpunkts, bei Osteoporose höhere Gefahr von Korrekturverlust und Implantatversagen.

Dorsal offene oder minimalinvasive Osteotomie/Instrumentation in Kombination mit thorakoskopischer ventraler Osteotomie/Fusion ist technisch schwieriger, operativ aufwendiger, aber dafür in Bezug auf die Korrekturachse exakter steuerbar, in Bezug auf Korrekturausmaß und postoperative Stabilität besser.

Vorteil: mehr Sicherheit bezüglich operationsbedingter neurologischer Störungen. Nachteil: ventraler Zusatzeingriff.

Dorsal offenes versus dorsal minimalinvasives Vorgehen: bei offener Technik intraoperativer Blutverlust wesentlich höher, langstreckige Muskelablösung nötig, höhere Gefahr der postoperativen Wundinfektion (s. u.).

Nachteil der dorsal minimalinvasiven Osteotomie und Stabilisierung: deutlich längere Operationszeit, hohe Anforderungen an operative Infrastruktur.

Hämatothorax, Pneumothorax, Chylothorax als Folge des transthorakalen Eingriffs, postoperative Thoraxdrainage. Radikuläre Störungen. Implantatausriss. Implantatbruch. Verletzung der Thorax- oder angrenzenden Bauchorgane. Retrograde Ejakulation. Lagerungsschäden an Haut und Plexus cervikales.

▸ **Instrumente.**
Dorsal: Pedikelschrauben-Stab-System mit polyaxialen Köpfen.

Bei minimalinvasiver Zugangstechnik: perkutanes Schrauben-Stab-System mit in situ komplettierbaren Schrauben (Fa. Medicon). WS-Grundsieb mit Stanzen, Meißeln, Luer und Nukleotomen. Mono- und bipolare Koagulation. Operationsmikroskop mit Minimum 40-cm-Fokus. Bildverstärker. Bei perkutaner Instrumentation 2 Geräte für je eine Ebene.

Ventral: Set für thorakoskopisch-assistiertes Operieren in Bauchlage (Fa. Medicon). Intersomatische Implantate. Thorakoskop 10 mm, mit (HD-)Videokette.

▸ **Besonderheiten der Anästhesie.** Fiberoptische oder videolaryngoskopische Intubation. Kontrollierte Hypotension. Narkoseführung muss Monitoring mittels somatosensorisch evozierten Potenzialen sowie einen intraoperativen Aufwachtest erlauben. Ein Doppellumentubus zur Einlungenanästhesie ist normalerweise nicht erforderlich, die Option zur Jet-Ventilation ist wünschenswert. Bei dorsal offener Operation Bereitstellung von 4 Konserven, wenn möglich als präoperativ entnommenes Eigenblut.

▸ **Lagerung.** Bauchlagerung auf Spezialtisch (knickbar, zur Adaptation an Ausgangskyphose und nachfolgender Korrektur). Kopflagerung in Spezialschale mit Spiegel zum Schutz von Augen und Nase sowie zur Vermeidung von Druckstellen im Gesicht. Siehe ▸ Abb. 9.17.

▸ **Zugänge.**
Dorsal: für konventionell offenes Vorgehen medianer Längsschnitt von mittthorakal bis zum Sakrum und subperiostale Freilegung nach lateral bis jenseits der Gelenkmassive.

Dorsal minimalinvasiv: quere Stichinzisionen von 15 mm für jede Pedikelschraube, medianer Hautschnitt von 3 cm Länge pro dorsale Osteotomie.

Ventral: Zwei-Portal-Technik für thorakoskopische Osteotomie und Fusion in Bauchlage:

a) Minithorakotomie von 25 mm Länge parallel zu den Rippen am Schnittpunkt der dorsalen Axillarlinie mit der Projektion des zu osteotomierenden Bandscheibenraums auf die laterale Brustwand,
b) Stichinzision von 13 mm Länge für Optik-Port, im gleichen Interkostalraum wie der Arbeitszugang, aber 20 mm weiter proximal (siehe ▸ Abb. 9.20).

▸ **OP-Technik minimalinvasiv.**

▸ **Schraubenimplantation dorsal.** Siehe ▸ Abb. 9.18.

▸ **Dorsale minimalinvasive Osteotomie.** **Variation Pedikelsubtraktion (PSO)**: Bei ▸ Abb. 9.19 **e** wird die Osteotomie ca. 1 cm kaudaler angelegt und nach lateral beide Pedikel subtotal (z. B. kraniale Hälfte) oder total inkl. der Querfortsätze reseziert. Anschließend queres Einbrechen der Hinterkante auf ca. 10 mm Höhe. Die partielle Pedikelsubtraktion ohne Intervention an der Hinterkante eignet sich sehr gut, bei präoperativ engen Foramina, eine Post-Korrektur-Foramenstenose zu vermeiden. Mit der vollständigen PSO kann die ventrale Osteotomie vermieden werden, allerdings unter Inkaufnahme einer Destabilisierung der vorderen Säule. Deshalb nicht günstig bei Osteoporose. Ferner erbringt die PSO wegen des ventral gelegenen Drehpunkts der Aufrichtung eine geringergradige Korrektur pro dorsale Osteotomiehöhe. Deshalb ist die Kombination einer V-förmigen Osteotomie dorsal mit einer ventralen Osteotomie wirkungsvoller.

▸ **Thorakoskopische ventrale Osteotomie.** Siehe ▸ Abb. 9.20, ▸ Abb. 9.21.

▸ **Stellungskorrektur.** Siehe ▸ Abb. 9.22.

▸ **Dorsale Stabimplantation.** Siehe ▸ Abb. 9.23.

▸ **Ventrale Defektauffüllung, Cage-assistierte Spondylodese.** Siehe ▸ Abb. 9.24.

▸ **Spezifische Komplikationen.** Duraverletzung. Neurologische Störungen. Dislokation im Osteotomiebereich. Lagerungsbedingte Druckstellen vor allem bei NSAR-bedingter Mangelernährung.

▸ **Postoperative Nachbehandlung.** Thoraxdrainage für ca. 2 Tage. Postoperative Schmerztherapie. Atemgymnastik. Remobilisation am 1. postoperativen Tag. Keine Orthese. Kein Sitzverbot.

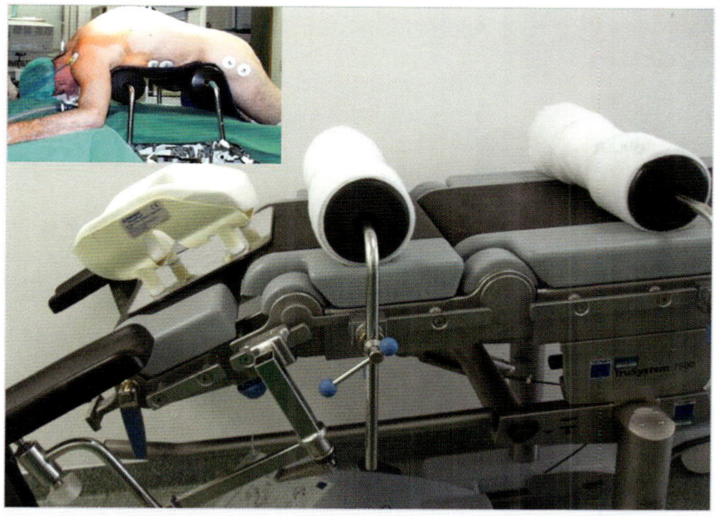

Abb. 9.17 Operationstisch für den Korrektureingriff in Bauchlage. Rollen zur Vermeidung von Kompression der Baucheingeweide, Kopfschale mit Spiegel, Möglichkeit der Lagerung entsprechend der präoperativen Körperfehlstellung und intraoperativen Stellungskorrektur. Durchleuchtung muss in 2 Ebenen an Brust- und Lendenwirbelsäule möglich sein.

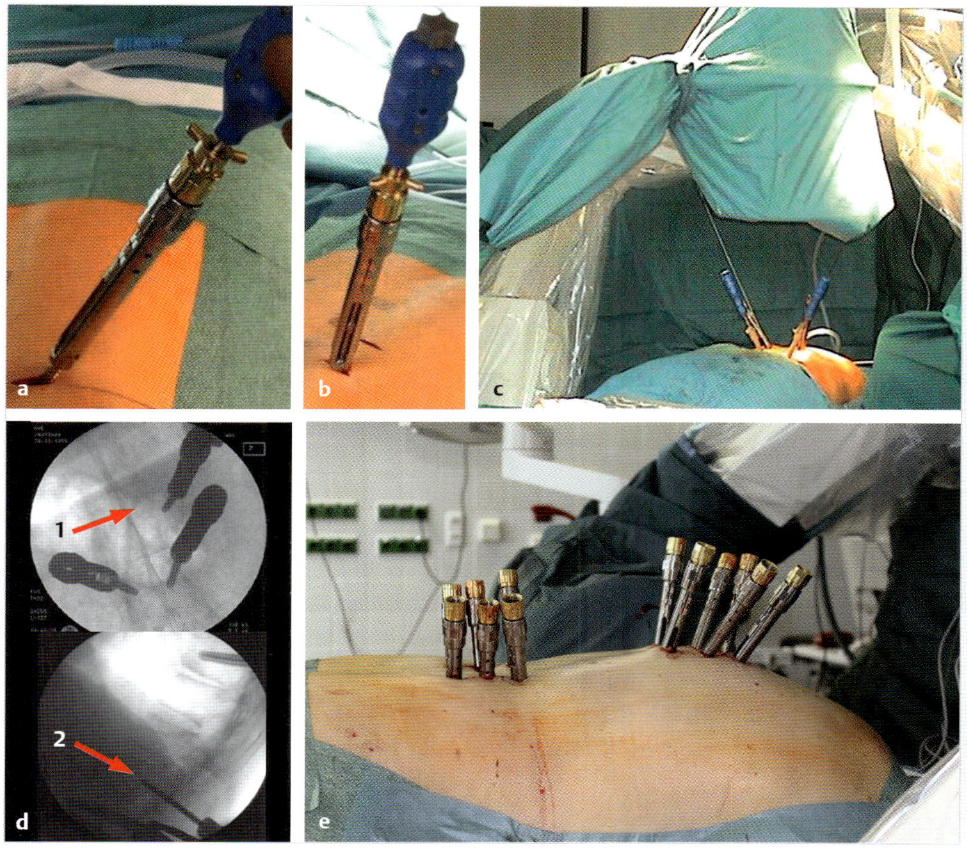

Abb. 9.18 a – e Perkutane Einbringung der Pedikelschrauben in Th 7, 8 und 9 sowie Th 12, L 1 bis L 3.
a Einbringen der Schraube durch eine quere Stichinzision bis auf die dorsale Wirbelsäule.
b u. **c** Durchleuchtungsgestütztes Ausrichten der Schraubenspitze nach Eintrittsort und Richtung.
d Die mediale Pedikelwand (1) darf im a.–p. Strahlengang erst überschritten werden, wenn im Seitenbild die Wirbelkörperhinterkante (2) erreicht ist.
e Bis auf L 3 sind alle Schrauben inkl. ihrer Kopfverlängerungen implantiert.

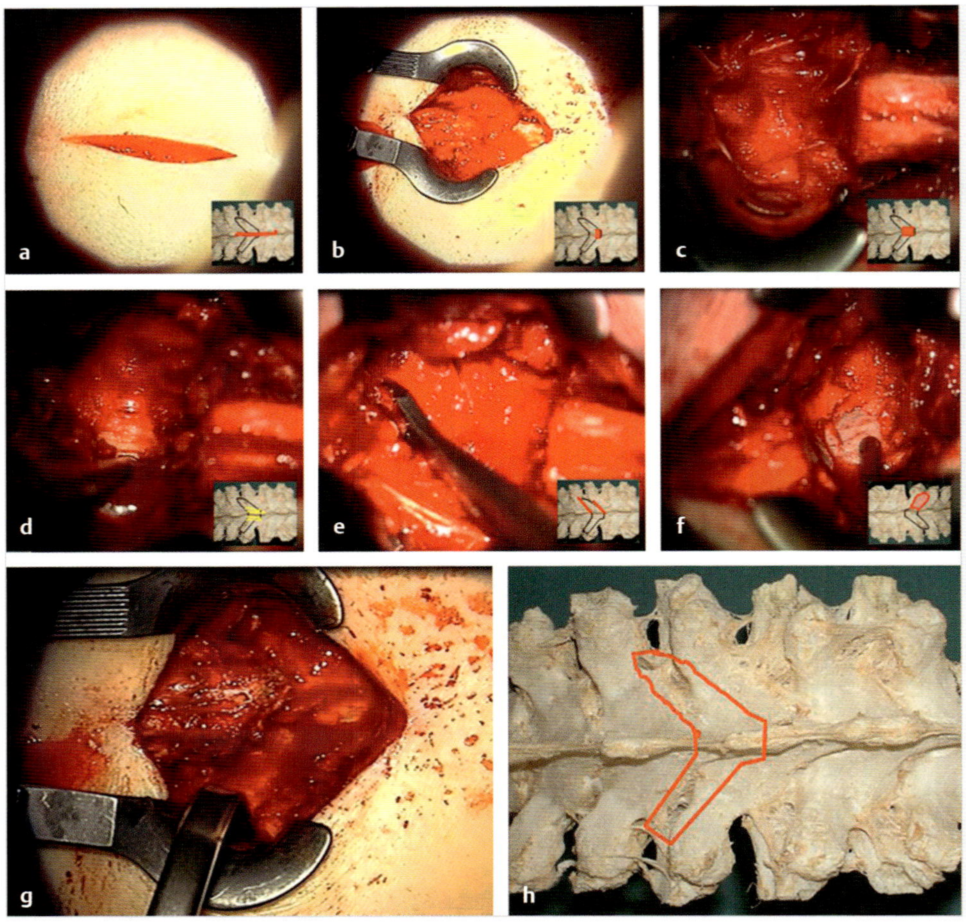

Abb. 9.19 a – h Minimalinvasive Zielke-Osteotomie, V-förmig zwischen Th 12 und L 1.
a Hautschnitt median.
b Resektion des ossifizierten interspinösen Bandes.
c Subtotale Resektion von Dornfortsatz und Lamina Th 12.
d Das nichtossifizierte Lig. flavum (gelbe Markierung im Schema) liegt frei.
e Osteotomie des ehemaligen Gelenks Th 12/L 1 rechts mit dem Meißel.
f Linksseitige Gelenkosteotomie noch nicht abgeschlossen. Blick von der rechten Patientenseite auf die mittig schon komplett freigelegte Dura.
g Wieder Blick von links auf die vollständige V-förmige Osteotomie.
h Ankylosierter Wirbelsäulenabschnitt einer Bechterew-Wirbelsäule. Der linke Bildrand zeigt den kranialen Anteil, Osteotomiefläche rot umrandet.

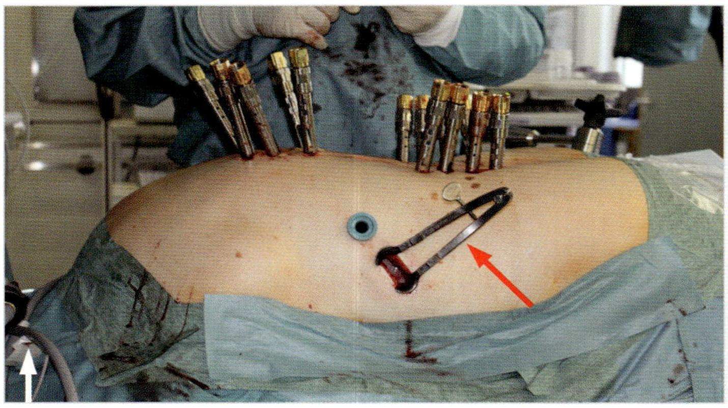

Abb. 9.20 Zwei-Portal-Zugang zur ventralen Brustwirbelsäule in Bauchlage. Alle dorsalen Schrauben sind implantiert, die Schraubenkopfverlängerungen ragen durch die Stichinzisionen der Haut. Eine dorsale V-förmige Osteotomie ist erfolgt. Wegen knöchernen Durchbaus der ehemaligen Bandscheibe noch keine Korrektur, deshalb thorakoskopisch assistierte ventrale Osteotomie.

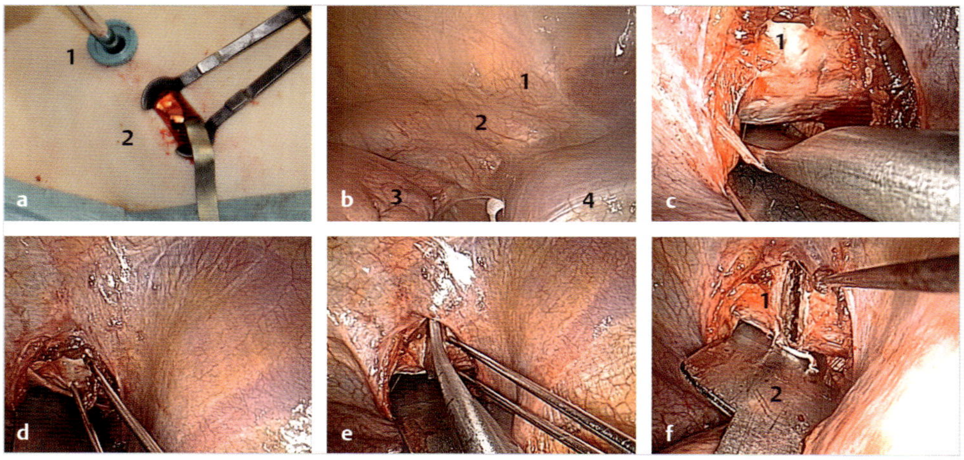

Abb. 9.21 a – f
a Detail des ventralen Zugangs mit Thorakoskop (1) und Arbeitskanal (2).
b Blick durch das Thorakoskop auf das OP-gebiet am thorakolumbalen Übergang mit Wirbelsäule (1), Aorta (2), kollabierter Lunge (3) und Zwerchfell (4).
c Osteotomiebezirk (1) zwischen 12. Brust- und 1. Lendenwirbel freigelegt, Aorta und prävertebrale Strukturen durch Retraktorblech gesichert.
d Zur BV-Verifikation und Meißelführung der Osteotomiestelle sind 2 Spickdrähte eingebracht.
e Osteotomie mit dem 20-mm-Meißel.
f Osteotomie (1) erfolgt, noch keine Korrektur. Retraktorblech (2) schützt die Aorta.

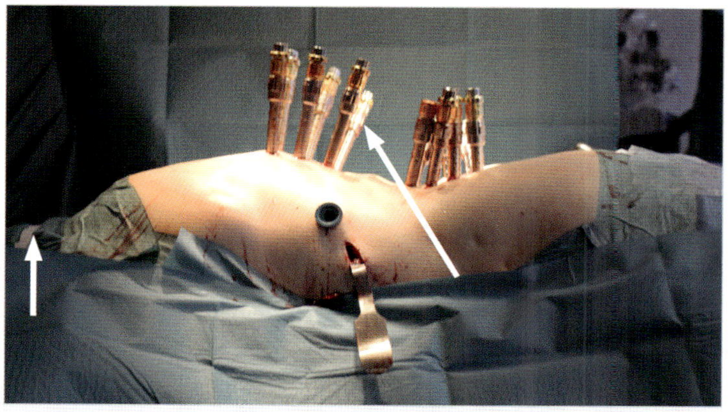

Abb. 9.22 Nach dorsaler und ventraler Osteotomie erfolgt durch Entknicken des Tisches die Korrektur. Optimalerweise liegt der Drehpunkt knapp dorsal der Hinterkante. Dies führt mit Schluss der dorsalen und Aufklappen der ventralen Osteotomie zum größtmöglichen Korrekturausmaß pro Osteotomiehöhe. Im Vergleich der Kopf-Hals-Region und der Schraubenverlängerungen (weiße Pfeile) in ▸ Abb. 9.20 wird das Korrekturausmaß deutlich.

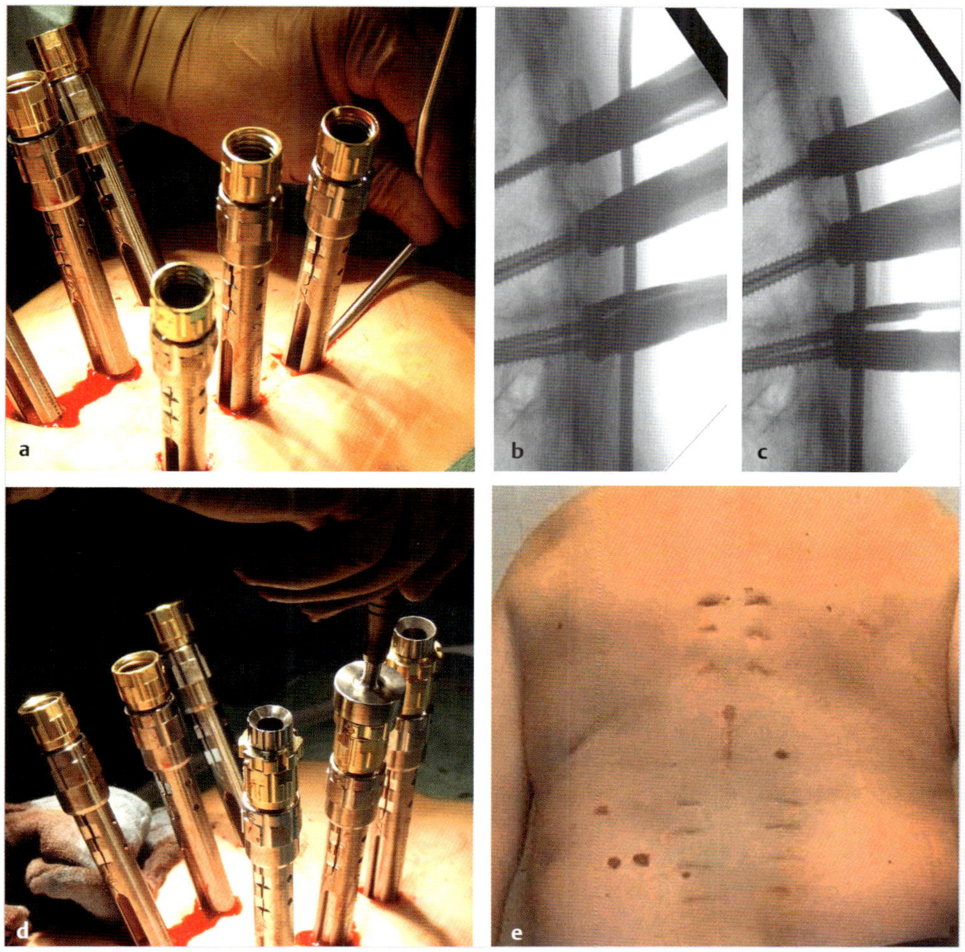

Abb. 9.23 a – e
a Insertion des 5,5-mm-Titanstabs durch die oberste Stichinzision sowie die Kopfverlängerungen.
b u. **c** Seitliche Durchleuchtung bei teilweise (**b**) und vollständig (**c**) eingebrachtem Stab.
d Fixation der Stab-Schrauben-Verbindung bei Th8 rechts mit einer durch die Schraubenverlängerung eingebrachten Maden-Schraube.
e Alle Zugangsstellen an postoperativen Narben erkennbar.

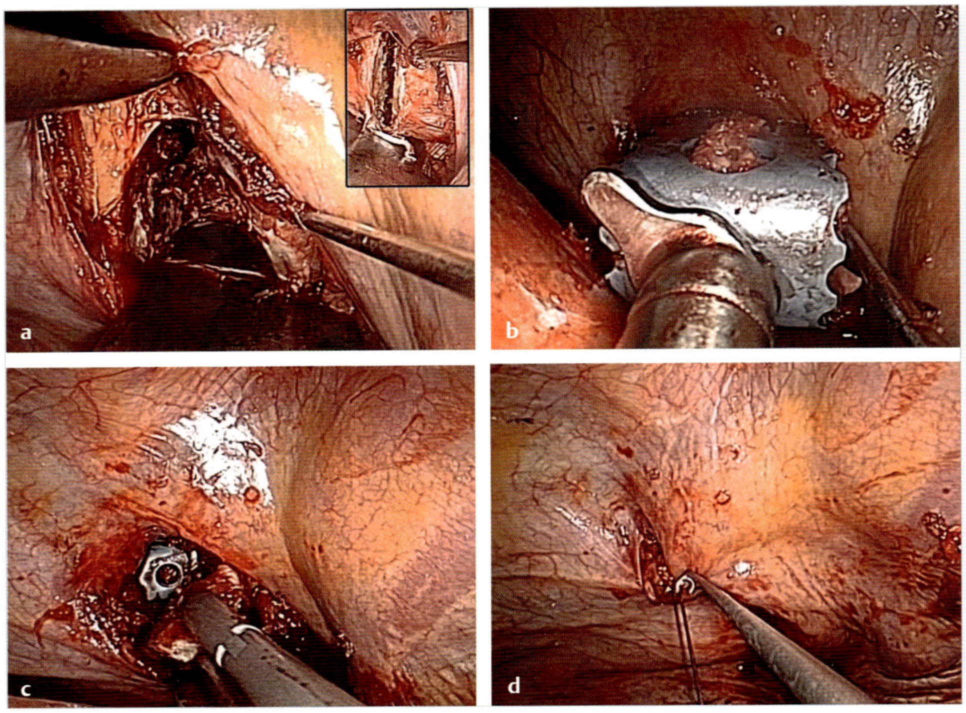

Abb. 9.24 a – e
a Die Osteotomie, die in ▶ Abb. 9.21 **f** noch parallele Ränder zeigte (s. kleine Abb.), klafft jetzt angulär weit auf.
b Ein mit Eigenknochen (aus dorsaler Osteotomie) gefüllter Titan-Platzhalter wird eingebracht.
c Cage an Endposition, noch freie Osteotomieräume werden mit Spongiosa aufgefüllt.
d Implantatdeckung und Verschluss der Pleura in Einzelknopftechnik mit einem Knotenschiebers.

9.3 Wirbelkörperaugmentation durch Vertebroplastie oder Kyphoplastie

▶ **Indikation.** Mehrere Wochen alte, trotz konservativer Behandlung erheblich schmerzhafte Wirbelkörperkompressionsfraktur oder -frakturen bei (Kortison-)Osteoporose. Schmerzarme, aber progrediente Sinterungen mit pathologischer Kyphosierung.

▶ **Prätherapeutische Überlegungen.** Defektgröße: ggf. Unterschied zwischen Röntgen-Stehendaufnahme und -Liegendaufnahme des (sagittalen) MRT. Defektlokalisation (Nähe zu Bandscheibe, drainierenden Venen oder Frakturen in Endplatten bzw. Hinterkante). Daraus abgeleitet Wahl von Zementviskosität bzw. zwischen Vertebroplastie und Kyphoplastie, die Entscheidung für uniportales oder beidseitiges Vorgehen; danach Wahl zwischen Analgosedierung und Vollnarkose.

▶ **Spezielle Aufklärung.** Extravasate. Vor- und Nachteile von Kyphoplastie vs. Vertebroplastie. Zementmenge. Gefahr weiterer Frakturen, weiteren Zusammensinterns mit schmerzhafter Zunahme der Kyphosierung. Gefahr der Wirbelnekrose. Infekt (lokal beherrschbar bis zu Erfordernis der Korporektomie).

▶ **Instrumente.** Standardsets Vertebroplastie bzw. Kyphoplastie. Standard-Bauchlagerungsrahmen für Wirbelsäuleneingriffe, der eine Lagerung mit Bauchfreiheit/ventralem Durchhang erlaubt. Röntgendurchlässiger OP-Tisch. Bildverstärker, vorzugsweise mit Doppelmonitor, idealerweise zweiter Bildverstärker für zweite Ebene. Uhr mit Sekundenzeiger, Typ Eieruhr.

▶ **Lagerung.** Siehe ▶ Abb. 9.25.

▶ **Intraoperative Durchleuchtung.** Grundsätzlich ist zur Kanüleneinbringung ein Bildverstärker ausreichend. Bei exakt orthograder Einstellung der Endplatten des zu augmentierenden Wirbels sollte zuerst in a.–p. Richtung durchleuchtet werden: Die Kanülenspitze sollte sich auf den kraniolateralen Rand des Pedikels projizieren und sich nach 15 mm Vorschub noch immer lateral der medialen Pedikelkante befinden. Spätestens dann sollte der C-Arm für die seitliche WS-Darstellung 90° geschwenkt werden. Dies erfordert Zeit und partiell neue Sterilabdeckungen nach jedem Schwenk. Siehe ▶ Abb. 9.26.

Die Zementauffüllung ist unter sofortiger Kontrollierbarkeit beider Ebenen wesentlich sicherer, weshalb, wenn möglich, zwei Geräte mit Sterilüberzügen zum Einsatz kommen sollten. Ein rechtshändiger Operateur steht auf der linken Patientenseite, fußwärts davon die Operationsschwester.

▶ **OP-Technik.** Siehe ▶ Abb. 9.27, ▶ Abb. 9.28, ▶ Abb. 9.29, ▶ Abb. 9.30, ▶ Abb. 9.31, ▶ Abb. 9.32, ▶ Abb. 9.33. Abhängig von der Frakturaufrichtung nach Bauchlagerung und manueller Extension Entscheidung zwischen Vertebroplastie und Kyphoplastie. Hier Beispiel mit Vertebroplastie bei Th11 und Th12 sowie Kyphoplastie bei L2.

Aufrichtung bei Grund- und Deckplattenfraktur mit zentraler Impression im Sinn einer Fischwirbelbildung: Wegen Gefahr ungenügender Aufrichtung und eines Extravasats in den Bandscheibenraum Kyphoplastie, hier nicht unter Verwendung der Ballonkyphoplastie, sondern unter Verwendung eines temporär den Zement bahnenden Netzes.

▶ **Spezifische Komplikationen.** Verletzungen neuraler Strukturen, prävertebraler Strukturen bei inkorrekter Kanüleneinbringung. Extravasate in Bandscheibenraum, ins Gefäßsystem, in den Spinalkanal. Kreislaufreaktion/allergische Reaktion auf Zementapplikation. Emboli in Herzgefäßen, Lunge.

▶ **Postoperative Nachbehandlung.** Remobilisation und Vollbelastung nach 4 Stunden erlaubt. Isometrische Spannungsübungen. Überprüfung/Optimierung der medikamentösen Rheuma-/Osteoporosetherapie.

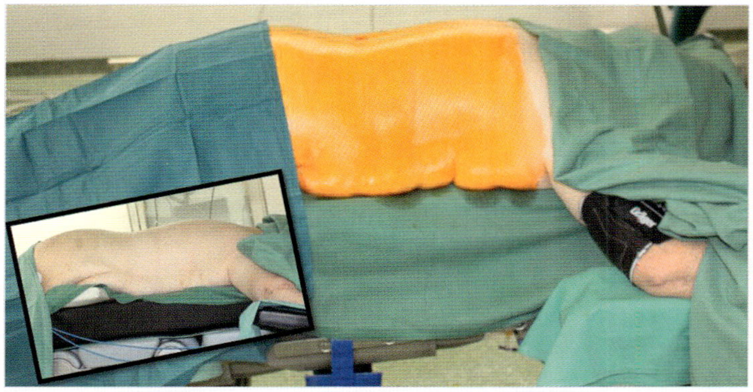

Abb. 9.25 Bauchlagerung auf einem Wirbelsäulenrahmen mit Polsterung der Leistengegend, Arme auf Armstützen und Gelkissen ausgelagert (kleine Abb.). Möglichkeit der Durchleuchtung im a.–p. und seitlichen Strahlengang.

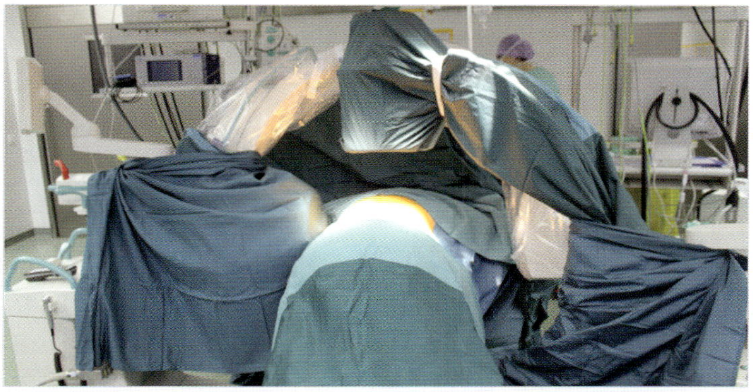

Abb. 9.26 Anordnung der Bildverstärker für Durchleuchtungsmöglichkeit in 2 Ebenen.

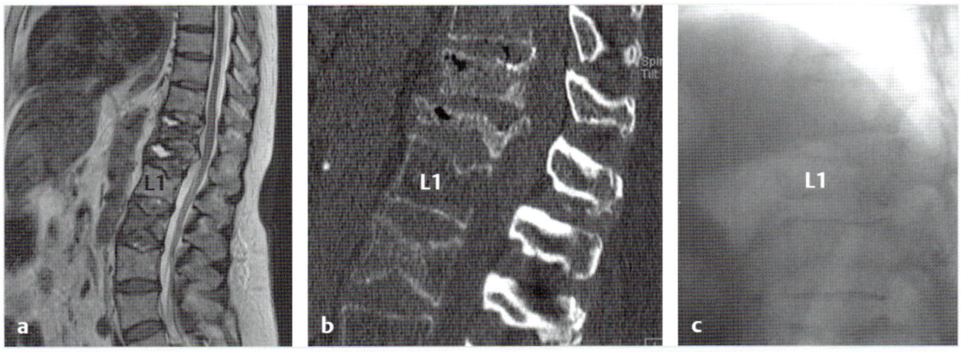

Abb. 9.27 a – c

- **a** Bildgebung präoperativ (MRT).
- **b** CT zeigt frische Deckplattenimpressionen bei Th11 und Th 12 bei alter Hinterkantenfraktur Th12 sowie frische beginnende Fischwirbelbildung mit Grund- und Deckplattenfrakturen L2.
- **c** Intraoperatives Durchleuchtungsbild nach Narkoseeinleitung und Muskelrelaxation. Th 12 ist durch die Lagerung bereits gegenüber dem CT und MRT aufgerichtet, L2 noch mehr höhengemindert als in (**a**) und (**b**) präoperativ. Differenzialtherapeutische Entscheidung: Vertebroplastie Th11 und Th12, Kyphoplastie zur besseren Aufrichtbarkeit und Verminderung des Leckagerisikos in die Bandscheiben bei L2. Wegen Augmentation in unmittelbarer Nähe zu Endplatten Entscheidung zu hochviskösem Zement.

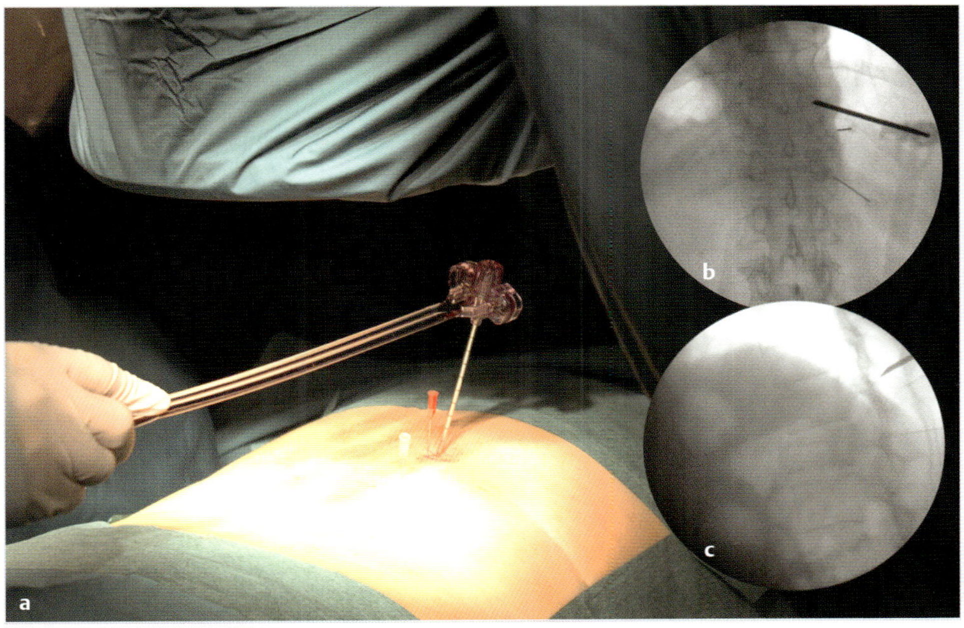

Abb. 9.28 a – c Startpunkt der Kanülen im Strahlengang mit exakt a.–p. und seitlicher Einstellung.

- **a** Kanüle vorgeschoben bis zum Knochenkontakt.
- **b** Korrespondierendes BV-Bild a.–p. mit Spitze am oberen lateralen Aspekt des Pedikels.
- **c** Seitbild zur Sicherstellung der korrekten Höhe kranial/kaudal.

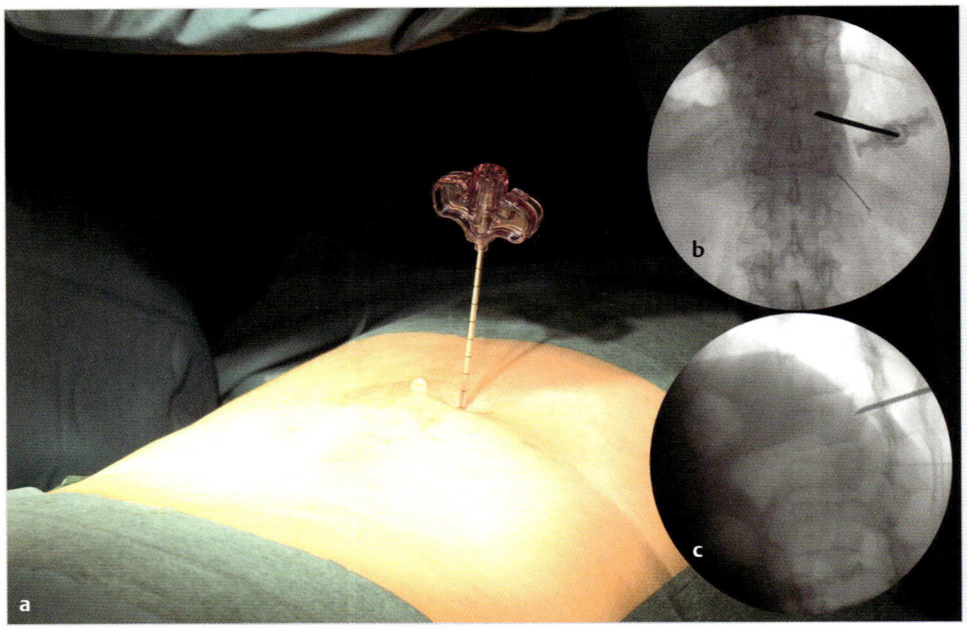

Abb. 9.29 a – c Kanüle ist am Spinalkanal sicher vorbeigeführt, vor Übertritt in den Wirbelkörper. Bei Verwendung schräg geschliffener Kanülenspitzen kann allein durch Drehung eine leichte Richtungsänderung erreicht werden.

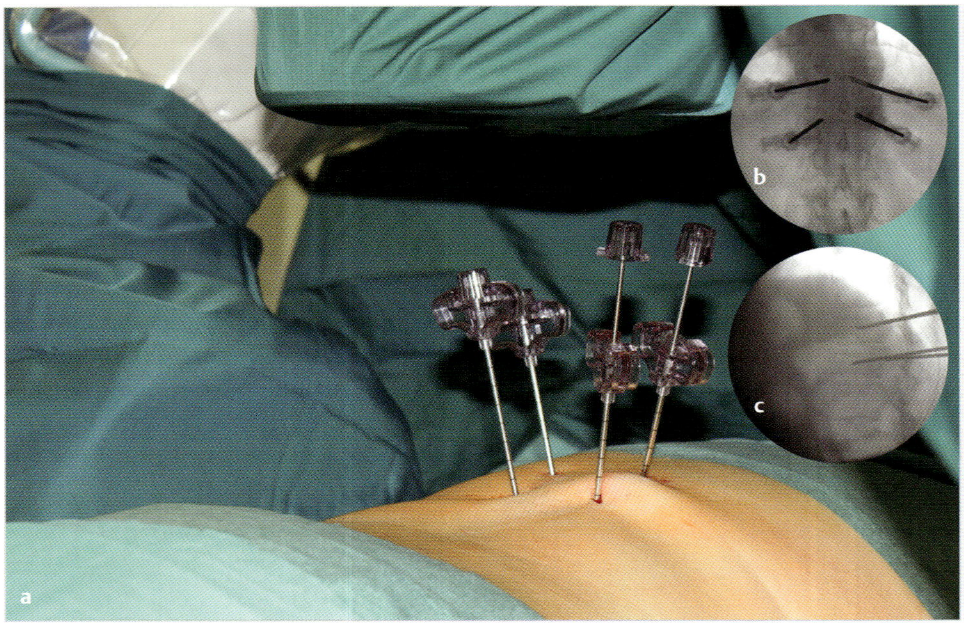

Abb. 9.30 a – c Für biportale Vertebroplastie alle Kanülen eingebracht. Zur Unterscheidung rechts/links im seitlichen Strahlengang ist das partielle Zurückziehen der Mandrins einer Seite sinnvoll.

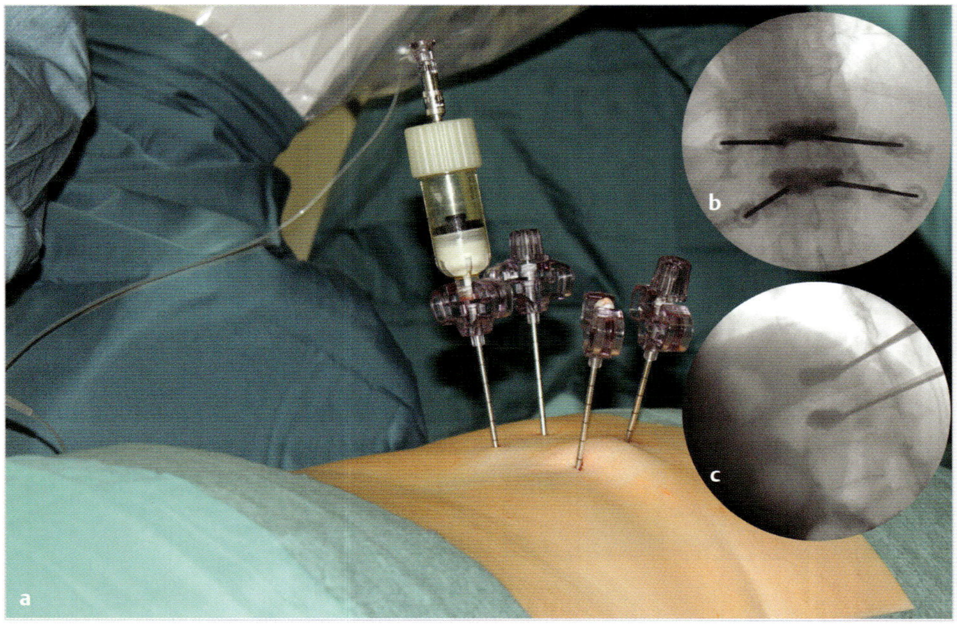

Abb. 9.31 a – c Zementapplikation Th11 und Th12 ohne Extravasate erfolgt. Kanülen bleiben bis zur Aushärtung vor Ort; gelegentliches Drehen derselben zur Vermeidung der Mitfixierung.

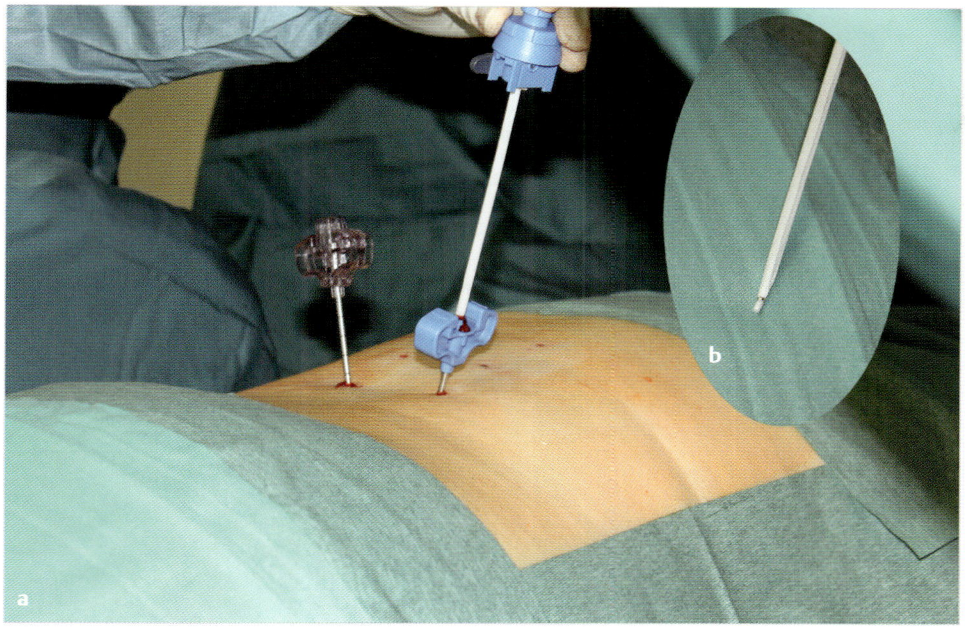

Abb. 9.32 a u. b
a Rechtsseitig größerkalibrige Kanüle in gleicher Technik in L2 eingebracht.
b Spitze des Netzes mit Röntgenmarkierung.

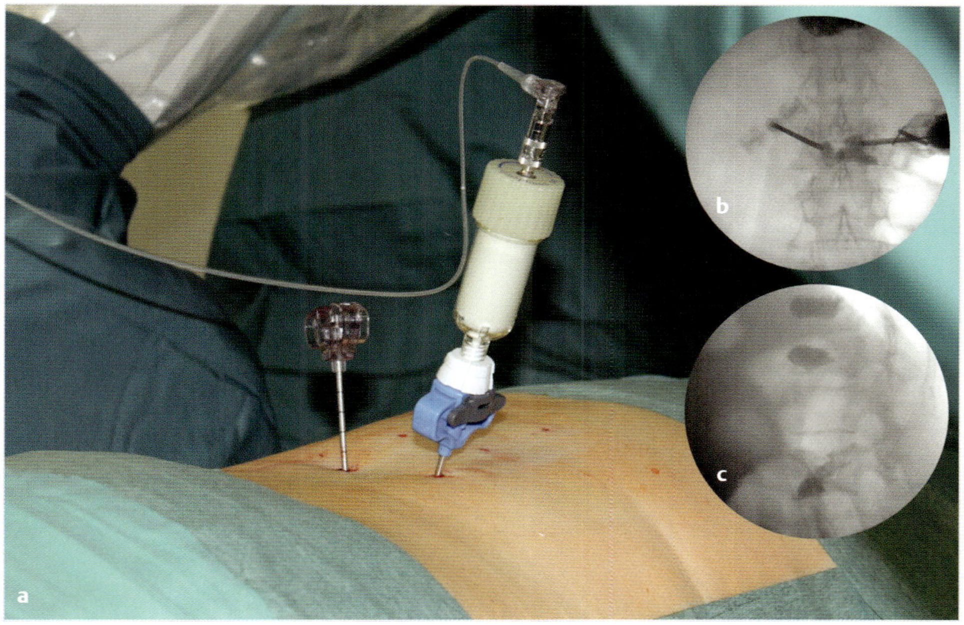

Abb. 9.33 a – c Zementauffüllung in L2. Der Zement erreicht die Endplatten kranial und kaudal, kein Extravasat, gute Aufrichtung des Wirbelkörpers im Vergleich zu ▶ Abb. 9.27 **c**.

Sachverzeichnis

G

H

I

K

L

M

N

O

P

R